"十三五"普通高等教育规划新教材

高等医药教材编写委员会专家审定

口腔修复学

吴世莲　刘金保　巨　云　主　编

U0332396

天津出版传媒集团

天津科学技术出版社

图书在版编目（CIP）数据

口腔修复学／吴世莲，刘金保，巨云主编 . —天津：
天津科学技术出版社，2016.8（2023.6重印）

ISBN 978-7-5576-1561-1

Ⅰ.①口… Ⅱ.①吴… ②刘… ③巨… Ⅲ.①口腔科
学—矫形外科学—高等学校—教材 Ⅳ.①R783

中国版本图书馆 CIP 数据核字（2016）第 196103 号

口腔修复学
KOUQIANG XIUFUXUE
责任编辑：孟祥刚
责任印制：赵宇伦

出 版：	天津出版传媒集团
	天津科学技术出版社
地 址：	天津市西康路 35 号
邮 编：	300051
电 话：	(022) 23332390
网 址：	www.tjkjcbs.com.cn
发 行：	新华书店经销
印 刷：	昌昊伟业（天津）文化传媒有限公司

开本 889×1194 1/16 印张 19.25 字数 554 000

2023 年 6 月第 1 版第 5 次印刷

定价：69.00 元

前 言
PREFACE

根据教育部《关于"十三五"普通高等教育教材建设的若干意见》的精神，按照教材必须具有思想性、科学性、先进性、启发性和适应性的要求，为全面推进素质教育，提高学生学习的主动性和创造性，培养学生分析问题、解决问题的实际能力，在"全国高等医药院校规划教材"基础上我们编写了这本《口腔修复学》数字化教材。

本教材的每一章内容均由思维导图、云板书缩略图和章节文字三部分构成。思维导图清晰梳理章节内容，便于学生理解记忆；云板书缩略图是数字化云板书的缩影，在他的左侧附有云板书二维码、导学视频二维码、电子书二维码和考试系统二维码，通过手机扫描这些二维码，进入相应网络平台，便可以实现线上教学目的，在他的右侧附有随堂笔记，方便学生实时记录课堂内外知识要点；而章节文字主要描述本章系统理论知识，满足线下教学活动需要。

和传统教材相比较，本教材既保留了以往教材的特色，又融入了互联网+元素，满足了线上线下教学活动的需要，为实现以教师为中心、知识灌输为主的教学模式向以学生为中心的新模式的转变起到了示范引领的作用。

本教材适用对象为高职高专及高等医药院校口腔医学专业专科层次学生，教材编写上力求内容准确、概念清晰、重点突出，强调对学生基本理论、基本知识、基本技能的培养，注重教材的思想性、科学性、先进性、启发性和实用性，突出高职高专教育特色，并与国家助理执业医师考试大纲的基本内容和要求相适应，以达到培养实用性口腔医学技能型人才的目的。本教材是教学改革创新型教材，限于能力水平，错误、疏漏和不妥之处在所难免，恳请老师、同学和读者批评指正。

编委会

编 委 会

目 录

CONTENTS

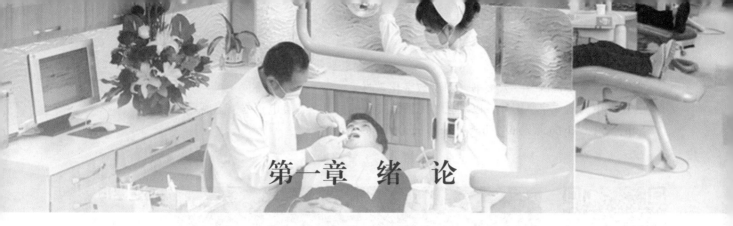

第一章 绪 论

 思维导图

```
                          ┌─ 口腔修复学的定义和任务
              口腔修复学的概况 ─┼─ 口腔修复学的基础理论和临床内容
             /                └─ 口腔修复学的基本治疗过程与基本技术
     绪论 ─┤
             \                ┌─ 世界口腔修复学发展简史
              口腔修复学的发展 ─┼─ 我国口腔修复学发展简史
                              └─ 口腔修复学的发展前景
```

本节内容电子资源——云板书（新型数字化教材）
云板书由高清文字、图片，以及教学视频链接组成，可在各类电子终端上观看学习。
http：//txt. xlybook. com/？img = kouqiangxiufuxue/xulun

绪 论

云板书

导学视频

电子书

随堂笔记

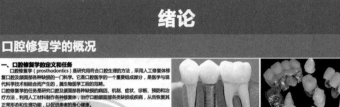
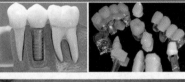
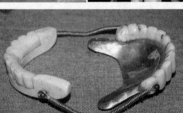
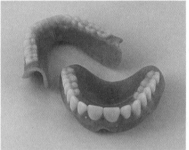
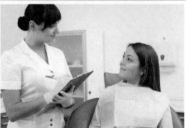
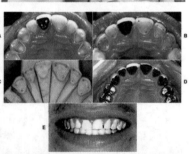

第一节　口腔修复学的概况

一、口腔修复学的定义和任务

口腔修复学（prosthodontics）是研究用符合口腔生理的方法，采用人工修复体修复口腔及颌面部各种缺损的一门科学。它是口腔医学的一个重要组成部分，是医学与现代科学技术相结合而产生的，属生物医学工程的范畴。

口腔修复学的任务是研究口腔及颌面部各种缺损的病因、机制、症状、诊断、预防和治疗方法，利用人工材料制作各种修复体，治疗口腔颌面部各类缺损或疾病，从而恢复其正常形态和生理功能，以促进患者的身心健康。

二、口腔修复学的基础理论和临床内容

口腔修复学是以医学基础、口腔医学基础、口腔临床医学、材料学、工艺学、生物力学、工程技术学及美学等为基础的应用学科。口腔修复工作者必须牢固地掌握有关基础和相关学科知识，并具有一定的临床和修复体制作技能，才能合理设计并正确地制作各种修复体，为患者提供良好的修复治疗。

口腔修复学的临床内容包括：①牙体缺损或畸形的修复治疗，如嵌体、全冠、部分冠、桩冠修复；②牙列缺损的修复治疗，如可摘局部义齿修复、固定局部义齿修复、种植义齿修复；③牙列缺失的修复治疗，如全口义齿修复、种植全口义齿修复；④颌面缺损的修复治疗，如义眶、义耳和义鼻修复等；⑤牙周疾病的修复治疗，如固定式夹板，可摘式夹板固定；⑥颞下颌关节疾患的修复治疗，如𬌗垫、咬合调整或𬌗重建等治疗。其中前三项是目前口腔修复学的主要内容。

三、口腔修复学的基本治疗过程与基本技术

口腔修复学的基本治疗过程包括：详细收集患者病史，仔细检查口腔颌面部情况，做出初步诊断；复制口腔、颌面部组织模型，根据模型、结合检查结果做出诊断和设计；制作修复体，在患者口腔内试戴、调磨，使之正常行使生理功能，并恢复人体器官丧失造成的外形改变。

口腔修复学的基本技术有：牙体预备技术、印模技术、支架弯制技术、熔模制作技术、包埋与铸造技术、排牙技术、焊接技术、研磨抛光技术。

第二节　口腔修复学的发展

一、世界口腔修复学发展简史

口腔修复学有着悠久的历史，人类的祖先早就开始修复缺失牙。考古学家在世界各地的古代墓穴里都有发现用金丝结扎在真牙上的假牙，这些假牙采用竹子、木材、兽骨或象牙雕刻成形，也有的是用真牙结扎在缺牙区的邻牙上。在法国巴黎卢浮宫博物馆中摆放着的公元前 400 至前 300 年腓尼基人的下颌骨标本上，有一副用金属丝将两个去除牙根的天然中切牙结扎于两侧邻牙上的装置，即修复体，这是有据可查的最早的固定修复体的实物证据（图 1-1）。

口腔修复体最早的图片是 Ambroise Pare（1509～1590）绘制的。1728 年法国牙医福查德（Fouchard）把对口腔修复体的认识写进了他编撰的医学书中，标志着牙医学成为正式的独立学科，也标志着近代牙医学的开始。自此之后，口腔修复学在实践中不断摸索发展。华盛顿牙医在 1789 为华盛顿将军镶配了由

木头雕刻、采用弹簧辅助固位的全口义齿（图1-2）；1840年世界上第一个传授牙医学知识的学院——巴尔的摩牙科学院，在美国马里兰州建立，牙医学正式进入了大学殿堂，也进入了快速发展时期。19世纪中叶，出现了陶瓷烧制牙，橡胶制作义齿基托，金、银等金属锤造的牙冠和固定桥，使得口腔修复学大大地前进了一步。

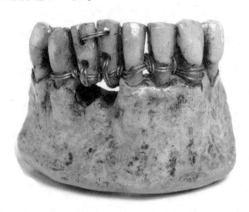
图1-1 古代用金属丝结扎天然牙到邻牙上

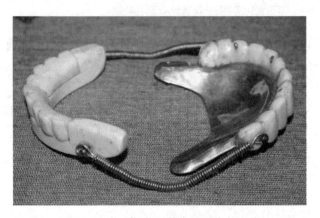
图1-2 华盛顿将军的木头制全口义齿

现代口腔医学起于20世纪初。失蜡铸造术是第一个里程碑；20世纪30年代末问世了丙烯酸塑料；20世纪50年代出现另一项标志性技术——金属烤瓷修复技术；人类的第三副牙齿——种植义齿在20世纪60年代起步；酸蚀-复合树脂黏接技术在20世纪60年代至20世纪70年代间出现，直接导致了黏接式修复体的出现；20世纪80年代出现的CAD/CAM，带来口腔修复学和口腔工艺学的变革，代表了口腔修复学未来的发展趋势和方向。

二、我国口腔修复学发展简史

我国的义齿修复技术始于宋代，楼钥（1137—1213）所著的《攻娩集》中《赠种牙陈安》一文有"陈生术妙天下，凡齿之有疾者，易之以新，才一举手，使人终身保编贝之美"的记载，可见当时的义齿修复已经比较常见。从马可·波罗（1254—1234）游记中："这个省的男人和女人，都有用金箔包牙的风俗，并且依照牙的形状包镶得十分巧妙，并还能保持与牙间的一致性。"说明我国镶牙技术在当时已达到相当高的水平。

我国近代牙医学起步较晚，发展缓慢，明显落后世界；而且近代牙医学是由西方传入我国的。1907年，加拿大牙科医生林则来到中国，成为第一个在中国传授西方牙科知识的人。1908年，林则在成都建起了牙科诊所，并于1911年扩大为牙病医院，林则任院长。1912年，牙病医院开办了中国第一个修复技工训练班。1917年，华西大学设立牙科，开始教授现代牙科学。1934年，上海设立了牙科学校；1935年，南京创办了高等牙医学校；1943年，成立了北平大学医学院齿学系。新中国成立后，我国口腔修复工作者进行了卓有成效的工作，口腔修复学得到很大发展。1952年，我国高等院系调整后，采用前苏联牙科院系学科体系，成立了口腔矫形科学，内容包括：嵌体、冠桥学；牙列缺损、缺失修复学；赝复学和正牙学等内容。40多年后，口腔矫形科学改名为口腔修复学，原属口腔矫形学的正牙学、口腔材料学独立成了口腔正畸学和口腔材料学。

最近20多年来，由于全体修复学工作者的努力，在口腔修复的基础理论、应用材料、临床技术、制作工艺和器材设备等方面，逐渐缩小了与世界上发达国家的差距。口腔修复学的教学也有了很大改革，学生基础知识的掌握及实践能力的培养更加注重，教学模式、课程体系和教学方法也正在与发达国家接轨。

三、口腔修复学的发展前景

口腔修复学发展的总体趋势是口腔修复学与口腔修复工艺学、生物科学、材料科学、计算机信息技术、工业数控技术、互联网大数据等高端科技相结合。

随着我国经济快速发展，医疗体制改革深入，医学模式不断改变，对修复体的质量、美观有新的提升，促使修复临床新技术、新材料、新知识的应用逐步与国外先进国家接轨。

21世纪以来，口腔修复工艺学依托计算机信息技术、数控技术等高端制造业飞速发展。在未来几年，CAD/CAM数字化修复技术将会成为口腔修复学的主流技术。真彩口内光学三维扫描，3D打印技术，先进设计软件，全数字控制系统下搭载机器人完全自动化处理各种义齿，立等可取的椅旁系统将会逐渐走进口腔医疗机构。

传统的牙列缺失全口义齿修复，常存在固位、稳定不良，支持力不足，咀嚼效能低下、不舒适等问题；或是把健康牙齿磨小制作固定桥，都存在较大的缺陷，采用种植修复将成为牙列缺失、缺损修复的主要趋势。数字化的导航技术已经成熟应用于种植手术，将逐渐发展微创化、精细化、个性化的种植手术方案。

口腔修复除了诊治传统的口腔疾病，近年来美容牙科发展飞速，美学修复设计逐渐成为修复学的重要分支学科。DSD（Digital Smile Design）美学修复设计也将逐渐开放化、大众化。不断完善的DSD数字化美学修复方案，可以将患者的二维照片与三维扫描数据进行重合，快速模拟修复效果，满足临床美学的最高要求。

修复材料也日新月异，转型升级。高性能材料将会逐渐代替传统修复材料。全瓷修复必将是口腔修复科的主流修复品种。其优越的生物相容性，高度精密的边缘密合性，逼真的色泽，接近自然牙的强度，X光，CT，核磁共振等放射不产生伪影的干扰，高性价比等诸多优势，正逐渐被国人接受。

我国的口腔发展越来越接近国际水平，口腔医疗的信息化、数字化、精细化、微创化、个性化、预约制化、便捷化正在逐渐形成。互联网大数据相信也会进入口腔医疗。将来，口腔医院或口腔诊所通过建立电子档案，大数据分析，可以精准定位区域口腔卫生状况，从而指导口腔医疗机构、针对性地制订出个性化的口腔预防和修复方案；也能持续追踪每位患者的口腔健康状况，真正做到口腔疾病的全面监控、持续指导、保健预防、个性化治疗。

▶ 参考文献

1. 赵铱民．口腔修复学．第7版．北京：人民卫生出版社，2013.
2. 巢永烈．口腔修复学．第1版．北京：人民卫生出版社，2011.
3. 冯海兰．口腔修复学．第2版．北京：北京大学医学出版社，2013.
4. 姚江武．口腔修复学．第3版．北京：人民卫生出版社，2015.
5. 朱智敏．口腔修复临床实用新技术．第1版．北京：人民卫生出版社，2014.

第二章　临床接诊

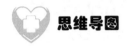 思维导图

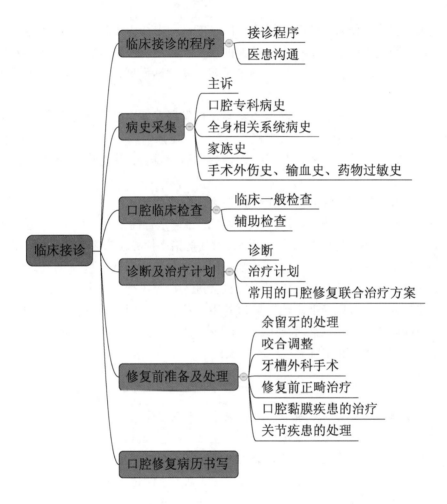

本节内容电子资源——云板书（新型数字化教材）

云板书由高清文字、图片，以及教学视频链接组成，可在各类电子终端上观看学习。

http：//txt. xlybook. com/？img = kouqiangxiufuxue/linchaungjiezhen

临床接诊

云板书

导学视频

电子书

考试系统

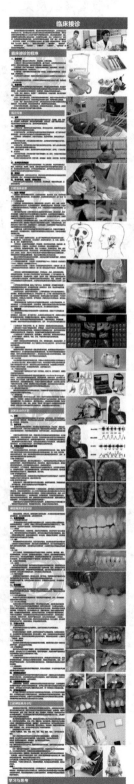

随堂笔记

临床接诊是医生诊治患者的开始，医生通过接诊获得患者的主诉，从而制订出适合患者的治疗计划。其中医生的的态度及言行反映出自身的道德理念和价值观念，同时也直接关系到患者对医生本人以及整个医疗机构的印象和评价。所以在临床接诊时，医生必须要树立救死扶伤的人道主义观念，自觉遵守职业道德，树立"以患者为中心"的思想，为患者提供优质的医疗服务。诊疗过程中要对患者做到"三无"要求，即无痛治疗、无交叉感染、无伤害。对于口腔医务人员来讲，除了遵循一般的接诊原则外，还应该树立"以人为本、患者至上""生物心理社会医学""医学哲学""医学法学""患者有知情权""优质服务""无菌防护""无痛操作""医学美学"等现代观念和精品意识。

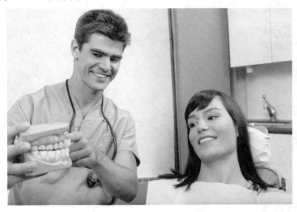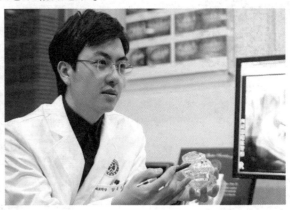

第一节　临床接诊的程序

一、接诊程序

1. **主动交流**　医生主动与患者交流，态度诚恳，对患者尊重。

2. **准备工作**　医生应该准备好检查用的口镜、镊子和探针，并将牙椅椅背调到与地面平行，打开灯光等候患者。消除患者紧张情绪，缓解患者压力（图2－1）。

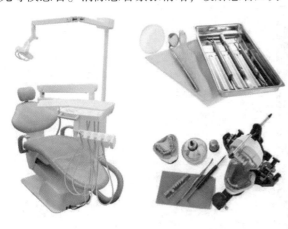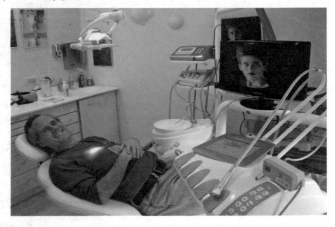

图2－1　修复前准备

3. **询问病史**　仔细了解患者病史，包括患者系统疾病史、药物过敏史、家族史等，询问患者前来就诊的目的，并详细记录。

4. **口腔检查**　认真有序的对患者进行口腔一般检查，必要时进行特殊检查、实验室检查，并详细记录。

5. **诊断与治疗计划的制订**　根据采集到的信息对疾病进行诊断并做出详细的治疗计划。

6. 与患者说明讨论治疗方案　仔细跟患者解释疾病的情况以及治疗方案、费用情况，征求患者同意。

二、医患沟通

良好的医患沟通可以赢得患者的积极支持和配合，帮助医生明确诊断病情，降低医疗风险和投诉，良好的医患关系和谐的就诊氛围决定着患者对医生的信任度和对治疗的接受程度，有助于医患相互正确理解对方，协调关系，保证医疗活动的顺利进行。

1. 热情、真诚　真诚待人、表里如一，消除患者紧张、焦虑的情绪，细心的关爱和呵护，尊重患者知情权与选择权。

2. 耐心　耐心与患者交流，让患者明白自身疾病的缘由，清楚认识自身疾病的特点，了解并接受医生的治疗计划，帮助患者建立积极的价值观，呵护患者的心里健康。

3. 自信、果断　相信自己能把工作做好，在患者面前表现为积极的态度、对疾病清楚的认识和对治疗的把握；不给患者模糊不清、模棱两可的选择和猜测。

4. 充分利用语言的幽默，多用称赞语言，仔细倾听患者的发言，双向交流，使用保护性语言，避免因语言不当引起不良的心理刺激。

第二节　病史采集

一、主诉

主诉是患者来医院就诊的主要原因和迫切要求解决的问题，如疼痛、过敏、肿胀等；功能障碍；美观问题等。询问主诉要简明扼要，直切主题，全面了解患者的主诉，可以针对性地做出修复治疗计划，更好地满足患者的要求。

二、口腔专科病史

1. 修复治疗史　是否曾做过牙体或牙列缺损、牙列缺失的修复，采用何种修复方式以及现有修复体使用的时间和状况等。

2. 口腔外科治疗史　对于要求先行正颌外科后再进行修复的患者，应了解外科治疗的有关资料，将外科治疗与修复治疗计划全面整体地加以考虑。

3. 牙周病史　牙周情况如何，是否有牙龈出血，是否有牙周病，曾做过何种治疗，效果如何。

4. 牙体牙髓治疗史　对无完整病历记录的患者，应详细询问牙体牙髓的治疗情况，必要时拍 X 线片予以确定。

5. 正畸治疗史　有些牙根吸收是由于曾经做过正畸治疗所致。临床上应注意分析其原因，按照修复的原则和要求调整咬合。

6. 放射影像资料　必要时，要求患者提供以前的影像学资料，如 X 线、CT 及磁共振等，作为补充。

7. 颞下颌关节病史　是否曾经有颞下颌关节疼痛和（或）弹响、神经肌肉紧张疼痛等症状，发病与治疗情况如何。

8. 口腔卫生相关的生活习惯　刷牙习惯、食物硬度、甜度等，有无饮酒、吸烟习惯。

三、全身相关系统病史

口腔科必须注意与本专业治疗有关的系统病史：如心血管疾患、免疫系统疾病及过敏史，骨质疏松症，糖尿病，经绝期、妊娠或抗惊厥药及某些抗肿瘤药物的使用史；乙肝、艾滋病或梅毒等传染病史。

对于有精神障碍的患者，由于其无法配合医生治疗，应先请相关医生诊治后再决定是否能行修复治疗。

四、家族史

有些疾病如错颌畸形、遗传性乳光牙本质、颅骨锁骨发育不良等疾病均与家族遗传有着密切的联系，因此，采集病史时应注意询问患者的家族史。

五、手术外伤史、输血史、药物过敏史

了解有无进行过手术或受过外伤，有无输过血，有无青霉素、磺胺类药物过敏，目前有无用药等。

第三节　口腔临床检查

一、临床一般检查

口腔临床一般检查遵循由外到内、由左到右的原则，通过视诊、扪诊、叩诊等检查手段，获取有价值的临床信息。在记录病历时，应使用客观性描述文字，如"红肿"和"扪诊出血"等。

（一）口腔外部检查

1. 面型检查　注意面部皮肤颜色、温度是否正常，有无结节、糜烂、水疱、出血等；面部解剖形态是否正常，有无缺损和畸形等，面部器官是否对称，有无红肿、外伤等，尤其要注意与修复相关的上下唇的厚薄，外形，笑线的高低和侧面轮廓是直面形、凸面形还是凹面形。

2. 颞下颌关节区检查　注意听患者张闭口运动时关节有无弹响、弹响的性质、是否伴有疼痛等；触摸颞下颌关节区双侧髁突的大小及对称性，触诊时患者有无疼痛反应、疼痛的部位、疼痛的性质和触发区等。触摸外耳道前壁，让患者做开闭口运动，检查双侧髁突对外耳道前壁的冲击强度是否一致（图2-2）。

3. 开口度的检查　注意观察患者开口程度，正常人的开口度为3.7～4.5mm，低于该值表明有张口受限；观察患者下颌自闭口到张大的整个过程中，下颌运动的轨迹。正常的开口型为下颌向下后方，正面观直向下，左右无偏斜；注意观察患者下颌左右侧方运动的范围、两侧的运动范围是否基本相等（图2-3）。

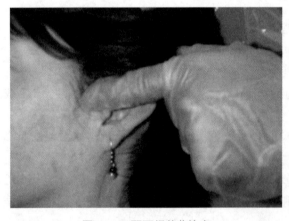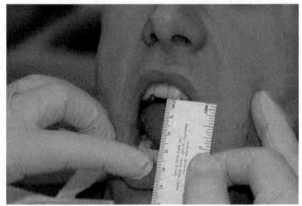

図2-2　颞下颌关节检查　　　　　　　　　　図2-3　开口度检查

4. 咀嚼肌检查　主要针对有咬合痛的患者进行咬肌和颞肌扪诊（图2-4），检查有无压痛及压痛点的部位。同时嘱患者紧咬，检查肌肉收缩的强度及左右的对称性，判断有无咀嚼肌功能紊乱问题。

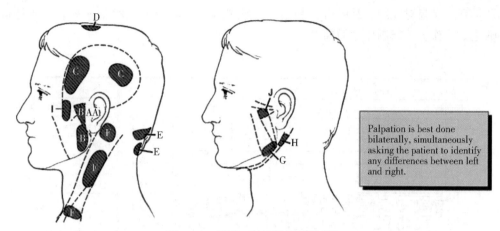

图 2 - 4 颌面、颈部肌扣诊的部位

A. 关节囊；B. 咬肌；C. 颞肌；D. 颅顶；E. 头半棘肌；F. 胸锁乳突肌；G. 翼内肌；

H. 二腹肌后腹；J. 翼外肌

（二）口腔内部检查

1. 口腔一般情况　应按照从左到右、由上到下的顺序检查牙体缺损的类型与范围，牙列缺损的情况，口腔卫生情况，有无修复体，修复体质量如何，舌、口底、前庭沟、颊、唇、系带、软硬腭等有无异常。

2. 牙体检查　应包括牙齿有无龋坏、牙齿磨耗、有无牙体组织缺损、缺损范围、剩余牙体组织多少、牙髓状况、根尖周状况、有无修复体、修复体质量如何等。

3. 牙周检查　包括龈组织的颜色、质地、大小和形态，牙龈是否充血、萎缩，龈袋是否有渗出物或脓性分泌物，牙齿松动度等。通常采用牙周探针对牙齿近颊点、颊侧中心点、远颊点、远舌点、舌侧中心点和近舌点六个部位的牙周袋深度进行测量和记录，同时记录有无牙龈增生或萎缩现象、根分叉受累的情况以及牙的松动度。

临床上常用的牙松动度表述方法有两种，主要方法用镊子夹持前牙切嵴，或抵住后牙𬌗面窝沟向颊舌向或近远中向摇动。

（1）以牙的松动幅度计算：Ⅰ度松动，松动幅度不超过1mm；Ⅱ度松动，松动幅度为1～2mm；Ⅲ度松动，松动幅度大于2mm。

（2）以牙的松动方向计算：Ⅰ度松动，仅有唇舌向或颊舌向松动；Ⅱ度松动，唇（颊）舌向及近远中向均有松动；Ⅲ度松动，唇（颊）舌向及近远中向松动，并伴有垂直向松动。

4. 牙列检查　包括牙列缺损的部位及数目，牙列的大小、形状，基牙是否有移位、倾斜和伸长的现象。正中合时上下牙列是否有广泛均匀的接触，上下牙中线是否一致，咬合关系是否正常，有无错颌畸形，如拥挤、扭转等，覆合、覆盖是否在正常范围以内；缺牙区间隙大小是否正常，牙槽嵴有无妨碍修复治疗的骨尖、倒凹、骨隆突等。临床中可采用图表的方式记录检查结果，从而保证资料收集的完整性并提高工作效率（见表2-1）。

5. 牙列缺失患者专项检查　包括上下颌弓大小、形态和位置；牙槽嵴的丰满程度；口腔黏膜的颜色是否正常；移动黏膜的位置；舌体的大小、形状、静止状态时的位置以及功能活动的情况；唾液分泌量及黏稠度等。

6. 咬合关系检查　包括正中颌位的检查：上下牙列是否有广泛均匀的合接触关系；前牙覆𬌗、覆盖是否在正常范围之内；牙中线是否一致；上下第一磨牙是否是中性𬌗关系；左右侧𬌗平面是否匀称。息止颌位的检查：比较息止颌位与正中颌位时，下牙列中线有无变化；间隙的大小有无异常。𬌗干扰检查：仔细检查正中咬合和前伸、侧向咬合移动时，有无牙尖干扰。

7. 原有修复体的检查　包括原义齿与口腔组织的密合情况，咬合关系是否正确，外形是否合适，人工牙的色泽及排列，义齿对牙龈、黏膜有无刺激以及该义齿行使功能的效率如何等。分析评价原修复体的成功与失败之处，作为重新制作时的参考。

表 2-1　口腔检查表

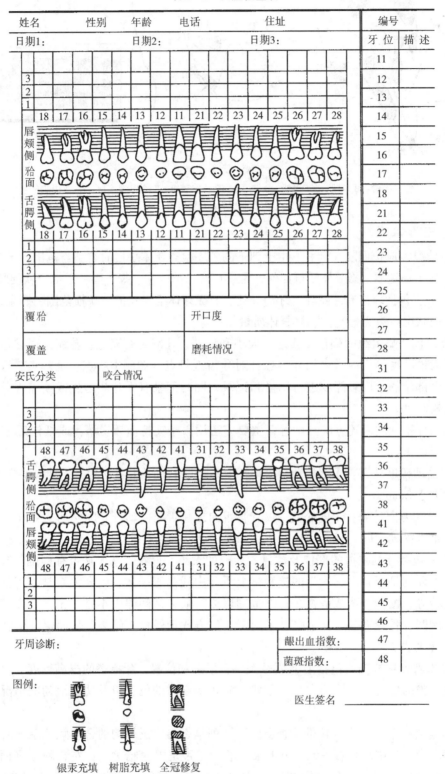

图例：

银汞充填　树脂充填　全冠修复

医生签名 _____

二、辅助检查

辅助检查就是辅助临床医生来确定或者排除一些疾病的检查，包括以下几种检查方法。

（一）影像学检查

包括根尖片、颌骨全景片、颞下颌关节片、头颅侧位片和锥体束 CT 等，影像学检查是诊断口腔颌面部疾病的一种重要的常规检查方法，能提供十分有用的补充信息。

1. 根尖片　确定牙根及牙周支持组织的健康状况，了解牙根的数目、形态及长度，有无根折，根管充填的情况及发现隐匿龋坏部位。另外，牙片也是法律依据的重要凭证（图 2−5）。

2. 头颅侧位片　可用以分析颅、面、颌、牙的形态、位置及其相互间的变化关系（图 2−6）。

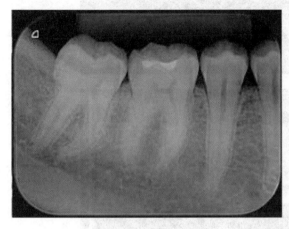
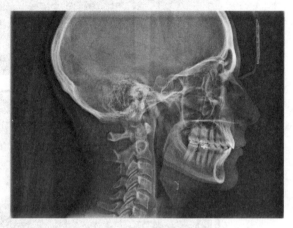

图 2−5　根尖片　　　　　　　　　　　　　　图 2−6　头颅侧位片

3. 颌骨全景片　可全面了解颌骨及牙列、牙周情况，对确定牙槽骨内是否有残根存留，有无第三磨牙埋伏阻生很有帮助。但曲面体层片将图像放大较多，因此在判断和评价牙槽骨支持组织的状况，牙根的形态、有无龋坏或龋坏的范围等方面不够准确（图 2−7）。

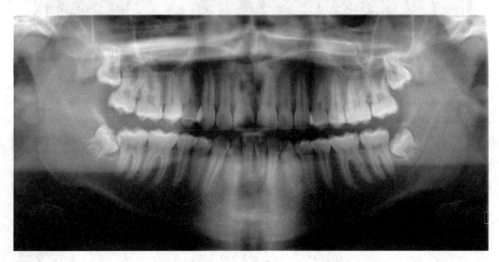

图 2−7　颌骨全景片

4. 口腔锥体束 CT　具有高分辨率、辐照剂量小、投照时间短、空间定位准确等优点。在牙体牙髓病科、颌面外科、修复、正畸、种植等各领域都有很好的应用（图 2−8）。

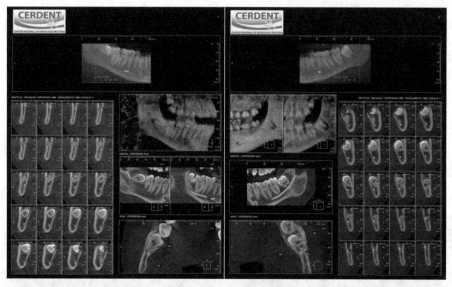

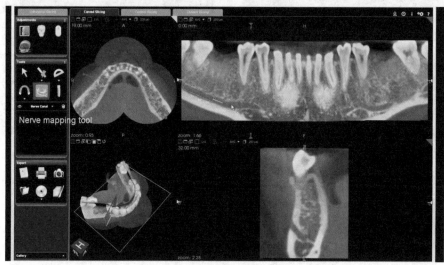

图 2-8　口腔锥体束 CT

（二）石膏模型检查

口腔内一般检查无法清晰观察牙的位置、形态、牙体组织磨耗，咬合关系等时，可以通过取印模灌注牙列石膏模型，将上下颌模型上在𬌗架上进行研究，制订治疗计划和设计修复体等（图 2-9）。

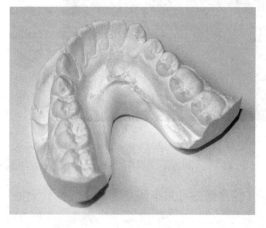
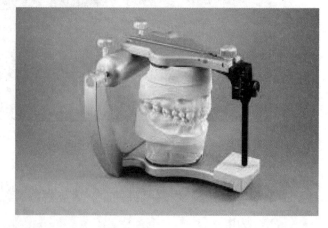

图 2-9　石膏模型及上𬌗架

（三）咀嚼效率的检测

咀嚼效率是指在一定时间内将一定量食物嚼碎的程度。咀嚼效能的高低直接反映了咀嚼能力的大小。在口腔修复前后进行咀嚼效能的检测，可了解缺牙后咀嚼功能受影响的程度，是评价义齿修复效果的标准之一。其检测方法有花生米作试料的称重法，用硬化明胶作试料采用比色测定；用 ATP 颗粒吸光度法测定等。

（四）𬌗力检查

𬌗力能反映牙在咬合时所发挥的力量，利用𬌗力检测的仪器测量个别牙的咬合力。𬌗力的大小因人而异，男性𬌗力显著大于女性。𬌗力检测仪不仅可以同时测得全牙列各个𬌗接触点的𬌗力大小，同时还可以分析𬌗协调的程度、𬌗接触的力学特点等，可判断𬌗是否有早接触，𬌗创伤的具体部位，以指导临床治疗（图 2 - 10）。

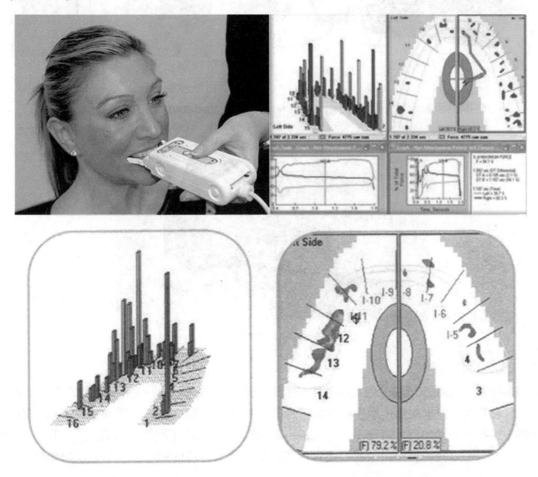

图 2 - 10 𬌗力检测

（五）下颌运动轨迹检查

下颌运动轨迹是下颌在运动中产生的一系列路线，反映了𬌗、颞下颌关节、咀嚼肌三者的动态功能关系。

常用的检查下颌运动轨迹的仪器是下颌运动轨迹描记仪（mandibular kinesiograph，MKG），MKG 主要利用磁电转换的原理，其组成由磁钢、磁敏传感器、显示装置三部分构成，（图 2 - 11）其工作原理是：随着下颌运动的磁钢与固定在面架上的磁敏传感器之间发生位置距离的改变，引起微量磁场的变化，并通过传感器转化为电信号，在显示器上显示出下颌切点在矢状面、水平面、额状面的三维运动轨迹图像，此外 MKG 还可以与肌电仪联合使用，同步记录下和运动过程中相关肌肉的电生理的变化。

（六）髁状突运动轨迹检查

髁状突运动轨迹的描记多采用机械描记法，利用附在面弓的描针和固定在头面部的记录板来记录髁状突的运动轨迹（图2-12）。

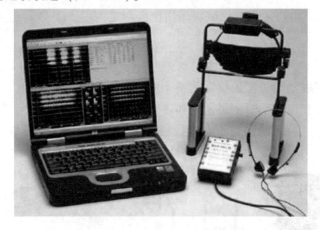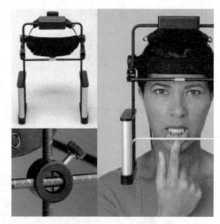

图2-11 下颌运动轨迹描记仪

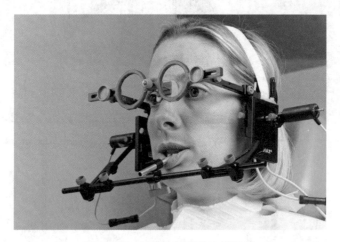

图2-12 髁状突运动轨迹描计议

（七）肌电图检查

咀嚼肌肌电图（electromyograph，EMG）是进行口颌系统功能研究的一种有价值的方法。其原理是：咀嚼肌在发挥功能是肌纤维收缩产生生物电的改变，这种改变通过电极进行采集，导入肌电图仪中，显示在显示器上，得到的图像即为肌电图。可分析下颌运动时各个肌（颞肌、咬肌、翼内肌、翼外肌、降下颌肌等）的功能状态及协调作用情况。还可以通过义齿修复前后的肌电图检查，反映咀嚼肌功能恢复的程度（图2-13）。

第四节　诊断及治疗计划

一、诊断

诊断是医生根据采集到的详细病史以及临床检查、影像学资料、研究模型等资料加以综合分析，明确病因，并对患者病情做出的判断。修复科的常用诊断名称有牙体缺损、牙列缺损、牙列缺失等。

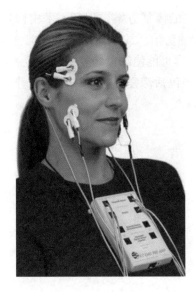
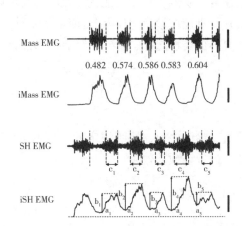

图 2－13　咀嚼肌肌电图

二、治疗计划

经过临床收集患者信息资料，并对患者口腔进行系统检查，做出诊断，制订出适合患者的治疗程序。在制订治疗计划时应充分了解患者就诊的目的和要求，让患者了解自身口腔疾病的情况，可能采取的修复方法、治疗时间与费用，术前必须征得患者同意。

口腔作为完整有机体的一部分，各组织器官之间有着相互依赖的密切联系。在口腔疾病的治疗中，不能只局限在某一专业领域，而必须采取综合治疗的方法才能取得良好的效果。口腔修复的综合治疗，是指根据患者具体情况，在认真细致全面检查的基础上，结合各相关专业知识和治疗技术，制订出系统完整的治疗方案并实施，包括必要的修复术前治疗、设计合理的修复治疗、详尽而周密的术后维护措施等。

三、常用的口腔修复联合治疗方案

1. 修复－正畸联合治疗　殆畸形的发病率较高，其中有相当一部分病例同时存在牙齿外形、结构、色泽异常等问题而不能通过单纯正畸治疗达到良好的美观及功能恢复；另一方面，缺牙患者同时存在牙列不齐、倾斜、移位等需要正畸辅助治疗以提供较好的修复条件，因此，在临床中有时需要采取修复－正畸联合治疗。

2. 修复－牙周联合治疗　殆周病是口腔多发病，是失牙的主要原因之一。对牙周病患者的修复治疗要充分考虑患者牙周条件，减轻牙周支持组织负担，同时用调殆、固定等方法分散殆力，控制病理性牙移位和松动，为牙周病的愈合创造条件，并提高咀嚼效率。

在有些情况下，为了美观起见，需要在修复前进行必要的牙周手术，如修复缺失的龈乳头、改变龈缘位置等，以达到最佳的美观效果。对于断面在龈下的残根修复，有时也需要在修复前施行切龈手术，暴露残根断面，便于修复。

3. 修复－牙体牙髓联合治疗　各种原因所致的残根、残冠在修复治疗前都需要先进行完善的牙髓治疗；隐裂牙在行根管治疗前应行临时冠修复，防止裂纹增大等。

4. 修复－牙槽外科联合治疗　在很多情况下，修复前的牙槽外科手术是必要的。包括牙槽骨修整、牙槽骨增高等，对于种植修复，牙槽手术则是其治疗过程中的重要环节。

5. 修复－颌面外科联合治疗　颌骨缺损修复是颌面缺损修复学的一个重要组成部分，通常需要以口腔修复学的原理和方法，结合颌骨缺损的特点，以人工材料修复患者难以用自体组织和外科手术方法修复的颌骨缺损，这需要颌面外科的术前配合，术前制订完整的修复方案，包括：术中修复（例如种植体的植入）、术后即刻修复、术后延期修复、并发症及后遗症的防治、放射治疗的良好配合等。目前，颌骨缺损修复主要是恢复其功能，遵循功能优先兼顾容貌原则，尽可能使缺损修复达到容貌和功能的统一。

口腔修复治疗计划应按诊疗顺序及轻重缓急排列，主要包括修复治疗前的准备工作、修复治疗所需条件的检查、修复体的类型选择、修复治疗后的预后评估等。

第五节　修复前准备及处理

经过全面检查、诊断之后，按照拟定的口腔修复设计，对口腔组织的病理情况进行适当的处理，为口腔修复做准备，以保证预期效果。

一、余留牙的处理

（一）牙周病患牙及松动牙

牙周病缺牙患者常常口内存留不同程度的松动牙，对这些松动牙的处理要视松动的原因和程度而定。一般而言，Ⅲ度以上的松动或牙槽骨吸收达到根长 2/3 以上，考虑拔除患牙。未达到此严重程度者，可采取有效的牙周治疗措施予以保留。

（二）伸长牙

由于缺牙时间过长，未及时修复，导致对𬌗牙明显伸长。伸长牙常常产生较大的咬合力，同时使修复体空间减小而强度降低，重者导致𬌗曲线异常而影响咀嚼运动。因此，对修复效果有妨碍时，应适当调磨伸长牙。伸长过度、调磨后仍有妨碍时，应对其进行根管治疗后将牙冠截短并行冠修复。

（三）龋齿

患有龋病的牙齿应该及时充填，对已发展为牙髓炎、根尖周炎的患牙要行根管治疗，尤其是拟作为固定义齿的基牙，更应当进行完善的根管治疗。对于某些扭转错位牙在备牙过程可能损伤牙髓者，应先预防性进行根管治疗，以免戴牙后发生牙髓病变而拆除修复体。

（四）残根

对于口内残根，确定其保留或拔除可考虑以下因素：残根牙位、破坏程度、根尖周牙周病变程度、治疗效果、与修复设计的关系等。一般来说，去除残根腐质后缺损达龈下 3mm 以上，根长未达到修复要求，根尖周及牙周病变较严重，治疗效果不佳者，可考虑拔除。对于牙周根尖周病变不严重的残根，结合修复设计，可进行根管治疗后保留，以减缓牙槽骨的吸收。

（五）倾斜牙

由于缺牙长时间未修复，邻牙可能向缺牙间隙有不同程度的倾斜。倾斜牙倒凹过大，影响修复体的共同就位道，或者使修复体容易产生食物嵌塞。因此，在修复治疗前可对倾斜牙进行适当调磨，争取取得有利的共同就位道。或者可进行适当的正畸治疗，直立倾斜牙。在无法进行调磨或矫正时，可考虑活动 - 固定修复方案。

（六）根分叉病变牙

多根牙根分叉病变较轻时，通过龈上洁治、龈下刮治、牙龈切除术或牙龈成形术以及保持良好的口腔卫生等措施，能够有效地控制其病变且预后较好。

如果根分叉病变严重，则需另外采取牙、骨成形术，牙根切断术或分根术，尽可能将患牙保留。

二、咬合调整

（一）咬合创伤的调整

失牙时间过久的缺牙患者余留牙通常有不同程度的移位，尤其是患有牙周病者，移位的牙齿可能存在咬合创伤。在修复治疗前应该调磨咬合创伤点，消除过大殆力对余留牙的不利影响。

（二）不均匀磨耗的调磨

殆面不均匀磨耗常常引起食物嵌塞或唇颊舌等软组织病变。因此，在修复前有必要进行有针对性的调磨。

（三）对殆伸长牙的调磨

当牙缺失较长时间而没有及时修复，对殆牙往往合向伸长，使缺牙间隙合龈距离缩小，严重者可以伸长到缺牙区的牙槽嵴黏膜；前牙呈深覆合时，下前牙也多有伸长，常咬在上颌牙槽嵴黏膜上。这些情况都可能给修复治疗带来困难，并在修复后干扰修复体的功能。在修复治疗前，适当地调磨对殆牙，拓展修复空间，改善殆曲线是非常必要的。对活髓牙的调磨是有限的，必须保证不损伤牙髓，也不能造成严重的敏感症状。当对殆牙过度伸长，采用调磨的方式仍不能达到修复治疗要求的条件，有时需要将对殆牙失活。当对殆牙伸长，且已有严重的松动时，也可以考虑将其拔除，一并修复，需要注意的问题：对伸长牙的调磨，相邻牙边缘嵴高度的协调一致尤为重要，否则会在修复后成为殆干扰，导致食物嵌塞、牙移位甚至牙松动等。

三、牙槽外科手术

（一）唇舌系带矫正术

唇舌系带附着过高将影响义齿的固位，应进行系带矫正术以降低附着点。

（二）骨性隆突修整术

骨性隆突的覆盖黏膜一般较薄，义齿在此处容易产生压痛或溃疡。如果隆突倒凹过大，义齿摘戴时容易引起黏膜破溃，甚至无法戴入。因此，在修复前应检查骨性隆突并做出充分的估计，可能影响修复效果者应先做骨修整术。骨隆突常见部位有：上颌结节、下颌隆突、腭隆突。

（三）牙槽嵴修整术

过尖的骨尖骨嵴常常引起义齿压痛或妨碍义齿摘戴。若拔牙后骨尖骨嵴一段时间后仍然不消失，应考虑进行手术修整。

（四）牙槽嵴重建术

部分无牙殆患者牙槽嵴严重萎缩，影响义齿的稳定和固位。随着生物材料和技术的发展，近来出现了以人工生物材料重建、增高牙槽嵴技术，给因牙槽嵴严重吸收而无法正常戴用全口活动义齿的患者带来了福音。

（五）前庭沟加深术

对牙槽嵴严重吸收的患者也可进行前庭沟加深术，降低黏膜和肌肉附着位置，增加牙槽嵴的相对高度，从而增加义齿基托的伸展范围，增强义齿稳定和固位。目前，对于牙槽嵴严重吸收的患者，可以考虑采用种植修复的方法，利用种植体有效提高义齿的固位与稳定。

（六）瘢痕松解术

口腔内有瘢痕或过度松软的牙槽黏膜组织，影响义齿固位时，可考虑修复前予以瘢痕松解或切除松软组织。

四、修复前正畸治疗

修复前的正畸治疗通常只限于牙齿微量移动的矫正治疗，微量移动技术必须遵循的原则是有足够支抗，以免引起其他牙出现不应有的移动。对龈下冠折或残根，正畸治疗能将其牵引到适当的位置，从而保留患牙。

五、口腔黏膜疾患的治疗

口腔黏膜溃疡、白色损害、炎症等在系统修复治疗前应当给予治疗，以免修复操作和修复体对黏膜产生刺激作用而使疾病加剧。对于难以及时治愈而又需要进行修复治疗的患者，在修复设计和材料选择上需要特别加以注意，尽一切可能减少对黏膜的刺激。

六、关节疾患的处理

颞下颌关节的问题在口腔修复治疗中的重视程度还有待提高。对于已有关节问题的患者，在修复前应该进行仔细的检查和治疗，特别是要进行较复杂的固定修复前，更应该首先解决好关节的问题，必要时可以先采用具有辅助治疗作用的临时活动义齿修复，待病情好转后再酌情选择适当的方法进行永久性修复。

第六节　口腔修复病历书写

病历是医生对患者检查、诊断和治疗过程的重要记录和总结，完整的病历资料在处理纠纷时具有法律作用，医务工作者应当认真如实详尽地书写病历，妥善保管。病历书写要求要准确、全面、完整；字体工整、整洁，无错别字，不得涂改；诊断和治疗计划的书写要清楚明了。不应忽视记载口腔内其他病理性改变的诊断和治疗计划，以免由于病历书写过于简单而引发纠纷。

电子病历系统是医学专用软件。医院通过电子病历以电子化方式记录患者就诊的信息，涉及患者信息的采集、存储、传输、质量控制、统计和利用。在医疗中作为主要的信息源，提供超越纸张病历的服务，满足医疗、法律和管理需求。电子病历系统能提高病历合格率、节省时间、保证病案质量、提高举证能力、稳定病源，并能为科研教学提供第一手的资料，目前，电子病历系统已经在广大医院普及使用。

完整的病历应包括下列内容：

一般项目　包括姓名、性别、年龄、民族、籍贯、职业、婚否、住址、门诊号及就诊日期等。

主诉　患者主要症状及持续时间以及就诊的主要目的和要求，应简明扼要。

现病史　与主诉有关的疾病发生发展情况，包括自觉症状、治疗经过及疗效等。

既往史　包括过去健康情况、曾患疾病、治疗情况及生活习惯等。

家族史　与患者疾病有关的家族情况。

检查　按前述检查方法及检查内容，根据患者疾病的具体情况，全面而有重点地将检查结果记录在病历上。

诊断　根据检查所得的资料，经过综合分析和判断，对疾病做出合乎客观实际的结论。如对疾病不能确诊时，可用初步诊断或印象诊断等名称代之。

治疗计划和修复设计　根据病情，结合患者要求，制订出治疗计划和修复体的具体设计，可用绘图、表格及文字等形式表示。此外，还应认真填写修复卡或义齿加工单，将临床有关的信息详细、准确地传递给义齿加工单位。

治疗过程记录　记录患者在修复治疗过程中每次就诊时所做的具体工作以及治疗效果、患者的反应、下次预计进行的工作。记载要简明扼要，每次复诊必须写明日期，医生必须签名。

小 结

临床接诊是医生与患者沟通交流后，针对患者的主诉，通过病史采集和临床检查，明确病因，制订并逐步完成治疗方案的过程。临床接诊能力的培养要求医生不仅应掌握丰富的专业知识，而且应具备良好的人文素养及道德修养，同时具备书写完整详细的病历资料的能力。

思考题

1. 口腔病史采集主要步骤有哪些？
2. 口腔内临床检查的主要内容和顺序是什么？
3. 正确的病历书写格式及要求是什么？
4. 什么是整体诊疗计划？
5. 什么是诊断、预后和治疗计划？

▶ 参考文献

1. 赵铱民. 口腔修复学. 第 7 版. 北京：人民卫生出版社，2007.
2. 于秦曦，张震康. 社区口腔诊所开设和经营管理. 北京：人民卫生出版社，2002.
3. 乔纳森，西尔弗曼. 医患沟通技巧. 第 2 版. 北京：化学工业出版社，2009.
4. 于海洋，孟玉坤. 口腔修复临床实用新技术. 北京：人民卫生出版社，2013.
5. 姚江武. 口腔修复学. 第 3 版. 北京：人民卫生出版社，2014.
6. 张富强. 口腔修复基础与临床. 第 1 版. 上海：上海科技出版社，2004.

第三章 牙体缺损的修复

 思维导图

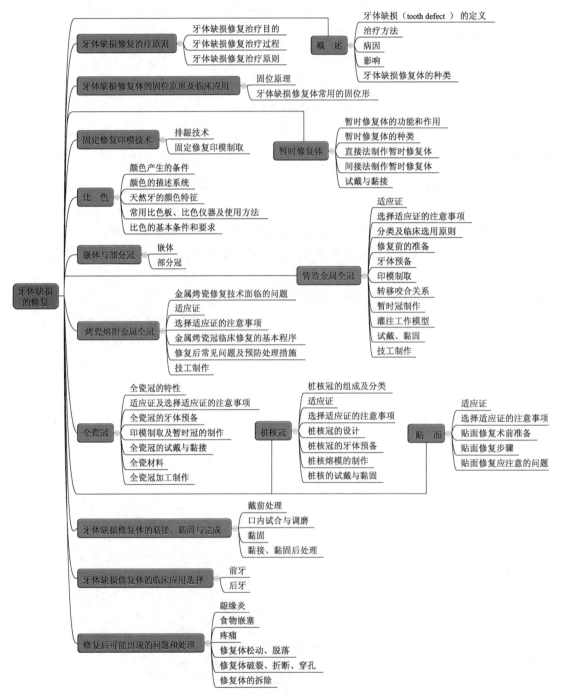

本节内容电子资源——云板书（新型数字化教材）

云板书由高清文字、图片，以及教学视频链接组成，可在各类电子终端上观看学习。

http：//txt. xlybook. com/？ img ＝ kouqiangxiufuxue/yatisunshang1

牙体缺损的修复 1

云板书

导学视频

电子书

考试系统

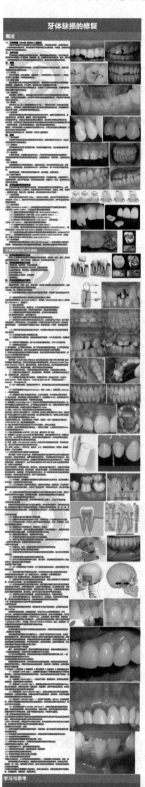

随堂笔记

本节内容电子资源——云板书（新型数字化教材）

云板书由高清文字、图片，以及教学视频链接组成，可在各类电子终端上观看学习。

http：//txt. xlybook. com/？img = kouqiangxiufuxue/yatisunshang2

牙体缺损的修复2

云板书

导学视频

电子书

考试系统

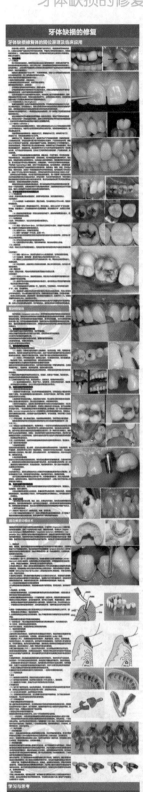

随堂笔记

本节内容电子资源——云板书（新型数字化教材）

云板书由高清文字、图片，以及教学视频链接组成，可在各类电子终端上观看学习。

http：//txt.xlybook.com/？img＝kouqiangxiufuxue/yatisunshang3

牙体缺损的修复 3

云板书

导学视频

电子书

考试系统

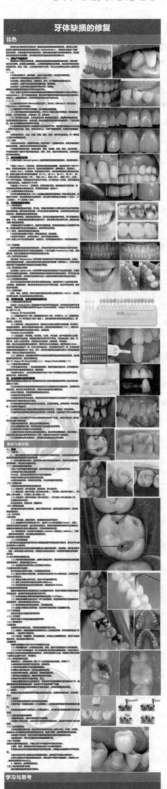

随堂笔记

本节内容电子资源——云板书（新型数字化教材）

云板书由高清文字、图片，以及教学视频链接组成，可在各类电子终端上观看学习。

http：//txt. xlybook. com/？img＝kouqiangxiufuxue/yatisunshang4

牙体缺损的修复4

云板书

导学视频

电子书

考试系统

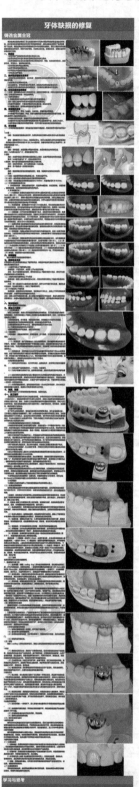

随堂笔记

本节内容电子资源——云板书（新型数字化教材）

云板书由高清文字、图片，以及教学视频链接组成，可在各类电子终端上观看学习。

http：//txt.xlybook.com/？img＝kouqiangxiufuxue/yatisunshang5

牙体缺损的修复5

云板书

导学视频

电子书

考试系统

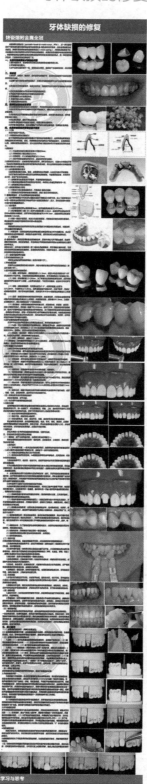

随堂笔记

本节内容电子资源——云板书（新型数字化教材）

云板书由高清文字、图片，以及教学视频链接组成，可在各类电子终端上观看学习。

http：//txt. xlybook. com/？ img = kouqiangxiufuxue/yatisunshang6

牙体缺损的修复6

云板书

导学视频

电子书

考试系统

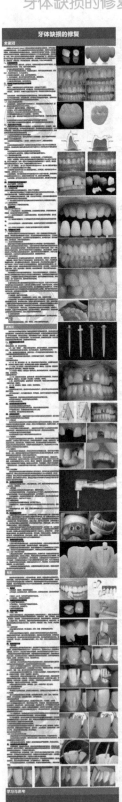

随堂笔记

本节内容电子资源——云板书（新型数字化教材）

云板书由高清文字、图片，以及教学视频链接组成，可在各类电子终端上观看学习。

http：//txt. xlybook. com/？ img＝kouqiangxiufuxue/yatisunshang7

牙体缺损的修复7

云板书

导学视频

电子书

考试系统

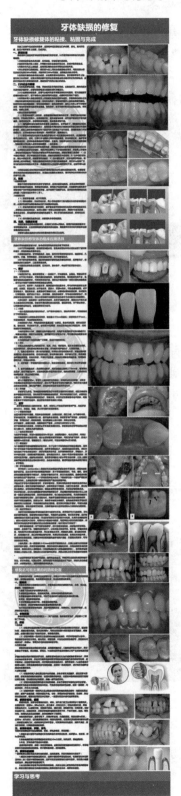

随堂笔记

第一节 概 述

一、牙体缺损（tooth defect）的定义

是指牙体硬组织不同程度的外形和结构的破坏、缺损或发育畸形，造成牙体形态、咬合和邻接关系的异常，影响牙髓和牙周组织甚至全身的健康，对咀嚼、发音和美观等也将产生不同程度的影响（如图3-1）。

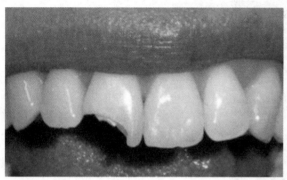 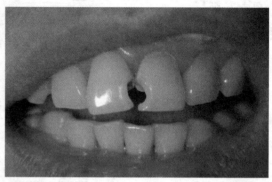

图3-1 牙体缺损

二、治疗方法

牙体缺损是口腔医学的常见病和多发病，根据缺损的范围和影响，治疗方法有直接充填治疗和制作人工修复体。利用树脂、瓷、金属等材料制作的嵌体、贴面、部分冠、全冠和桩核冠等人工修复体经黏接固定在患牙上，恢复患牙的生理形态和功能。

三、病因

（一）龋病

龋病是牙体缺损最常见的病因，可以导致牙体硬组织外形和结构破坏，甚至引起牙髓组织和根尖周组织炎症（如图3-2）。

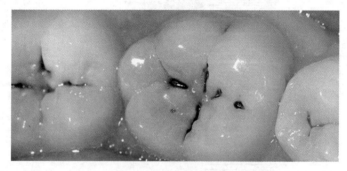

图3-2 龋病

（二）牙外伤

过大外力撞击（如交通事故、咬硬食物）、牙体结构异常（如隐裂牙）、牙体抗力下降（如无髓牙）均可造成牙体折裂（如图3-3）。

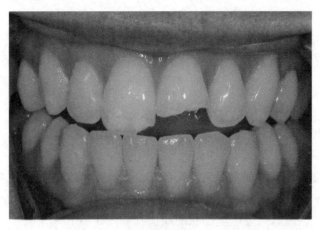

图 3 - 3 牙外伤

（三）磨耗与磨损

磨耗是指牙与牙之间的摩擦所造成的损耗。磨损是指牙与其他物质之间的摩擦造成的损耗，如咀嚼食物、大力刷牙、咬异物以及不正确地使用牙签等。

磨耗与磨损均可导致牙冠咬合面形态改变，甚至面下1/3垂直距离变短，引起咀嚼功能障碍以及颞下颌关节紊乱病（如图3 -4）。

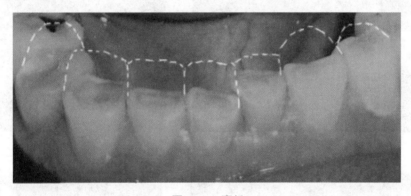

图 3 - 4 磨耗

（四）楔状缺损

机械摩擦（如刷牙）、酸蚀和应力集中等原因可导致牙冠唇颊面的颈部出现楔状缺损，尤其是尖牙和前磨牙。常伴有牙本质敏感和牙龈退缩等症状，严重者可导致牙髓组织炎症或牙折（如图3 -5）。

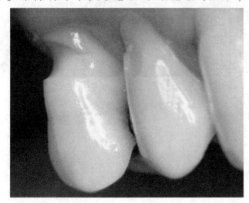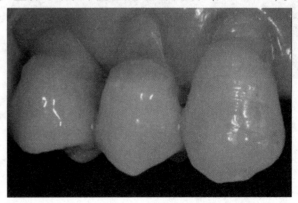

3 - 5 楔状缺损

（五）酸蚀症

特殊职业工作人员（长期接触酸性化工产品）、不良饮食习惯（长期大量食用酸性食物）、某些疾病（如胃食道反流病）等均可导致口腔内酸浓度过高，牙体硬组织在酸的作用下脱钙，从而造成牙体组织逐渐丧失。

（六）发育畸形

指在牙发育和形成过程中出现的牙体结构和形态异常，包括牙釉质发育不全、牙本质发育不全、四环素牙、氟斑牙、牙形态发育畸形等。

牙釉质发育不全：表现为牙面呈现白垩色或褐色斑，重者有牙体缺损或牙钙化不良（如图3-6A）。

四环素牙：在牙发育矿化期间受到四环素族药物的影响所引起的牙变色和釉质发育不全，表现为牙颜色、光泽及透明度的改变，重者可发生坑凹状的缺损（如图3-6B）。

氟斑牙：在牙发育期摄入过量氟导致牙釉质钙化不全，牙面呈现白垩状或黄褐色斑，严重者可造成牙体缺损或畸形（如图3-6C）。

牙形态发育畸形：如过小牙、锥形牙等，常见于上颌侧切牙（如图3-6D）。

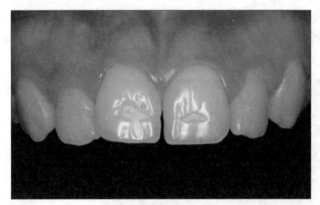

A 牙釉质发育不全

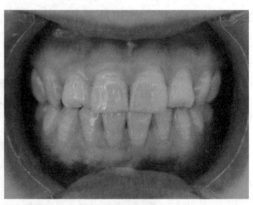

B 四环素牙

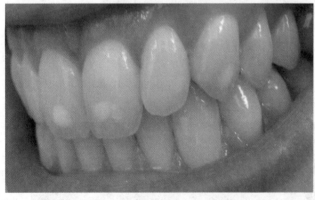

C 氟斑牙

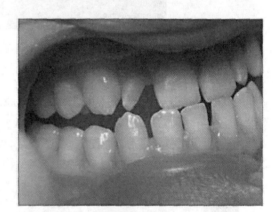

D 过小牙

图3-6　牙发育畸形

四、影响

（一）牙本质敏感

较浅的牙体缺损患者症状很轻甚至无任何症状；如果发展到牙本质以内，可出现不同程度的牙本质敏感症状。

（二）牙髓症状

牙体缺损累及深层牙本质甚至牙髓，可出现牙髓组织充血、炎性变甚至变性坏死，进而引起根尖周病变。

（三）咬合症状

少量牙体缺损，对咀嚼功能的影响较小，严重的牙体缺损将直接影响咀嚼效率。长期偏侧咀嚼可能导致患侧的咀嚼功能丧失、垂直距离改变、面部畸形、口颌系统的功能紊乱。

（四）牙周症状

邻面缺损会破坏正常的邻接关系，引起食物嵌塞，导致局部牙周组织炎症；患牙和邻牙可发生倾斜移位，影响正常咬合关系，形成创伤𬌗，进一步加速牙周组织的损伤。

缺损累及轴面，可破坏正常的牙轴面外形，影响自洁，引起牙龈炎。

（五）其他不良影响

牙体的锐利边缘容易刮伤口腔黏膜和舌等软组织，导致黏膜溃疡，长期刺激有引发癌变的可能；全牙列严重磨损，可使垂直距离变短、咀嚼无力；残冠、残根常成为病灶影响全身健康。

五、牙体缺损修复体的种类

牙体缺损修复体是采用某种材料制成，借黏接剂固定在经过预备的患牙上，以恢复牙体形态与功能的人工替代体。修复体的制作材料种类繁多，如金属、陶瓷、树脂等。根据材料类型、制造工艺、结构特点，可以将修复体分为以下种类。

（一）冠内修复体

常用的冠内修复体为嵌体（inlay）。部分嵌入牙冠内、部分高于牙面的修复体称为高嵌体（onlay）。根据材料不同可分为金属嵌体和非金属嵌体，其中非金属材料包括瓷和树脂等（如图3-7）。

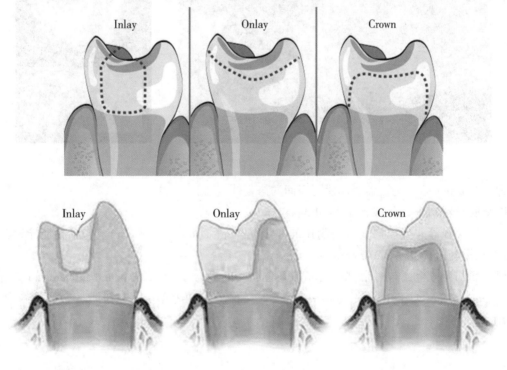

图3-7　嵌体、高嵌体、全冠

（二）冠外修复体

1. 贴面（laminate or veneer）　以树脂或瓷材料制作的覆盖牙冠唇颊侧的修复体（如图 3 - 8）。

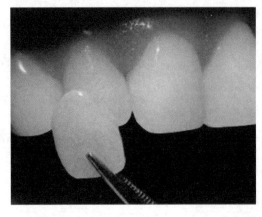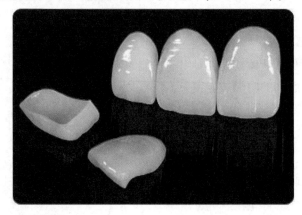

图 3 - 8　贴面

2. 部分冠（partial crown）　为覆盖部分牙冠表面的修复体（如图 3 - 9）。

（1）暴露前牙唇面或后牙颊面的 3/4 冠（three-quarter crown）。

（2）仅暴露颊面近中 1/2 的 7/8 冠（seven-eighths crown）。

（3）在唇颊面或舌面开窗的开面冠（window crown）。

（4）冠边缘止于牙冠导线处的半冠（half crown），又称导线冠。

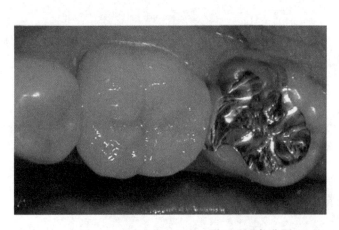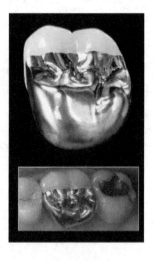

图 3 - 9　部分冠

3. 全冠（full crown）　为覆盖全部牙冠表面的修复体（如图 3 - 10）。

（1）以金属材料制作的金属全冠（full metal crown）。

（2）以树脂、瓷等非金属修复材料制作的非金属全冠（nonmetal crown）。包括树脂全冠（composite resin crown）和全瓷冠（all ceramic crown）。

（3）以金属与瓷或金属与树脂材料制成的复合结构的混合全冠（compound full crown）。包括烤瓷熔附金属全冠（porcelain fused to metal crown，PFM），又称金属 - 烤瓷全冠和树脂 - 金属混合全冠（resin-metal crown）。

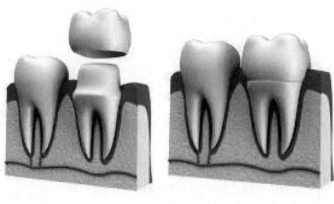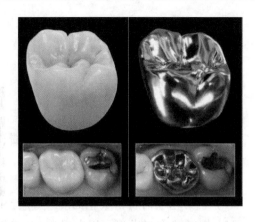

图 3 – 10　全冠

（三）根内修复体

常用的根内修复体是桩核冠（post-and-core crown），它是利用插入根管内的桩固位，在残冠或残根上先形成金属桩核或树脂核，然后再制作全冠的牙体缺损修复体（如图 3 –11）。

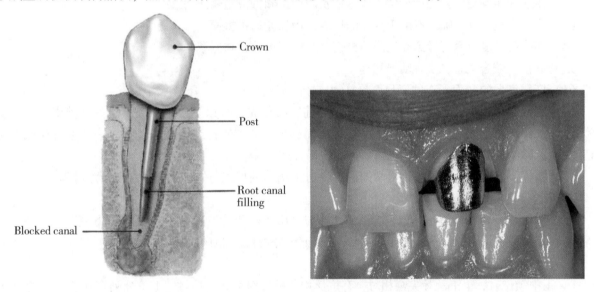

图 3 – 11　桩核冠

第二节　牙体缺损修复治疗原则

一、牙体缺损修复治疗目的

利用人工修复体恢复患牙在口颌系统中的生理功能，如咀嚼、发音、美观，最大程度实现生物学原则、生物力学原则、功能殆学、美学原则的协调统一。

二、牙体缺损修复治疗过程

（1）临床检查，明确病因，做出正确诊断。

（2）与患者充分交流沟通制订治疗计划，签署知情同意。

（3）完成牙体预备、模型制取、暂时修复体制作及黏接。

（4）永久修复体制作。

（5）临床试戴永久修复体，黏接固定。

（6）定期复查。

三、牙体缺损修复治疗原则

（一）正确地恢复患牙形态与功能

根据患者年龄、性别、职业、生活习惯、体质等不同情况正确恢复牙的形态，达到适合个体生理特点的生物力学和美学功能。

1. 恢复唇（颊）舌面形态及正常凸度

（1）后牙咀嚼时食物从𬌗面沿牙冠颊舌面滑向牙龈，对牙龈产生生理性按摩作用。

（2）改变前牙的凸度可以在视觉上改变牙冠的大小形态。

2. 正确恢复邻接关系（proximal contact）、邻间隙（interproximate space）及外展隙（embrasure） 目的如下。

（1）防止食物嵌塞。

（2）使邻牙相互支持，维持牙位、牙弓形状的稳定和分散咀嚼压力。

（3）形成合适的外展隙，有助于食物的排溢，增加牙周机械便利。

（4）邻接触恢复过紧可导致牙周膜的损伤，过松则可致食物嵌塞。

3. 正确恢复咬合关系，实现功能𬌗学

（1）恢复患牙的𬌗面形态并不是简单复制该牙的解剖形态。

（2）在确定牙齿正确合理排列及咬合关系之前，必须先进行以下检查：颞下颌关节健康情况；基牙有无松动；有无过度磨耗；相邻牙齿及对𬌗牙有无移位；牙周支持组织是否健康。一旦患者存在不稳定的𬌗关系，即使仅修复一个患牙，也需要提高警惕。

（3）掌握下颌功能运动的生物力学知识，将功能𬌗学的理念与知识贯穿在修复治疗过程中。

（4）𬌗架是实现功能𬌗学的重要工具。

（5）掌握正确调𬌗的方法，如咬合纸的选择与使用，𬌗干扰点的判断、调磨的顺序等。

（6）辅助治疗设备的运用，如 T‑SCAN 咬合记录分析仪、CAD‑CAM 技术等。

（7）良好的咬合标准如下。

1）正中颌位时，上下颌牙尖窝相对，有广泛均匀的接触而无早接触。上下牙列存在着合适的覆𬌗与覆盖关系。非正中的咬合接触不能有创伤性的个别牙早接触。

2）咬合功能恢复的程度应与牙周条件相适应，咬合力的方向应接近牙的长轴方向，咬合力大小与牙周支持能力相协调。

4. 掌握并实现美学修复理念

美学修复（estheticreha bilitations）的过程包括交流‑检查‑分析‑美学预告‑评估‑牙体预备‑修复体完成。现代美学修复理念有微创美容牙科（Minimally Invasive Cosmetic Dentistry / MICD）、显微美学修复、数字化美学修复、美学修复的预告与转移、椅旁直接修复等。重视美学重建，是现代修复治疗的发展趋势。

（1）与患者充分沟通，了解患者的要求和美学期望值，评估患者的心理状况。

（2）掌握口腔标准摄影方法，通过面部照片、研究模型、头影测量做唇齿关系分析、牙龈美学分析、语音分析等。

（3）利用数字美齿设计软件做分析，常见的软件有：专业设计软件——Digital smile system、CEREC Software、Smile designer pro 等，非专业设计软件——Keynote、Powerpoint 等。

（4）对一些复杂病例，需要借助牙周手术、正畸矫治技术为美学修复创造良好的条件。

（5）制作诊断蜡型（diagnosis wax up）、导板（index）、诊断饰面（mock up），评估美学效果。

（6）掌握颜面－牙齿－牙龈的美学特征，为治疗做指导，以下是部分概念和标准。

1）息止颌位时，年轻患者的上颌切牙显露切1/3，切缘暴露2～4mm，老年患者由于口周软组织松弛及牙齿磨耗原因，下颌切牙逐渐显露。

2）切缘曲线（incisal edge curve）：是连接中切牙的切缘和双侧尖牙牙尖的连线。微笑时该曲线从正面观通常向下凸，与下唇的自然凹陷形态一致，中切牙的切缘与下唇干湿分界线轻微接触，侧切牙切缘高于该曲线0.5～1mm。

3）笑线（smile line）：微笑时红色的上唇与白色的牙齿间界限。

低位笑线——微笑时上前牙显露75%；中位笑线——微笑时上前牙显露75%～100%；高位笑线——微笑时显露100%上前牙与部分牙龈。动人的微笑被定义为：微笑时上前牙完全显露，同时牙龈组织的暴露不超过2～3mm。

4）经典美学理论认为，当牙冠宽度比（中切牙：侧切牙：尖牙）接近黄金分割比例（1.618：1：0.618）时，能达到最美的效果。

5）一般认为中切牙牙冠比例应该在75%～85%范围内，80%比较理想。

6）侧面观，鼻尖与颏部的连线为审美线，一般对女性而言，上唇距离审美线约4mm，下唇距离审美线约2mm，

7）一般女性的鼻唇角大小在100°～105°之间，男性在90°～95°之间。

8）牙龈曲线（gingiva curve）：牙齿与牙龈的交界线。该线与面部参考平面（双瞳孔连线）平行，以上中切牙中缝为中线，左右牙弓的牙龈曲线对称。尖牙的龈缘高点最高，侧切牙的龈缘高点低于尖牙和中切牙连线。

9）红面、白面（red and white surface）：红白美学中将嘴唇称为红面，牙齿称为白面。现代美学修复非常重视两者的动态关系。

10）中线（midline）：眉间中点、鼻根点、人中、颏部重点的连线，是面部一条重要的线条，平分左右面部。

（二）牙体预备过程中注意保护软硬组织健康

牙体预备（tooth preparing），即借助高速涡轮手机和各种车针对牙体硬组织进行适当磨削，开辟出修复空间，使患牙具备特定的形态。牙体硬组织是不可再生的，现代修复治疗理念侧重于保守和微创，应根据患牙的缺损程度做出正确评估和设计，在确保修复体强度、美观的前提下，治疗方式从直接充填—嵌体—部分冠—全冠—桩核冠按顺序选择，避免不必要的磨削。

进行牙体预备时，患者的张口度、患牙牙位、患者的适应性和耐受力、软组织干扰等诸多因素都会影响操作过程。要实现高效、精准的牙体预备，可以在模型或离体牙上进行牙体预备练习，必须掌握：牙体生理解剖形态特点，每一种修复体的牙体预备量和固位形态要求，常用车针的型号和作用（图3－12），防护工具的使用等。

1. 尽量保存患牙健康牙体硬组织

（1）去净腐质，距离髓腔较近的洞底可选用挖器去除软化牙本质，适当保留硬化牙本质层，必要时使用护髓材料垫底。

（2）人工修复体戴入患牙时需要遵从一定的方向和角度，即就位道。牙体预备时要将妨碍就位的牙体组织磨除。当患牙严重错位时，可配合正畸治疗，减少牙体磨除量。

（3）邻面牙体预备时选择直径较细的车针从患牙轴面角处逐步打开邻接，保证车针始终在患牙牙体内磨削。如不慎损伤邻牙，应及时

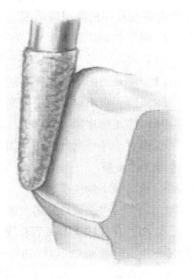

图3－12 车针的作用

对损伤面做抛光和涂氟处理。

（4）预备体轴面的聚合度不超过6°（图3-13）。

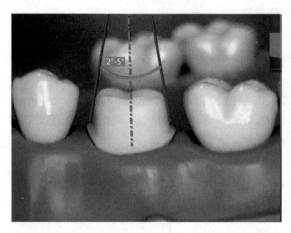

图3-13　牙体预备轴面聚合度

（5）牙体轴面突度过大时，应将修复体边缘设计在龈上，以减少牙体磨除量。

2. 预防和减少继发龋　修复体与牙的边缘结合部位与口腔环境相通，当黏接剂被溶解时，可能会发生继发龋。边缘线处应尽量与牙体密合并尽可能短。修复体应覆盖牙面的窝、沟、点、隙，并将修复体的边缘扩展至自洁区，如果基牙曾做过充填治疗，修复体应将充填材料全覆盖。

3. 保护健康牙髓

（1）修复体的设计应尽量有助于保存活髓。

（2）活髓牙的牙体预备应在局麻下完成，为患者创造一个无痛的舒适治疗过程。

（3）牙体预备应尽量一次完成，操作中高速手机应轻压、间歇、短时磨除，必须保证有足够的水雾降温。

（4）选择刺激性小的垫底材料、消毒材料、黏接剂。

（5）有研究表明，当牙体预备操作接近髓腔时（如已呈现透红），细菌容易通过开放的牙本质小管进入髓腔，引起牙髓不可逆性的炎性反应。

（6）选择正确型号的车针，实现高效牙体预备。

（7）利用诊断饰面和硅橡胶导板指导牙体精确预备。

（8）患牙在牙体预备完成到戴用正式修复体前，应戴用暂时性修复体保护预备体，选择对牙髓无刺激、有安抚作用的临时黏结剂。

4. 保护软组织健康

（1）使用口镜、拉钩、挡舌板等防止高速牙钻对软组织的损伤。

（2）涉及到龈下的操作必须先进行排龈。

（3）使用吸引器及时清除高速手机喷出的水雾及患者的唾液，减少水分对患者咽喉的刺激。

（4）使用橡皮障可以创造良好的牙体预备环境。

（5）对于牙弓远处的患牙如第二磨牙、第三磨牙，可选择特殊的高速手机（如迷你手机）和短柄车针进行牙体预备。

5. 预防颞下颌关节紊乱

（1）当一次需要预备多个患牙时，为了减缓患者的张口疲劳，建议先预备牙弓最远处的患牙。

（2）患者有颞下颌关节紊乱综合征时，牙体预备过程中要让患者间歇闭口休息，术后要对患者做宣教指导，如近期勿大张口、勿咬硬物，可做热敷等理疗。

6. 掌握颌面-牙齿-牙龈的美学特征，牙体预备应符合美学要求

（1）根据患者笑线的高低确定修复体边缘的位置，如龈上边缘有利于牙周组织健康，但当患者笑线高时，龈上边缘易暴露影响美观。

（2）牙体预备前观察牙龈的厚度及形态：将牙周探针轻置于龈沟内来观测牙龈组织颜色和形态的变化，如果牙龈组织厚，则观测不到明显变化，反之说明牙龈薄。菲薄的牙龈组织容易在牙体预备中受损伤，而且即使制备了龈下肩台，修复体的边缘也容易通过菲薄的牙龈被看到，影响美观。因此可以建议患者改行平齐龈缘的肩台。

（3）在前牙设计部分冠时要慎重，因为部分冠边缘线长，可能影响美观。

（4）前牙金属烤瓷冠设计时，要保证唇切1/3、唇轴线角、切缘足够的牙体预备量，否则无法形成良好的瓷层外形，或者金属基底的颜色无法完全遮盖。

（三）修复体龈边缘设计应合乎牙周组织健康要求

1. 牙周组织结构　健康牙龈包括附着龈和游离龈，游离龈与牙之间的间隙是龈沟，正常龈沟的深度为0.5～2mm。

健康的牙周组织结构：①龈沟的深度，平均0.69mm；②结缔组织附着，平均1.07mm，结缔组织将牙周组织牢固地连接在牙骨质表面，既是牙稳固的因素，又可保护牙周膜结构完整；③上皮附着，平均0.97mm，上皮附着是一道天然屏障，能够有效防止龈沟内的微生物等进入牙周组织中。上皮附着与结缔组织附着一起称为生物学宽度（biological width），平均值：0.97mm＋1.07mm＝2.04mm。因此，冠修复时，牙体预备及修复体边缘都不能侵害或破坏生物学宽度。

2. 修复体龈边缘位置　修复体的龈边缘是修复体与牙龈接近或接触的边缘，与患牙预备后的颈部应密合，预防和减少继发龋。

修复体龈边缘的位置可设计成龈缘之上、与龈缘平齐及龈沟内三种位置。从牙周组织健康角度考虑，修复体边缘位于龈缘之上有利于避免修复体对龈组织的刺激，同时便于临床检查边缘的密合度。不密合的修复体边缘会聚集菌斑，导致继发龋的发生。相比较而言龈上边缘容易制备，不会损伤软组织，易检查和清洁，制备印模更容易，所以对美学要求不高时应尽可能设计龈上边缘。

3. 龈下边缘设计可用于下列情况　龋坏、楔状缺损达到龈下；要求不显露修复体金属边缘；修复体需要增加固位力；邻接区到达龈嵴处；牙根部过敏不能用其他保守方法消除。

为了减少对牙龈的刺激，修复体的边缘也要尽可能离开龈沟底的结合上皮，一般要求龈边缘距龈沟底至少0.5mm。

4. 修复体龈边缘各种外形设计的优缺点　修复体边缘外形（图3－14）设计时，应考虑边缘形态是否容易预备；边缘形态是否能清晰地反映在印模和代型上，并能准确地做出相应的蜡型；边缘应有一定的厚度，以保证取出蜡型时不扭曲变形。

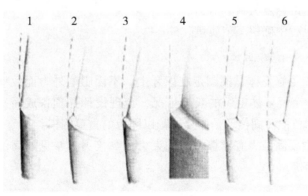

图3－14　修复体边缘外形

1. 刃状边缘；2. 斜面边缘；3. 凹槽边缘；4. 深凹槽边缘；5. 肩台边缘；6. 带斜坡肩台边缘

（1）刃状边缘（knife edge）（图3-14-1）：适用操作受限或为了牙髓健康需要减少牙体预备量的设计，修复体选用强度高的金属材料制作，缺点是修复体边缘的位置不易确定，边缘薄，其蜡型易变形。

（2）斜面边缘（bevel edge）（图3-14-2）：一般为45°斜面。适用强度高、边缘性能良好的金属边缘。如嵌体洞形的𬌗面洞边缘。

（3）凹槽边缘（chamfer edge）（图3-14-3）：用鱼雷状金刚砂车针在牙体颈部形成0.5mm宽的浅凹槽边缘，保证修复体有一定的厚度，位置明确。适用于铸造金属全冠、部分冠以及烤瓷熔附金属全冠的舌侧金属边缘。

（4）深凹槽边缘（heavy chamfer edge）（图3-14-4）：用圆头金刚砂车针在牙体颈部形成深凹槽边缘，比凹槽边缘略宽。修复体边缘具有足够的厚度，准确清晰，可用于烤瓷熔附金属冠的唇面边缘及全瓷冠的边缘。

（5）肩台边缘（shoulder edge）（图3-14-5）：一般为90°直角肩台，宽1mm，边缘位置明确，常用于烤瓷熔附金属冠唇侧边缘及全瓷冠边缘。内钝角肩台适用于瓷边缘设计，防止应力集中导致崩瓷。

（6）带斜坡肩台边缘（shoulder with bevel）（图3-14-6）：斜坡与深凹槽及肩台边缘联合使用，形成冠周金属领圈，增加边缘密合度，消除无基釉，保护边缘薄弱的牙体组织，但颈部美观性不如肩台边缘。适用于烤瓷熔附金属冠，不能用于全瓷冠。

（四）修复体应具备良好的抗力形

抗力是指患牙与修复体在口腔内行使功能时能够抵抗各种作用力而不发生变形和破坏的能力。使患牙或修复体具备抗力的形态即为抗力形。

1. 牙体一旦发生缺损，原有抵抗𬌗力的能力将降低　牙体预备的过程是对患牙抗力性的削弱。患牙剩余牙体的抗力取决于剩余健康牙本质的量。

2. 提高患牙抗力的措施，包括：

（1）在牙体预备时尽量保存健康牙体组织，保存活髓，设计时选择牙体预备量相对较少的修复体类型。

（2）牙体预备中去除无基釉柱和薄壁弱尖，修复体要保护和覆盖脆弱的牙体组织。

（3）合理选择辅助设施增强抗力。

（4）正确选择桩核修复的时机及桩的类型、材料。

（5）患牙恢复𬌗力的大小、方向要与余留健康牙体组织情况相适应。

3. 提高修复体抗力的措施

（1）根据缺损的大小，选择合适的修复体类型。

（2）开辟足够的修复空间，确保修复体有一定的体积。

（3）选择机械强度合适的修复材料。

（4）在修复体的制作过程中确保工艺质量。

（五）修复体应具备良好的固位形

1. 固位力和固位形　人工修复体黏接固定在患牙上，不因咀嚼外力而致移位、脱落，这种抵御脱落的力称为固位力。根据患牙余留牙体组织的具体情况，合理设计并预备成面、洞、钉洞、沟等各种几何形状，这些几何形状就是固位形。固位形是修复体赖以固位的重要因素。

2. 修复体获得固位的主要固位力有摩擦力、约束力和黏接力　常见的固位形有环抱固位形、钉洞固位形、沟固位形、洞固位形等。

第三节 牙体缺损修复体的固位原理及临床应用

修复体戴入患牙后，会受到包括食物黏着产生的脱位力，咀嚼食物时牙体轴向的力，以及牙尖斜面产生的侧向力等导致松动脱落。修复体必须有足够的固位力，稳固地保持在患牙上，才能有效地行使咀嚼功能。使修复体获得固位的主要固位力有摩擦力、约束力和黏接力。

一、固位原理

（一）摩擦力

两个相互接触的物体，如果有相对滑动或相对滑动的趋势时，在接触面间就产生阻碍彼此滑动的滑动摩擦。当外力不太大时，因为接触面有阻碍物体滑动的摩擦力，因而保持静止，这种在两个接触物体之间有相对滑动趋势时所产生的摩擦力称为静滑动摩擦力，简称为静摩擦力。

根据最大静摩擦定律 $F_{max} = fN$，f 为静摩擦系数，它的大小与两接触物体的材料以及表面情况有关，而一般与接触面积的大小无关。

摩擦力是修复体获得固位的重要作用力。

1. 物体之间接触越紧密，摩擦力越大

2. 物体接触表面适当的粗糙度，有助于增大摩擦力

要获得良好的摩擦力，必须做到以下三点。

（1）修复体与预备后的患牙越密合，摩擦力越大。

（2）增加修复体组织面的粗糙度可以增大摩擦力。但是应注意预备后的患牙表面必须抛光保证光滑，以利于取模时获得精确的印模。

（3）牙体各轴面平行时获得的摩擦力较大，但是临床上由于受观察角度限制，很难预备出绝对平行的各轴面，而且过度追求轴面平行，会导致局部出现倒凹。将各轴面控制在殆向 $2°\sim5°$ 的聚合度能够获得比较理想的固位力。

（二）约束和约束力（bindingforce）

物体位移时受到一定条件限制的现象称为约束。约束加给被约束物体的力称为约束力或约束反力，亦可简称反力。约束力是通过约束与被约束物体之间的相互接触而产生的，这种接触力的特征与接触面的物理性质和约束的结构形式有关。

修复体的脱位有两种形式：一种是反就位道方向的脱位，另一种是除了反就位道以外其他方向的脱位。

经过合理设计和牙体预备后的患牙具备一定的几何形状，限制了修复体的运动方向，只允许其在某一方向的就位与脱位，这种几何形状就是我们常说的修复体的固位形。约束力在牙体缺损修复体的固位中起到十分重要的作用。

（三）黏接力（adhesion）

修复体通过黏接剂固定在患牙上，黏接力是指黏接剂（adhesive）与被黏接物体界面上分子间的结合力。黏接可以封闭修复体与牙体之间的间隙，增加修复体的固位力，起辅助固位的作用。

目前常用的黏接剂种类有：磷酸锌水门汀、聚羧酸锌水门汀、玻璃离子水门汀、树脂水门汀、树脂改良玻璃离子水门汀等。

磷酸锌水门汀、聚羧酸锌水门汀、玻璃离子水门汀的黏接机制是：黏接剂晶体进入修复体组织面、牙釉质或牙本质小管不规则的微小孔隙中，产生机械嵌合作用。磷酸锌水门汀聚合时产生游离酸，容易

对活髓牙产生刺激；聚羧酸锌水门汀对牙髓刺激小，但是机械强度低，不能用于受力较大的修复体黏接；玻璃离子水门汀黏接强度高，可以持续释放氟离子，有防龋作用，而且玻璃离子水门汀与牙体组织中的钙离子有一定的螯合作用，可产生化学性结合作用。三种水门汀均可被酸性唾液溶解，产生边缘渗漏，发生继发龋。

树脂水门汀的黏接强度和机械强度较高、颜色美观、不溶于唾液，可以有效增强修复体的固位力，目前主要用于贴面、嵌体的黏接。其对釉质层的黏接效果较好，通过酸蚀，使釉质表面形成蜂窝状结构，黏结剂进入后形成树脂突，达到良好的机械嵌合作用。牙本质层由于牙本质小管液的存在，黏接较困难。1982 年日本学者中林宣南提出了玷污层（hybred layer）理论，实现了牙本质层的黏接。玷污层的概念：即切割或磨削牙本质时在其表面产生的由切割牙本质胶原纤维、凝固蛋白、唾液、血液、牙本质小管液、各种微生物、及其它一些物质组成的不利于黏接的物质。玷污层封闭了牙本质小管，降低了牙本质小管约 86% 的通透性，然而玷污层和牙体组织的结合力仅有 2~3MP，这种结合力是不稳定的，所以玷污层只有被去除和改性。第一代和第二代树脂黏接剂只是黏接剂和玷污层之间的化学结合，没有处理液，无法进行玷污层处理，导致黏接失败的原因是玷污层和牙本质之间的结合力不够。第三代黏接系统出现了处理液试图去改变玷污层，现在已经发展到第七代黏接剂。

树脂黏接有全酸蚀系统和自酸蚀系统。两个系统都是在牙齿表面和修复体组织面形成一个独特的界面。全酸蚀系统对于牙釉质的黏接最好，自酸蚀系统适合牙本质的黏接。临床上应根据牙体缺损的程度选择适合的酸蚀系统。

二、牙体缺损修复体常用的固位形

（一）环抱固位形

1. 特点　是最常选用的基本固位形式，磨切牙体组织较浅，对牙髓的影响较小。

2. 形态要求

（1）龈龈高度：龈龈高度越大，固位力越强。当龈龈高度小于 2mm 时，应增加辅助固位形。

（2）轴面聚合度：各轴壁越接近平行，固位力越大。临床上认为 2°~6° 是合适的聚合度。聚合度太小，牙体预备操作时不易消除倒凹，聚合度超过 10°，则固位力急剧下降。

（3）预备体的横截面直径：在聚合度相同的情况下，预备体横截面直径越大，侧壁抵抗旋转脱位的能力越强。

（二）钉洞固位形

1. 特点　牙体磨除较少，与钉之间可获得较大的固位力。

2. 形态要求

（1）深度一般为 1.5~2mm，位于牙釉本质界的牙本质内，活髓牙不能伤及牙髓，无髓牙可利用髓室和根管增加固位力。

（2）直径约 1mm，过细钉容易折断。

（3）前牙一般可制备 1~3 个钉洞，后牙 2~4 个。

（4）前牙设计在舌面窝的凹陷处和舌面切嵴与近远中边缘嵴交界处，后牙设计在牙尖之间的沟窝处。

（5）所有钉洞均需与修复体的就位道相平行。

（6）钉的表面形态有光滑状、锯齿状和螺纹状。螺纹状者固位力最强。

（三）沟固位形

1. 特点　常设计在患牙轴面的表面上，有抵抗修复体旋转脱位和利于黏接剂溢流的作用。

2. 形态要求

（1）深度一般为 1mm，是决定沟固位力大小的首要因素，过深则易损伤牙髓。

（2）长度越长，固位越好，要注意沟的止端必须在边缘内 0.5mm。

（3）两条以上的沟必须彼此平行并与就位道方向一致，两条沟之间的距离越大，则固位越好。

（4）外形呈锥形，从起点到止点逐渐变浅变细，其止端可逐渐变浅，也可设计有明确的肩台。

（四）洞固位形

1. 特点　固位力较强，可充分利用龋洞和患牙髓室作为固位之用。

2. 形态要求

（1）洞深应大于 2mm，洞越深固位越强，但应充分考虑余留牙体组织的抗力形，活髓牙不能伤及牙髓。

（2）底壁平可以对抗来自垂直方向的咬合压力，但对深洞应以不损伤牙髓为前提，可以利用充填物垫平底壁。

（3）所有的轴壁方向与就位道一致，相互平行，不能有倒凹，可微向洞口敞开 2°～5°。点角、线角要明确。

（4）根据患牙𬌗面形态和余留牙体组织的抗力形设计鸠尾固位形，可防止修复体水平方向的移位。在𬌗面沟槽处可适当扩展，尽量保留牙尖的三角嵴，自然形成鸠尾；在邻𬌗交界处的峡部，其宽度磨牙一般为颊舌尖宽度的 1/3，前磨牙为 1/2。如果为无髓牙或缺损较大者，应注意保护牙尖。

（5）金属嵌体修复时可在箱状洞形的洞缘线角处设计出与轴壁约成 45°的洞缘斜面，以防止无支持的牙釉柱折断，保护薄壁弱尖，使修复体边缘与洞形边缘更加密合。

第四节　暂时修复体

暂时修复体（temporary restoration）是牙体预备后至最终修复体完成前制作的临时性修复体。医师必须首先明确暂时修复体的用途究竟是单纯的保护预备体，还是做诊断设计使用。对于美学诊断设计的暂时修复体，要求制作更精良，与永久性修复体的美学功能一致，对于咬合重建的复杂病例，暂时修复体必须实现观察期间的咬合功能。因此，医师应该重视暂时修复体的制作，美观舒适的暂时修复体可以使患者对后续治疗充满信心。

一、暂时修复体的功能和作用

（1）保护活髓牙预备体免受外界刺激，保护牙髓健康。

（2）防止无髓牙预备体在𬌗力作用下发生牙折，尤其是隐裂牙牙体预备后。

（3）检查牙体预备量和轴面聚合度。

（4）维持预备体修复间隙和软组织丰满度，维持咬合关系的稳定。

（5）恢复咀嚼功能、美观和改善发音。

（6）为永久修复体提供诊断信息。

二、暂时修复体的种类

1. 根据制作方法分为直接法和间接法

（1）直接法：在患者口腔内预备牙上直接制作。优点是快速、方便，可即刻恢复患牙形态。缺点是当预备牙及邻牙有较大倒凹，或多个预备牙就位道不同时易造成暂时修复体无法取出；塑形时不易控制外形等。适用于单个或少数牙的暂时修复体制作。

（2）间接法：牙体预备后取模，在模型上制作。优点是操作方便、制作质量较高。缺点是费工费时。适合预备基牙数多、就位道复杂的情况。

2. 根据使用材料分为金属暂时修复体和非金属暂时修复体　临床比较常用的是非金属暂时修复体，材料包括丙烯酸树脂（甲基丙烯酸甲酯、乙烯基丙烯酸甲脂）、复合树脂、成品树脂牙面、成品树脂预成冠等。

（1）丙烯酸树脂有加热固化和自固化两类树脂，采用间接法加热固化制作的修复体较理想。

1）甲基丙烯酸甲酯具有良好的边缘密合性，耐磨损，但聚合产热明显，聚合收缩大。适合暂时修复体需要戴用时间较长的情况。

2）乙烯基丙烯酸甲脂产热低，聚合收缩较小，耐磨性低，戴用时间相对较短。

（2）复合树脂聚合收缩小，聚合产热小，容易修理，但是边缘密合性差，强度低。多采用自固化方法聚合，也可以采用光固化和双固化方式聚合。

三、直接法制作暂时修复体

1. 首先评估患牙的缺损情况

（1）如果患牙牙体基本完整，可以在牙体预备前制取印模，印模范围至少覆盖患牙及邻牙2个牙位。可以选用强度较大的硅橡胶材料，优点是不易变形，操作简便。这时的硅橡胶印模可称为导板。

（2）如果患牙牙体缺损范围小，如前牙切1/3缺损，可以使用光固化树脂材料直接在牙体上堆塑出基本解剖形态，固化成形后调整咬合，再取模制作导板。

（3）患牙牙体缺损较大，直接在口腔内用树脂材料恢复外形和咬合较困难时，可以取全口上下颌藻酸盐印模，灌注石膏模型，在模型上用蜡恢复外形及咬合。接下来有两种方法制作导板，一种是用硅橡胶印模材料在石膏模型上翻模制取；另一种是利用真空压模机（vacuum compressionformer）在石膏模型上压制醋酸酯薄膜导板。压制前必须对石膏模型进行修整，只保留牙弓部分的石膏即可。该导板透明，有利于戴入口腔后观察就位情况。

2. 导板完成后，放入患者口腔内，检查是否能准确复位。导板可制作2副或更多，醋酸酯薄膜导板和经过切削后的硅橡胶导板可以作为检测牙体预备的参考。

3. 根据设计进行牙体预备操作。有两种方法：一种是牙体无明显缺损或缺损区已用树脂材料恢复外形，同时患牙在牙弓上的位置关系正常时，常规方法完成牙体预备。操作中可以通过硅橡胶导板观察预备量及预备外形；另一种是当牙体缺损大，患牙在牙弓上的位置存在扭转、倾斜时，先利用导板在口腔内制作暂时修复体，然后在口腔内的暂时修复体上完成牙体预备。这种方法的优点是可以避免不必要的磨削牙体硬组织，保证剩余牙体组织抗力。

4. 完成牙体预备后，去除牙体表面的临时树脂材料或暂时修复体材料，清洁抛光。

5. 暂时修复体的成形

（1）成品预成冠（图3-15）成形：选择合适的成品预成冠，戴入患牙，修改合适后调拌自固化树脂材料，口腔内隔湿、吹干预备体，用棉签在牙体上涂布一薄层石蜡油。当树脂材料在黏丝期末期时，将适量树脂材料放入预成冠内，戴入患牙，探针去除多余材料，初步硬固后取出，温水中加速固化，调改抛光完成。

（2）成品树脂牙面成形：选配大小形态及颜色合适的树脂牙面，修改后加适量单体湿润其组织面，口腔内操作同上，把调制好的丝状期自固化树脂材料置于舌及邻面，按正确位置压在患牙唇（颊）侧，迅速去除多余的树脂材料，在完全固化前，取出暂时修复体，放入温水中加速固化，完全固化后调改抛光。

（3）导板成形：口腔内操作同上，调和自凝树脂材料注入硅橡胶导板或醋酸酯薄膜导板中所需牙位，重新准确复位于口内，待树脂基本硬化后取出，取出暂时修复体，调改抛光完成。

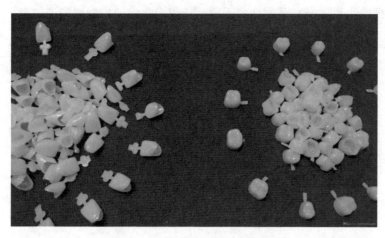

图 3 – 15　前、后牙预成品暂时冠

由于自固化树脂材料在固化过程中会产热，对牙髓健康有影响，因此必须控制操作时间，或使用流水降温。树脂材料未完全固化前就应取下，以防止暂时修复体进入患牙倒凹区不能取出。

四、间接法制作暂时修复体

（1）牙体预备完成后，去除牙体表面的临时树脂材料或暂时修复体材料，清洁抛光，完成取模、灌注石膏模型。

（2）导板放置在石膏模型上检查复位，石膏模型牙体表面涂布一薄层分离剂。调拌丙烯酸树脂材料，在丝状期放入导板内，将导板迅速复位在石膏模型上，材料固化后取下，打磨抛光。

五、试戴与黏接

（1）暂时修复体在口内试戴、调改、抛光，如果边缘不密合，则可再次调拌树脂材料进行重衬。暂时修复体的龈边缘一般不能压迫牙龈组织，但是在做美学诊断暂时修复体时，如果需要重塑牙龈外形，则可以让暂时修复体的边缘在指定部位对牙龈产生压力。

（2）暂时黏接剂类型：

1）氧化锌丁香酚水门汀：良好的安抚、镇痛、封闭作用。

2）不含丁香酚的暂时黏接水门汀：当永久修复体是全瓷或树脂材料时，为了避免丁香酚对树脂类黏接剂的阻聚作用，推荐使用不含丁香酚的暂时黏接剂。

第五节　固定修复印模技术

精确的印模和模型是制作优良修复体的首要前提。口腔印模（impression）是指口腔有关组织的印模，反映了与修复有关的口腔软、硬组织的情况。印模技术（impression technique）即通过用印模材料（impression materials）和印模托盘（impression tray）来制取口腔有关组织印模的操作技术，其包括可摘修复印模技术和固定修复印模技术。将模型材料灌注于预备的印模内即得到与口腔组织面形态完全一致的模型。固定修复印模要求能够精细反映预备牙的牙体、龈沟以及与修复相关的组织形态。

一、排龈技术

唾液、龈沟液、血液污染的预备体边缘和塌陷的牙龈常常影响印模的精确性，尤其在制取龈下水平预备体边缘时。因此临床操作中需使用排龈（gingival retraction）（图 3 – 16）技术使塌陷的牙龈与预备体边缘分开，同时采用机械性和（或）药物性的手段，让龈缘收缩，控制龈沟液的渗出。

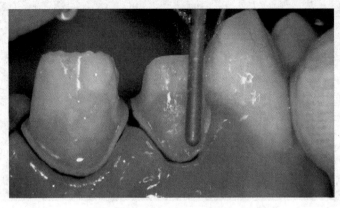

图 3 – 16　颈缘预备前排龈

（一）常用的排龈方法

1. 机械排龈法（图 3 – 17）　是较常用的方法，使用排龈器将合适直径的排龈线（retraction cord）推压入龈沟内，利用机械推让作用使龈沟敞开。市销排龈线常见为 000 号、00 号、0 号直径由细到粗，每种型号又分含药和不含药两种。

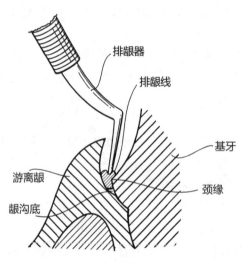

图 3 – 17　机械排龈法

2. 机械化学联合法　药物（血管收缩药物或收敛剂）和机械性排龈联合应用即为机械化学联合法。将排龈线浸入氧化铝缓冲溶液或肾上腺素溶液中，将多余药液挤干后排龈。排龈膏（如 Visco Stat Clear 和 Visco Stat）所含成分为 20% 硫酸亚铁，可在几秒钟内止血，确保术区清洁。

3. 高频电刀排龈法　是利用极微细的高频电刀头去除部分沟内上皮，使游离龈与预备体边缘之间出现微小间隙而利于印模材的进入。高频电刀还可做牙龈成形术；切除部分牙龈袋或覆盖的牙龈，使龈沟深度恢复正常；暴露预备体或断面边缘；电凝止血。

（二）机械性排龈法的操作步骤及注意事项

分为单线排龈法和双线排龈法（图 3 – 18）。双线排龈法适用于龈沟较宽、较深的病例，具体操作如下。

（1）术区隔湿，吹干牙面。

（2）根据龈沟的深度和宽度以及牙龈软组织强度选择直径合适的排龈线，线的长度以能够环绕患牙并轻微重叠为标准。

（3）先将较细的排龈线如000号绕成一个与龈沟宽度一致的环状，然后用专用排龈器或牙周探针从邻面处开始操作，因为该区龈沟深，易于压入排龈线，再逐渐到腭侧、唇颊侧。按顺时针或逆时针顺序将排龈线轻压入龈沟底部，控制操作力度，防止撕伤结合上皮。不能使用尖端锐利的器械如探针，否则容易损伤牙龈。线的长度过长时可用剪刀修剪。

（4）将另一较粗的排龈线按上述方法放在细线上方，确保排龈线与游离龈缘上端平齐、连续。单线排龈法只需要放入一根排龈线即可。

（5）去除排龈线前应注意适当湿润排龈线，防止干燥的排龈线与龈组织发生黏连而撕裂牙龈。

（6）双线排龈法在取模前可保留较细的排龈线。

（7）一次修复治疗，可以在肩台预备前和取模前进行两次排龈操作，每次排龈时间为10～15分钟，时间过长会损伤牙龈组织。

（8）对于有心脏疾病、高血压的患者应慎用药物排龈线。

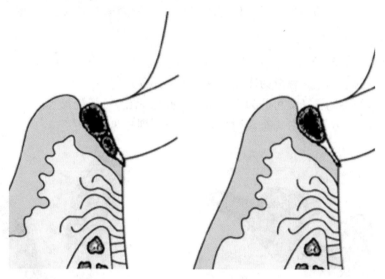

图3-18　双线排龈和单线排龈

二、固定修复印模制取

（一）常用的印模材料

主要有弹性橡胶印模材料（图3-19）、琼脂印模材料和藻酸盐印模材料（图3-20）。橡胶印模材料根据材料的流动性不同，分为高流动性、中流动性、低流动性及油泥型橡胶。

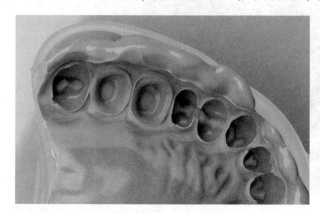

图3-19　弹性橡胶印模材料

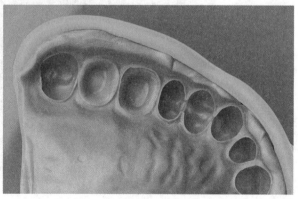

图3-20　藻酸盐印模材料

1. 聚醚橡胶（PE） 是理想的固定修复印模材料，具备精度高、变形小、抗撕裂性强、稳定性好的优点，有一定的亲水性。由于该类材料的硬度很高，当材料深入牙体倒凹区时，印模不易取出。因此必须在制取印模前，用软蜡或小棉球填充印模覆盖区域牙体颈部的倒凹。该类印模变形小，取模一周后仍可灌注石膏模型。

2. 聚乙烯硅氧烷橡胶（PVC） 优点与PE材料类似，从口内取出印模时相对PE容易。该材料具备良好的湿润性，印模灌注前应吹干。特别要注意乳胶手套与该材料中添加的硅发生化学反应产生阻聚作用，操作者揉压低流动性重体时应戴用乙烯基手套或将双手洗净。

3. 琼脂印模材料 是以琼脂为基质的可逆性水胶体印模材料。该材料常温下为凝胶状，加温到60～70℃则成为流动性好的溶胶，精确度优于藻酸盐印模材料。该材料强度低，渗润和凝溢作用可改变尺寸的稳定性，因而要求形成印模后尽快灌注模型。如果需要保存，应置于2%的硫酸钾溶液或相对潮湿的环境中。在单个患牙预备体的印模制取时，可通过与藻酸盐印模材料联合使用获得较精确的印模。

4. 藻酸盐印模材料 表面清晰度和尺寸稳定性较差，一般用作对颌印模的制取。

（二）托盘的选择

1. 分类（图3-21、图3-22、图3-23、图3-24）
（1）按照制作方法的不同，托盘分为成品托盘和个别托盘。
（2）按照制作材料的不同，托盘可分为钢托盘（有孔或无孔）、铝托盘等。
（3）根据覆盖牙列情况，托盘分为全牙列托盘和部分牙列托盘。

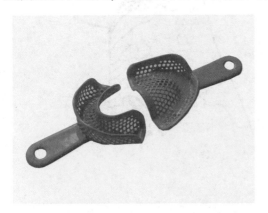

图3-21 金属与非金属联合托盘

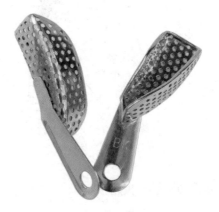

图3-22 金属局部有孔托盘

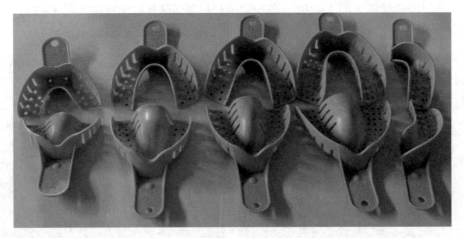

图3-23 非金属托盘

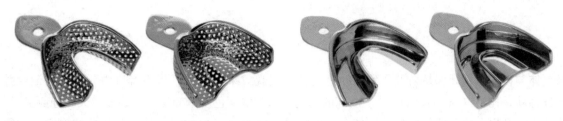

图 3 - 24　金属全牙列有孔和无孔托盘

2. 托盘的选择

（1）制作单个磨牙的全冠，咬合关系稳定时，可以使用部分牙列托盘制取预备牙的印模，印模区应包括患牙近远中向各至少两个邻牙，并记录咬合关系。

（2）咬合关系不稳定时，必须使用全牙列托盘。

（3）当使用橡胶类印模材料时，应当使用不易变形的不锈钢托盘。为了防止该类材料与托盘分离，可以在托盘组织面涂布托盘黏结剂。

（三）印模制取方法

1. 琼脂与藻酸盐联合印模制取方法　装入注射器内的琼脂印模材料，在专用加热器中预先加热到指定温度形成溶胶，调和藻酸盐印模材料放入托盘中，吹干预备体，迅速将琼脂材料注入龈沟内与预备体周围，托盘在口中就位，待藻酸盐凝固后取下联合印模。

2. 橡胶类印模材料的印模制取方法　根据橡胶印模材料的流动性不同，分为一步法制取和两步法制取。

（1）一步法制取：助手将混合好的油泥型硅橡胶或低流动性硅橡胶放入或注入托盘，同时医师在吹干后的患牙及周围注射高流动性硅橡胶印模材料，将托盘就位，一次性制取出印模。也可将中流动性橡胶材料（如聚醚橡胶）注入托盘，同时在患牙及周围注射中流动性橡胶材料，托盘就位，一次性制取出印模。该方法简便易行、节约时间，获得印模准确，但技术要求高。

（2）两步法制取：

1）初印模的制取

方法一：混合油泥型硅橡胶放入托盘并制取初印模，待初印模结固后取出，手术刀修整印模中患牙周边 1～2mm 范围的印模材料以及阻碍印模二次复位部分，形成排溢沟。

方法二：油泥型硅橡胶混合后放入托盘，在材料表面覆盖一薄塑料膜，将托盘放入患者口中取模，印模结固后取出，去除塑料薄膜。

2）终印模的制取：在确保初印模托盘可以准确放入患者口中复位后，吹干印模表面及患牙预备体，添加适量高流动性精细硅橡胶印模材料到修剪过的印模区，同时在预备过的患牙及周围注射高流动性硅橡胶印模材料，重新将托盘放入口中就位，即获得更精细的终印模。该方法的优点是利于多个牙位修复体印模的制取，便于获得龈缘印模；缺点是耗费时间，二次就位不准确时易影响印模的精确性。

操作注意事项：为了保证印模材料的基质和催化剂比例合适、调和均匀，建议使用注射枪或自动真空搅拌机；注入高流动性精细印模材料时，首先在非预备体区推出少量材料，以排空气泡，并观察材料是否混合均匀；取模后，去除最尖端注射头，保留中段的混合塑料管，利用该段塑料管封闭剩余的印模材料，减少管口基质与催化剂可能因混合导致的材料变性；由于目前硅橡胶印模材料的品牌较多，使用前应充分掌握材料的性能特点、使用和保存方法。

（四）印模消毒

印模上有患者的唾液、组织液及血液，有可能在灌注模型及石膏工作模型制备中导致交叉感染，因此必须采取适当的印模消毒方法。可选用的方法有 2% 戊二醛或 5% 次氯酸盐处理印模 10～15 分钟。

<h1>第六节 比 色</h1>

修复体与口内余留牙保持协调一致的颜色是获得美观效果的关键。将患者口内牙的颜色记录并准确传递给技师就是比色（shadeselection）。准确的比色要求了解颜色基本知识、正确表述天然牙颜色及特征、熟悉比色板特征以及修复体的结构，医技良好的沟通交流也是必要的，另外最终颜色的确定必须得到患者的认可。

一、颜色产生的条件

物理学家牛顿提出光即是色。由电磁波谱组成的光线投照到物体表面，物体表面吸收部分射线，再反射出剩余射线，人眼接受到反射的光谱射线，在头脑中形成对物体颜色的感知。光源、物体、人是颜色判断的三方面，可以认为颜色的认知是人脑的主观感受。

（一）光

（1）不同光源照射下，物体吸收、反射不同波长的光，会呈现不同的颜色。

（2）临床工作中所使用的光源主要有以下三种。

1）自然光：光谱分布均匀，但受时间、天气、大气湿度等因素影响较大。

2）白炽灯：光谱中黄光成分较多而缺少蓝、蓝绿光线。

3）荧光灯：光谱中蓝光成分较多而缺少黄、橙光线。

理想的比色用光源是晴天中午的非直射自然光。

（3）同一光源下由不同光谱组成的两种物体呈现相同颜色的现象称为同色异谱现象（metamerism）。为了避免这种情况，医生与技师最好使用具有标准色温的连续光源（5500K）。如果没有条件，则需在理想的环境光源下进行比色。

（二）人

（1）人眼只能看到 380 ~ 760nm 之间的光波带，紫外线（380nm 以下）和红外线（760nm 以上）人眼无法感知。

（2）人眼视网膜中有两种类型细胞：视杆细胞和视锥细胞。

1）视杆细胞只接收亮度没有颜色，对 505nm 的绿 – 蓝光尤其敏感。视锥细胞负责色觉，有 3 种视锥细胞，分别对红、绿、蓝光敏感。

2）当外界光线减弱，人眼会失去对红 – 黄色的感知能力，而这两种颜色是构成天然牙体颜色的重要部分。光线过强，则会引起颜色的混淆和视网膜疲劳，产生延迟效应，使人认为看见的颜色都倾向于白色。

（3）人眼对颜色的感知能力会随注视时间的增加而下降，在比色时要避免长时间注视。注视中性色如灰色、蓝色、绿色 2 分钟以上，有助于缓解视疲劳，恢复视觉的精细辨别力。

（4）观察者的年龄、性别、性格、种族、地区、阅历、教育等诸多因素，在一定程度上会影响对颜色的判断。

（三）物体

（1）物体吸收光线多，则看起来很暗，吸收光线少，则看起来很亮。吸收全部光线的物体呈现黑色，反射所有光线的物体则呈现白色。

（2）光线投射在物体表面，会发生透射、反射、漫反射、折射、散射、吸收等现象，不同物体或同一物体不同区域的粗糙度、厚度、形状、透光性可能有差别，这些差别均影响物体的颜色。

二、颜色的描述系统

（一）孟塞尔系统（Munsell system）

孟塞尔系统是最常用的颜色描述定位系统，其主要内容如下。

1. 明度（value）：又称亮度，是指物体反射光线的强弱。由黑至白有 0～10 共 11 个梯度。天然牙的明度值一般为 4～8。具有相同色调的物体，透明度越大，明度越小。

2. 色调（hue）：又称色相，是颜色的基本特性，是由物体所反射光线的波长决定的。孟塞尔系统中有 10 种基本的色调：红（R）、黄（Y）、绿（G）、蓝（B）、紫（P）5 种主要色调以及黄红（YR）、绿黄（GY）、蓝绿（BG）、紫蓝（PB）、红紫（RP）5 种中间色调。每种色调又可分成 10 个等级，以下还可进一步分级。天然牙的色调一般为黄和黄红，范围为 6～9.3YR。

3. 饱和度（chroma）　又称彩度，是指色调的深浅。饱和度最低为 0 即无色。每种色调可达到的最大饱和度不同。天然牙的饱和度一般为 0～7。

（二）国际照明委员会表色系统

1978 年国际照明委员会（CIE）为定量地测量颜色而规定的一种标准色度系统，主要用于天然牙、修复体的色度学定量研究。在此系统中颜色由三刺激值 L*（亮度）、a*（红绿度）、b*（黄蓝度）表示。

三、天然牙的颜色特征

（一）增龄性改变

（1）天然牙的颜色由牙釉质、牙本质、牙髓和牙龈组织之间的关系以及光折射和反射的过程所确定。釉质决定牙齿明度，牙本质决定牙齿的饱和度。当天然牙的组织结构发生改变时，颜色即会发生复杂的变化。

（2）随着年龄增加，釉质因磨耗而丧失，牙本质小管逐渐狭窄封闭，牙本质细胞发生萎缩、矿化，外源性色素的附着等因素作用下，会使牙齿呈现出色泽变暗，颜色由白黄 – 黄橙 – 棕橙逐渐加深。

（3）其他原因如牙本质的矿化，继发牙本质的形成，釉质结晶体的过大引起排列不规则，使得短波区域中的光线反射减少，视觉牙体微呈红色。

（二）牙位、性别与牙颜色变化的关系

（1）女性牙色的亮度高于男性，而饱和度较低，色调偏黄。

（2）中切牙亮度最大，尖牙亮度最小，但尖牙的饱和度最高。

（3）同一牙面上中 1/3 代表牙色最好，亮度较大，而牙颈部饱和度最大，切端饱和度最小。

（三）半透明性

釉质中的釉柱晶体具备高度透明性，而釉柱间质中的较多有机物则呈现不透明性，入射光照至天然牙冠可产生部分透射现象，产生半透明（translucency）特性。釉质的分布、厚度与质量使这种半透明性变得复杂多变。

（四）天然牙的荧光效应

荧光效应（fluorescence）指天然牙中羟基磷灰石矿物质与有机物基质，在经过光的照射后吸收能量，以发光的形式释放出较长波长的能量（蓝白色光）。在紫外线或黑色光源下可观察到牙本质的荧光效应强于釉质。

（五）天然牙的乳光现象

乳光现象（opalescence）指自然界中的蛋白石在反射光下会出现乳蓝色，在透射光下会呈现橙红色的

现象。天然牙的釉质有着与蛋白石相似的内部结构，可见光进入釉质内出现散射现象，只有波长较短的蓝光才能进入人眼形成肉眼所见的灰蓝色乳光效应。

（六）天然牙的表面质地

缺乏平行线及发育沟的光滑牙面会呈现较高亮度，原因是影响了入射光线在牙面上的反射、散射和吸收。增加表面粗糙度可以减少牙面的亮度，改变牙面的色调、饱和度及半透明性。

（七）表面特征色

隐裂、染色、磨耗面、钙化不全的白垩色斑点等为表面特征色（stains），要达到与邻牙的协调一致应准确复制出表面特征色。

四、常用比色板、比色仪器及使用方法

（一）常用比色板及使用方法

比色板（shade guide）是由能基本代表天然牙颜色色调、饱和度和亮度的标准牙面组成。目前比较常用的比色板有 Vitapan Classical 比色板、Vitapan 3D – Master 比色板（图 3 – 25）等。

1. Vitapan 3D – Master 比色板

（1）依据亮度分为 1 ~ 5 级；依据饱和度分为 1 ~ 3 级，中间有 1.5、2.5；依据色调分为 L（偏黄）、M（中间色调）和 R（偏红）。该比色板的优点是牙颜色覆盖区大，精确度高，比色方便。

（2）使用方法：先取出色调为 M、饱和度为 2 的色卡组用于亮度选择。其次在已决定的亮度组中，取出中间色调 M 的色卡组，选择最接近的饱和度（1 ~ 3），最后从 M 组里选中的饱和度相对合适的色卡相比，确定色调。

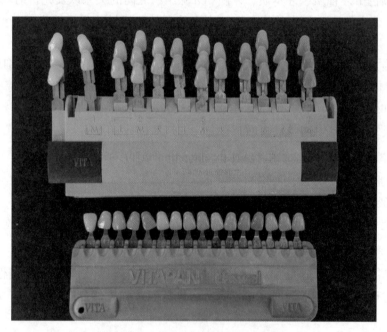

图 3 – 25　Vitapan 3D – Master 比色板（上）、Vitapan Classical 比色板（下）

2. Vitapan Classical 比色板

（1）四组色调：A 红褐色、B 红黄色、C 灰色、D 红灰色，其中 A 组色被认为是最接近天然牙的平均色调的。B 组的色调在天然牙中并不多见。C 组亮度较低、偏灰，常用于中、老年人或四环素牙。D 组色调与 A 组相近，亮度较低，牙色偏红。

缺陷：该比色板包括的颜色范围过窄，而且比色板无金属基底，瓷层厚度达 2 ~ 3mm，与临床制作的

金瓷冠不一致。比色卡的牙冠长度，与实际的牙长度不一致，比色板表现的颜色效果与金瓷冠缺乏一致性。另外，该比色板的颜色范围是以西方人的颜色数据制作的，与东方人牙色特征略有差异。

（2）使用方法：首先根据天然牙中饱和度较高的区域选择最接近的色调。其次选择最接近的饱和度。最后是选择亮度。

（二）比色仪器及使用方法

1. 分光光度计比色仪　可以捕捉物体反射、散射和透射光的光谱，这些数据经过处理后可转换为物体的颜色信息，精确度高。

2. 色度计比色仪　通过过滤可见光谱中的 3 个或 4 个区域的光来决定物体的颜色。测色效率高，稳定性较好。

五、比色的基本条件和要求

确定牙齿的颜色包括医师比色、色彩的准确传递、技师对颜色的准确再现、患者对色彩的接受几个方面。

（1）诊室中的比色环境应能模拟白色自然光条件或是模拟日光照射条件，四周的环境包括家具、物品等以灰色基调为好，避免反光物或颜色鲜明的物品。

（2）患者不能化妆，不能穿戴鲜艳的衣物及饰品。

（3）比色前充分清洁天然牙。

（4）比色的时机在牙体预备前，原因是长时间牙体预备操作会使医师产生视觉疲劳，牙体也会因干燥脱水使比色不准确。

（5）比色时医师的眼睛可先注视中性色背景。比色时间要短、前 5 秒的第一印象很重要，以免视锥细胞疲劳。

（6）利用摄影技术最大限度记录原来的颜色和形态特征，尤其是一些特征颜色。

（7）比色时医生的眼睛应与所比较的牙在同一水平位置，比色者位于患者与光源之间。

（8）尽量在上午 10 点至下午 3 点之间的自然光线条件下比色，光线不要过强。也可以在标准光源下进行比色。

（8）将比色板稍稍湿润，模拟口腔中的湿润环境。

（10）尖牙的饱和度较高，可采用尖牙作为选择色调的参照牙。

（11）将牙分为 9 分区进行各分区的比色。

（12）医师与技师之间应建立良好的交流关系。彼此对所应用的瓷粉、色彩学知识、比色方法以及比色注意事项等有深入了解，尽量减少信息交流产生的误差。

（13）比色时要征求患者的意见，最终的比色结果应该让患者接受。

第七节　嵌体与部分冠

一、嵌体

（一）适应证

（1）一般来说能用充填体修复的牙体缺损都是嵌体的适应证，但是必须保证剩余牙体组织能提供足够的抗力形和固位形。

（2）后牙𬌗面缺损范围大，需要恢复𬌗面外形及咬合接触者，同时有完整的颊舌壁可保留时，可以设计高嵌体修复。

（二）选择适应证的注意事项

（1）有口干症及其他致龋高危因素，且未得到有效控制，应避免嵌体修复。

（2）嵌体边缘线长易发生继发龋。

（3）𬌗力大、磨耗重或有磨牙症时不适合选用嵌体。

（4）剩余牙体组织抗折性差时应慎重选择。

（5）金属嵌体因导电、导热易刺激牙髓，不适合深龋患牙的修复。

（三）嵌体的分类

1. 根据嵌体覆盖牙面数目和位置分类

（1）单面嵌体：如𬌗面嵌体、颊面嵌体、邻𬌗嵌体等。

（2）双面嵌体：如 MO 嵌体（近中邻𬌗嵌体）、OD 嵌体（远中邻𬌗嵌体）、BO 嵌体（颊𬌗嵌体）、LO 嵌体（舌𬌗嵌体）等。

（3）多面嵌体：如 MOD 嵌体（邻𬌗邻嵌体）、BOL 嵌体（颊𬌗舌嵌体）等。

2. 根据嵌体材料分类　分为金属嵌体、树脂嵌体、陶瓷嵌体。

（四）修复前的准备

术前应对患牙进行详细检查，全面了解患牙情况，选择合适的修复材料，进行准确的洞形设计。

（五）牙体预备

1. 基本要求

（1）去除腐质，洞形无倒凹，各轴壁龈向聚合不超过 6°。

（2）金属嵌体可在洞缘处设计 45°、宽 0.5～1mm 的短斜面（bevel）。目的：去除无支持的牙釉质边缘；减少微渗漏的发生；使边缘位置选择性地避开咬合接触点。陶瓷嵌体和树脂嵌体因材料强度原因，不要求制备洞缘斜面。

（3）辅助固位形：通过制作𬌗面鸠尾（dovetail）及鸠尾峡（isthmus）、针形、沟形等辅助固位形，可以增加嵌体的固位力。

2. 金属邻𬌗嵌体的牙体预备（图 3－26）

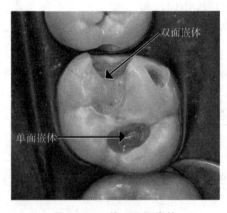

图 3－26　单、双面嵌体

（1）𬌗面洞形预备

1）用钨钢裂钻或金刚砂锥形车针从𬌗面缺损或龋坏最宽处制作定位沟，要求正中𬌗接触点保持 1mm 的距离。

2）根据缺损的深度与缺损边缘的位置形成𬌗面部分的洞形，去除悬釉。洞形要求底平、壁直，洞缘处的外点线角清楚，洞底处的点线角应圆钝。𬌗面洞形近髓处应垫底形成平面。

3）在殆面制作鸠尾固位形。

（2）邻面箱形洞形的预备时，注意不要伤及邻牙。箱形洞缘的龈壁和颊舌壁应在邻面接触区外，龈壁的宽度为1mm。

（3）邻面的洞缘斜面常设计在邻面的片切面内。

3. 金属高嵌体的牙体预备（图3-27） 基本原则同金属邻殆嵌体，殆面预备时要注意以下几点。

（1）保证殆面有均匀的间隙，要求支持尖处应有1.5mm修复空间，非支持尖处约1mm修复空间。

（2）预备出功能尖内外斜面，与对殆牙间的间隙均匀。

（3）原则上要求高嵌体的边缘远离殆接触1mm。

（4）所有边缘处做出连续光滑的斜面，斜面宽约0.5~0.7mm。

4. 非金属嵌体的牙体预备 树脂和陶瓷嵌体的牙体预备原则上与金属嵌体相同，但由于其固位主要靠黏接而不靠固位形，因而其牙体预备要求也有所不同：

（1）殆面磨除量应满足材料强度所要求的厚度（2~2.5mm）。

（2）各轴壁龈向聚合度可至15°~20°以方便就位；轴壁局部的倒凹可用玻璃离子或树脂填平；线角应更圆钝以减小应力。

（3）修复体的边缘采用对接形式，不做洞缘斜面。

（4）近髓处采用氢氧化钙垫底，暂封材料不能使用含丁香油酚的材料。

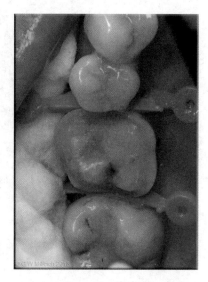

图3-27 高嵌体

（六）印模制取

参见本章第五节固定修复印模技术。

（七）工作模型

参见本章第八节铸造金属全冠灌注模型。

（八）嵌体的制作

1. 金属嵌体 金属嵌体多为铸造完成，下面是熔模的两种制作方法。

（1）直接法：用蜡或树脂在预备好的患牙上直接制取熔模，然后将熔模送技工室包埋铸造。一般适用于单面嵌体。

（2）间接法：常规取模、灌注石膏模型，在模型上完成蜡型制作。适用于涉及邻面的嵌体，是目前最常用的方法。

2. 陶瓷嵌体 常用热压铸瓷技术或CAD/CAM切削技术完成。

（1）热压铸瓷嵌体：在模型制作熔模、包埋，瓷块在高温铸瓷炉上热压铸成形。

（2）CAD/CAM切削技术：在工作模型或口内采集光学数据印模，在椅旁或技工室对数字印模进行陶瓷或树脂嵌体设计后，再通过切削加工完成。椅旁技术能够让患者一次就诊完成整个治疗，节约时间。

（九）嵌体的试戴与黏接

嵌体体积小，试戴与黏接（图3-28）应注意避免患者误吞。步骤如下。

（1）去除暂时嵌体或洞形内的暂封物，清洁窝洞。

（2）检查嵌体组织面有无金属瘤及附着物。

（3）试戴时力量不能过大，否则会引起牙体折裂。

（4）观察嵌体有无翘动、固位如何、边缘是否密合等。

（5）用牙线检查邻接关系，用咬合纸检查咬合接触。

（6）调整正中殆和非正中咬合接触，抛光。

（7）根据牙髓情况选择合适黏接材料。金属嵌体可选用玻璃离子或聚羧酸水门汀，树脂和陶瓷嵌体选用树脂黏接剂。黏接最好在橡皮障保护下完成。

（8）注意玻璃陶瓷类嵌体在试戴时不能用力咬合，可在黏接固定后再调。

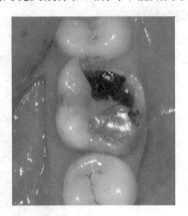 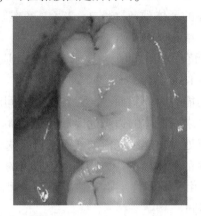

图 3 - 28 黏接完成后修复效果

二、部分冠

虽然部分冠比全冠更符合牙体组织保存修复原则，但是美学效果欠佳，目前应用较少。

（一）适应证

（1）有牙体缺损需修复但又非嵌体的适应证时。

（2）患牙有某一牙面是完整的（多为唇颊面），且保留该面不影响修复体的固位与抗力。

（3）牙体各部位的各个径均较大（尤其唇舌径），为尽量减少牙体预备量可行部分冠修复。

（二）选择适应证的注意事项

（1）因边缘线较长，龋坏率高的患牙不宜使用。

（2）因固位力较全冠差，当部分冠作为固定桥的固位体时，只适用于间隙较小的三单位桥。

（三）部分冠的分类

（1）按牙面覆盖范围分类：部分冠可分为前牙 3/4 冠；后牙 3/4 冠、7/8 冠；半冠等，数值代表人造冠颈缘与基牙颈缘周长的比值，包括了前牙、后牙各种形式的部分冠。

（2）按制作工艺分类：可分为锤造法制作的开面冠和铸造法制作的部分冠。

（3）按材料分类：可分为金属部分冠和非金属部分冠。

（四）牙体预备

部分冠主要利用轴沟固位，下面以前牙 3/4 冠的牙体预备过程为例。

（1）舌面、切缘　用轮状车针均匀预备出约 0.7mm 的修复空间。

（2）用圆头柱状车针将舌隆突至龈缘处的倒凹消除，并预备出与唇面切 2/3 平行的轴壁。

（3）用针状细长车针消除近远中两邻面的倒凹，保持邻面平行或殆向聚和 6°。

（4）用平头锥形车针在预备好的邻面内，预备出两个互相平行的轴沟，深度约 1mm，龈端在边缘线 0.5mm 以上。

（5）精修抛光，保持各线角圆钝。

（五）部分冠的试戴与黏固

部分冠的试戴过程与要求同嵌体。

第八节 铸造金属全冠

铸造金属全冠是由铸造工艺完成的覆盖整个牙冠𬌗面及所有轴面的金属全冠修复体。自20世纪初将精密铸造技术用于牙科固定修复后，铸造金属全冠得到了长足发展和广泛应用。铸造金属全冠在所有固定修复体中是使用寿命最长、固位力最好和机械强度最高的全冠修复体，常用于后牙修复。它通常以金合金、钛及钛合金、钴铬合金等材料铸造加工而成。

一、适应证

（1）后牙牙体严重缺损致无法承受正常咬合力者。
（2）后牙充填后牙体或充填物无足够的固位形和抗力形者。
（3）后牙需用制作全冠方式恢复患牙的正常解剖外形、邻接、咬合和排列关系，如邻接不良、牙冠短小、冠折和位置异常。
（4）后牙重度磨耗需咬合重建者。
（5）后牙牙隐裂需预防牙折者。
（6）牙周固定夹板或后牙固定义齿的固位体。
（7）牙本质过敏严重者。

二、选择适应证的注意事项

（1）剩余牙体无足够固位形、抗力形者，需采取辅助措施增强其固位及抗力后才行金属全冠修复。
（2）对金属材料过敏患者禁用。
（3）未完善牙体、牙周或牙髓治疗的患牙，修复前须完善相应的基础治疗。
（4）要求口内无金属修复体或美学要求高，不愿暴露金属的患者不宜使用。

三、分类及临床选用原则

（一）分类

根据铸造合金分为贵金属合金（金钯或者银钯合金）铸造全冠和非贵金属合金（钛合金和钴铬合金）铸造全冠两类。

（二）临床选用原则

（1）尽量选择铸造性能和生物学性能均好的贵金属合金。
（2）同一患者口腔内不同修复体尽量选择同类金属材料。
（3）对𬌗牙有磨损时，尽量选择硬度较低金属合金，如金合金等。
（4）对金属过敏者，选用贵金属合金或非金属材料。

四、修复前的准备

（1）检查患牙牙体、牙周、𬌗龈距、咬合关系、牙髓及根尖周情况。
（2）对余留牙不均匀磨损、伸长、异常𬌗曲线和影响邻接恢复的歪斜进行调整，使其形成理想𬌗曲线和解剖外形。
（3）调整好椅位和光源，准备好手机和所需各种型号的车针。
（4）活髓牙牙体预备术前对患牙实施局部麻醉，可以减轻患者不适，提高工作效率。
（5）用牙周探针测量预备牙的龈沟深度，可作为设计全冠边缘位置的重要依据。

五、牙体预备

（一）牙体预备（图3-29）目的及要求

铸造金属全冠因材料强度高，需磨切的牙体组织相对较少。

1. 𬌗面

目的：为金属全冠提供咬合空间，为修复体恢复正常的𬌗面外形和𬌗关系提供条件。

要求：磨除量为0.8~1.5mm，确保在正中𬌗、侧方𬌗及前伸𬌗时均应有足够间隙，其功能尖预备与牙体长轴呈45°宽1.5mm的斜面，斜面与对𬌗牙牙尖三角嵴平行；非功能尖磨除量1mm。

2. 颊舌面

目的：消除倒凹，颊舌面最大周径降至颈缘，颊舌侧壁形成共同就位道。

要求：𬌗向聚合度为2°~5°，颊舌侧壁相互平行。

3. 邻面

目的：与邻牙彻底分离并消除邻面颈缘以上倒凹，近远中壁形成共同就位道。

要求：𬌗向聚合度为2°~5°，近远中壁相互平行。

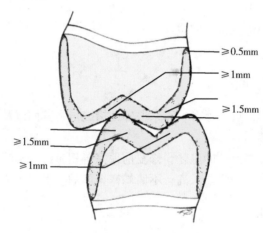

≥0.5mm
≥1mm
≥1.5mm
≥1.5mm
≥1mm

图3-29 铸造金属全冠各部位预备厚度

4. 各线角 指𬌗面与各轴面和相邻各轴面之间的交角。

目的：消除所有线角，四个轴面壁组成一个就位道。

要求：各个面连成一光滑连续的整体。

5. 颈缘

目的：颈部预备应保证全冠良好的固位、美观、软硬组织健康和边缘封闭。

要求：

（1）位置：根据患牙具体情况选择龈上位、齐龈位或龈下位。

（2）类型：浅凹形肩台是铸造金属全冠最常见的边缘类型。

（3）宽度：非贵金属全冠颈部肩台宽度为0.5~0.8mm，贵金属全冠0.35~0.5mm。

（二）牙体预备的程序及方法

1. 牙体预备程序 制备过程相对简单，可按照𬌗面预备、颊舌面预备、邻面预备、轴面角预备、颈缘预备和精修完成等顺序进行。

2. 牙体预备方法

（1）𬌗面预备：先用柱形金刚砂车针在牙体𬌗面的颊舌斜面上分别磨出引导沟深1mm（图3-30）。然后以此沟为参照，用锥形或柱形金刚砂车针按𬌗面解剖外形定量均匀磨切（图3-31），保持𬌗面正常外形并预备出功能尖宽斜面（图 3 –32）。为防止预备过多或不足，必要时用软蜡片或多层咬合纸检查磨除空间。对于殆曲线异常的患牙需依据正常殆曲线的差距适当增加或者减少牙体磨切量。

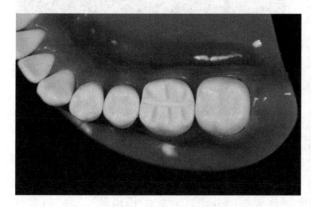

图 3 –30 殆面引导沟预备

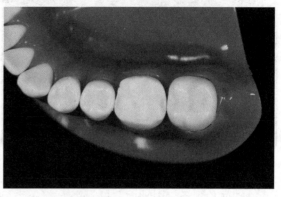

图 3 –31 殆面预备完成

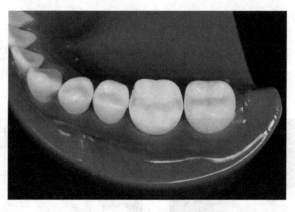

图 3 –32 预备功能尖宽斜面

（2）颊舌面预备：选用直径为 1mm 或 1.5mm 圆头锥状、颗粒粗的金刚砂车针分别在颊舌侧的近、远中和其间制备出 3 条与牙体长轴平行的引导沟（图 3 –33），再用同一车针顺着牙冠外形均匀预备引导沟间牙体组织（图 3 –34），预备后的外形尽量与牙冠外形基本相似。

（3）邻面预备：对于初学者邻面预备（图 3 –35）是个难点，尤其是学会对邻牙的保护。先用细针状金刚砂车针从颊或舌侧开始预备，预备时让其与患牙牙体长轴平行，并紧贴患牙的接触区采用提拉的动作磨切，为了不损伤邻牙，确保预备过程中车针与邻牙间始终保留一薄层患牙的牙体组织。当邻牙与患牙彻底分离开后，再用圆头锥状车针将邻面修整为与颊舌面连续、宽为 0.5mm 的无角肩台。

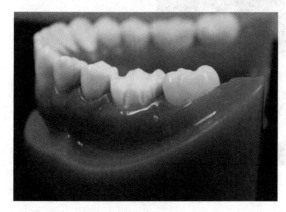

图 3 –33 颊面引导沟预备

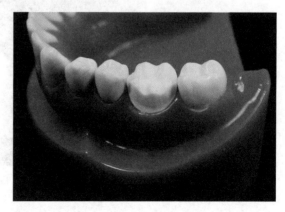

图 3 –34 颊面预备完成

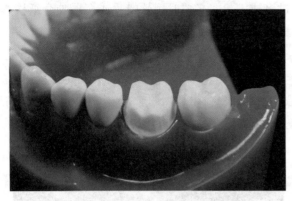

图 3 - 35 邻面预备

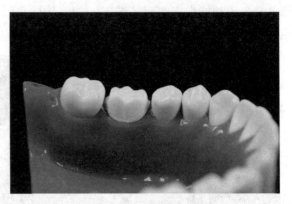

图 3 - 36 颈缘预备前排龈

（4）轴面角预备：因轴面角的预备直接关系到全冠外展隙的外形、食物的排溢和全冠的自洁作用，所以是牙体预备中最重要的预备。选用柱形金刚砂车针切割消除四个轴面角，使轴面角处有足够的修复间隙。

（5）颈缘预备：用圆头金刚砂车针沿牙颈部均匀磨切成光滑、连续一致及无锐边凹形肩台。为保证预备的质量和避免牙龈组织损伤，预备前采用专门的排龈线进行排龈处理（图 3 - 36）。

（6）精修完成：用细粒度带有黄色或白色颈圈标志的金刚砂车针。也可用细砂圆片或橡皮轮低速下将所有预备的牙面打磨光滑，完成牙体预备（图 3 - 37）。

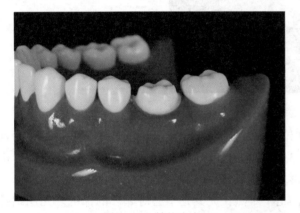

图 3 - 37 精修完成

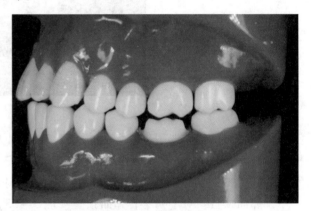

图 3 - 38 咬合检查

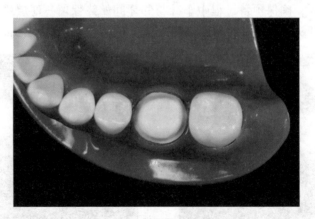

图 3 - 39 轴面聚合度检查

（三）预备后检查

在牙体预备后制取印模前，必须检查预备体是否到达预备标准。其检查内容有：①拾面的基本外形和在三个不同拾位上是否有足够的空间（图3-38）；②轴壁有无倒凹；③邻面及颊舌面是否具有共同就位道；④邻面及颊舌面是否具有合适的拾向聚合度（图3-39）；⑤颈部边缘是否具有均匀一致、平滑连续的肩台；⑥各轴面、轴面角和拾边缘嵴是否圆滑。

六、印模制取

参见本章第五节固定修复印模技术。

七、转移咬合关系

在模型和拾架上准确地反映出上下颌牙的关系。确定正中咬合关系的方法有以下三种，其适用范围和方法如下。

（一）余留牙确定上下颌牙的拾关系

适用范围：个别牙缺失、余留牙上下拾关系正常者。

方法：将上下颌模型咬合相对，用有色笔标出上下颌正确的拾关系，即可作为制作全冠时校对拾关系的参考。

（二）蜡或硅橡胶记录确定上下拾关系

适用范围：模型上难以准确确定拾关系，但在口内存在保持上下颌正确垂直关系的后牙者。

方法：将1~2层宽约1cm的软蜡片或硅橡胶，置于口内下颌牙列咬合面，嘱其作正中位咬合，取出放在模型上，对好上下颌模型即可。

（三）拾堤记录上下颌关系

适用范围：单侧或双侧游离端缺失，每侧缺失2个牙以上或者上下牙列所缺失的牙无对拾牙，余留牙无法保持稳定咬合关系。

方法：模型上制作暂基托蜡拾堤，放入患者口中嘱其做正中位咬合，取出拾堤记录放回到模型上，依照拾堤提供的咬合印迹，对准上下颌模型，即可取得正确的颌位关系。

八、暂时冠制作

参见本章第四节暂时修复。

九、灌注工作模型

（一）工作模型要求

制取工作印模后，使用人造石或超硬石膏灌注印模而成。工作模型是制作各类修复体的基础，只有在精确的工作模型上才能制作出高质量的修复体。因此，工作模型必须满足以下要求。

（1）模型精确度高、尺寸稳定、表面完整无缺陷，压缩强度大不易折断与破损。

（2）能精确反映牙体预备体的解剖外形、咬合关系及与邻牙关系。

（3）模型最薄厚度应在10mm以上，模型边缘宽度以3~5mm为宜。

（4）上下颌模型的底面均与拾平面平行。

（5）模型表面硬度高不易磨损，表面光滑易脱模。

（二）灌注模型

1. 材料选择 金属全冠制作时，使用硬度高、尺寸稳定、不易磨损的超硬石膏灌制模型。

2. 灌注方法

（1）一般灌注法：按产品说明中水/粉比和调和时间，调拌超硬石膏直接灌注于印模内。灌注时，用手固定印模并置于专用振荡器上振动，使超硬石膏缓慢均匀流入印模的各个部位。待灌注印模的超硬石膏失去流动性时，将其翻置于盛有超硬石膏的模型基座框上。

（2）围模灌注法：首先用直径5mm的软性黏接蜡条在印模周缘下约2mm将印模包绕，如是下颌印模则需在下颌舌侧口底部用蜡片封闭空隙。后用蜡片沿蜡条外缘围绕一周，并使蜡片高于印模最高点以上1cm。然后用蜡封闭蜡片与软性蜡条间的间隙。最后置于振荡器上，将调拌均匀的模型材料灌注于印模内。

3. 灌注模型的注意事项

（1）调拌过程中若发现水、粉比例不合适，应将其丢弃，按正常比例重新取量调和。

（2）调拌应在产品规定时间内，一个方向匀速进行。

（3）为减少石膏内部形成气泡，提高模型的强度，最好采用真空搅拌机调拌石膏。

（4）灌注模型时应使调拌均匀的少量模型材料从印模的高而开阔处开始灌注，并逐渐从高处缓慢流向四周，使模型材料流至并充满印模的每个细微部分。不能将大量模型材料直接倾注于印模的低凹部分，以免空气排不出而形成气泡。下颌印模可以采用从一侧向另一侧灌注的方法。

（5）准确掌握脱模时机。超硬石膏通常灌模1~1.5小时后即可脱模，但6小时后才能接近其最大强度值，故应防止模型断裂和孤立牙折断。

十、试戴、黏固

参见本章第十三节牙体缺损修复体的黏接、黏固与完成。

十一、技工制作

目前虽然修复体制作方法有口内直接法修复、计算机辅助设计与计算机辅助制作（CAD/CAM）、预成的修复体和工作模型上制作等，但绝大多数修复体都要通过在工作模型上制作完成。因此，当临床上完成金属全冠的牙体预备和印模制取，即转入技工室制作阶段。铸造金属全冠的技工制作主要步骤为：制备可卸代型、制作蜡型、包埋蜡型、铸造和铸件打磨抛光。

（一）制备可卸代型模型

为了便于全冠熔模制作、提高全冠龈缘密合度和邻接关系，制作全冠熔模之前，工作模型上需要制作熔模的基牙（患牙）必须做成既可从整体牙列模型上取出，又能够精确地复位于工作模型上，这部分称为可卸代型模型（图3-40）。制作可卸代型的方法有石膏模型加钉、Pindex系统和Di-lok托盘等方法。下面以常用的工作模型直接打孔加钉技术制作可卸代型介绍其制作步骤。

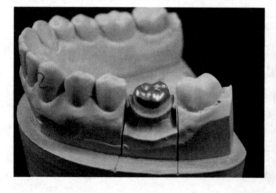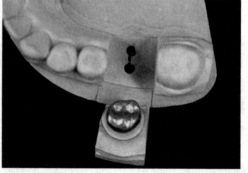

图3-40 制作可卸代型模型

（1）将石膏表面硬度增强剂涂布在工作模型表面。

（2）用模型修整机修整工作模型四周及底部，使底部成为一个平整的平面并与平面平行，确保修整后的工作模型底部到预备牙体颈缘的厚度在 10mm 左右。然后用舌侧修整机磨除工作模型舌侧多余的部分，形成一马蹄形。最后去除工作模型的石膏瘤并检查上下颌间咬合关系是否准确。

（3）将工作模型置于打孔机的平台上，在需要制作成可卸部分的患牙和需固定的部分底部钻孔。要求复位孔位于患牙近远中和颊舌径的中心点，孔壁与模型底面垂直。固定的部位打多个固位钉孔，便于和模型底座石膏的连接。为了便于患牙熔模制作时和铸造后调整全冠的邻接关系，患牙的近远中邻牙也应该形成可卸模型。

（4）用气枪吹净孔内的粉末，滴入瞬间黏合剂，将复位钉及固定装置黏固于孔内。

（5）待黏合剂完全结固后，套上复位钉套管，在复位钉及需分离部位涂敷油性分离剂。复位钉末端安装小蜡球。

（6）将工作模型底部压入盛有与工作模型颜色区别的超硬石膏模型底座成型器中，以埋没复位钉及固定装置的 1/2～2/3 为标准。

（7）待模型底座的硬石膏完全凝固后，脱出石膏模型。用模型修整机修整模型边缘。采用"U"形分离锯沿𬌗龈方向将基牙近远中邻面平行锯开，直至锯透工作模型为止。锯时保持垂直向切割并不得损伤患牙，锯开线的两边应相互平行。

（8）先去除模型底部复位钉末端上附着的蜡球，施压力于复位钉的末端，将分段部分连同复位钉一起从模型上分离下来。

（9）用桃形钨钢钻距预备体边缘约 2mm 处修整代型根部，代型根面部分形态应近似天然牙。再用球钻修整龈缘处石膏，暴露预备体边缘确保边缘线整齐。然后用尖头手术刀修整终止线。最后用圆头雕刻刀将终止线以下的代型根面平整为光滑表面。

（10）在修整后的代型表面需涂一层硬化剂。为预留黏结水门汀的空间，在终止线 0.5～1mm 之上牙体预备体模型上均匀涂布厚 20～40μm 间隙剂。

（11）代型复位。

（12）根据口内蜡型记录将上下颌的模型按咬合关系转移到𬌗架上。

（二）金属全冠熔模制作

熔模是用蜡或者塑料等可溶性物质制成的修复体铸件雏形。熔模质量直接关系到铸件的修复效果。其制作方法有直接法、间接法和直接间接法，其中间接法最为常用。

1. 直接法　即在患者口内预备牙体上直接用软蜡或者塑料制作熔模的方法。优点是免去了制取印模和模型等步骤，但在口内制作熔模操作不便，操作难度大，患者感觉不适，临床上很少使用。

2. 间接法　即在工作模型和代型上制作熔模（图 3-41）。该法操作直观，能精确再现患牙邻接关系、边缘、协调的解剖形态和咬合关系。其方法为：

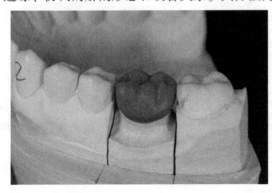 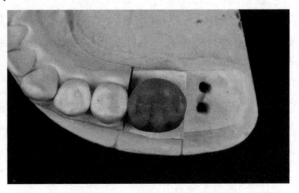

图 3-41　间接法制作熔模

（1）形成轴面形态：采用滴蜡法或者烫蜡法将铸造蜡加在代型牙冠的颊舌面和近远中轴面，将蜡与患牙烫贴合后，用蜡刀雕刻出颊舌面外形、正确恢复轴面突度和邻接关系。

（2）形成𬌗面形态：运用咬合原理，将蜡加在代型牙尖区域，根据上下颌模型正中关系时𬌗面的咬合印迹雕刻出𬌗面形态，同时进行咬合功能修整。

（3）熔模检查：熔模从代型取下后，认真检查熔模组织面是否清晰完整，厚度是否合适；将熔模放回代型，检查熔模的边缘长度、密合性、咬合关系及邻接关系是否符合要求。

（4）熔模抛光：软毛刷刷掉熔模上的碎蜡，用纱布将熔模轴面抛光滑。

（5）邻面加蜡：为补充合金铸造收缩和打磨所需厚度，应在熔模近远中邻面加蜡。其方法是将熔模和可卸代型一同取下，用滴蜡法在熔模的近远中面加蜡。

（6）安插铸道：包埋前要在全冠熔模上连接一根或者数根蜡条即安插铸道（图3-42），铸道是熔化的合金进入铸型腔的通道。

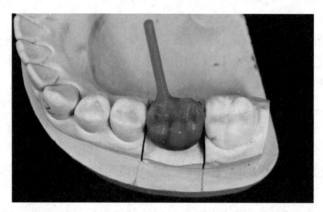

图3-42　安插铸道

铸道设置：①铸道柱，直径1.5~2mm，长度不宜太长，太长会影响铸金进入铸型腔的时间，一般5~10mm；②铸道部位，安插于熔模最厚最突出处，并不能破坏熔模咬合及邻接关系。上颌全冠多安插在颊侧的近中或远中与𬌗面交界的最厚处。下颌全冠多安插在舌侧的近中或远中与𬌗面交界的最厚处；③储金球，在铸造中，为了补偿铸金收缩对铸件的影响，距熔模2mm的铸道上可加一直径大于5mm的扁形蜡球。

3. 间接直接法　即先用间接法制作熔模，然后将熔模在患者口内试合，并检查其边缘长度、密合度、咬合关系及邻接关系。如发现不足之处直接在口内修改。但增加患者就诊次数，现已少用。

（三）包埋

包埋是指用耐火包埋料包埋熔模。

1. 包埋前的准备工作

（1）选择铸圈：铸圈（casting ring）是在包在铸型的外围、使包埋料成形的工具，多为不锈钢制成，称铸型成形器。一般熔模在铸圈内距离圈内壁大于3~5mm，距顶端8~10mm。因此，根据熔模的体积选择型号合适的铸圈。一般情况下，全冠的铸圈均较低，直径较小。为避开铸造热中心，熔模应位于铸圈靠近顶端2/5的高度内。

（2）选择包埋料：石膏类包埋料适用中熔合金包埋，磷酸盐类或硅胶包埋材料适用高熔合金，铸钛包埋材料适用钛或者钛合金。也可以根据合金贵贱选择包埋材料，如非贵金属包埋料、贵金属包埋料、钛及钛合金包埋料。

（3）清洗熔模：熔模包埋前应先用乙醇、有机酸或肥皂液等对熔模表面擦洗，洗去熔模表面黏附的污物，降低其表面张力，提高其润湿性，利于包埋料的涂挂。

2. 包埋熔模

以目前临床常用磷酸盐包埋材料为例。先在金属铸圈的内壁距铸圈两端5mm处衬垫一层厚度适宜的缓冲材料，以利于包埋材料的膨胀，增加透气性。确保铸圈底部有足够的厚度和强度，熔模应置于距铸圈底部5~6mm处，以免铸造离心力使熔融金属流出，同时保证了熔模离开热力中心。根据厂商说明的粉液比例取包埋料及液体，用真空搅拌机调拌均匀，用振荡器排除空气后，用小排笔蘸适量包埋料由点到面涂满整个熔模和铸道，厚度约5mm，作为内层包埋。然后将圈罩在熔模上，用包埋料灌满整个铸圈。

（四）铸型的烘烤及焙烧

包埋材料凝固1~2小时后将铸圈进行烘烤和焙烧，目的是使熔模彻底熔化挥发，形成修复体铸型腔，并可以使包埋材料受热膨胀并烧结成整体提高铸型抗冲击力，补偿铸件收缩。

1. 铸型烘烤与焙烧的方法 严格按照包埋材料厂家说明的烘烤和焙烧的温度及时间进行操作。为了铸型内熔模料彻底流出和铸型内外水分均匀蒸发，铸型烘烤要求有：置于电烤箱铸圈铸道口需朝下；电烤箱升温不能过快，从室温升到350℃的升温时间不少于1小时，并在350℃维持20分钟。铸型的焙烧要求有：铸圈铸道口需朝上；需经过低温烘烤后才能进行；中熔合金铸型升温至700°，维持20分钟方可铸造；高熔合金铸型升温至900°，维持20分钟方可铸造。

2. 烘烤与焙烧的注意事项

（1）烤箱中铸圈间应有一定空隙，便于热空气的对流。

（2）避免反复长时间焙烧铸型。

（3）保证稳定的铸型温度，应少开启烤箱门，取铸型的动作迅速，及时关闭烤箱门。

（4）烤箱升温不能过快。

（五）铸造

铸造（casting）是将金属加热熔化，浇铸人预先预备好的铸型内成为铸件的过程。

1. 热源

（1）高频感应熔化合金：是现在广泛使用的热源。它是利用高频交流电产生的磁场，使被加热的合金本身产生感应电流，由于电阻效应，可将电能转换成热能，从而产生高能热量，使合金熔化。其最高温度可达2500℃，可用于熔化中、高熔合金。高频感应加热具有熔金快速均匀、节能和利于操作者健康等优点。

（2）乙炔吹管火焰：利用乙炔可燃气体，由氧气助燃，使乙炔达到完全燃烧。最高温度可达到3500℃，主要用于高熔合金的熔解。同类热源还有汽油吹管火焰，最高温度达1050℃，可熔化中、低熔合金。

（3）电弧熔金热源：是利用电极钨棒与被熔合金之间产生放电，使合金被熔化。其最高温度可达2500℃，主要作为熔化高熔合金的热源。

2. 铸造方法

（1）离心铸造：离心铸造是口腔科广泛应用的一种铸造方法，其适用于高熔合金、中及低熔合金的铸造。其原理是利用发条的弹力或电动机的牵引，通过中心轴带动水平旋转臂或垂直旋转臂的转动产生离心力，将熔化的合金铸入铸型腔内。铸造成功与否取决于铸造时离心力大小、旋转速度及初速度的快慢，液态合金注入铸型的腔内的力量源于离心铸造产生的离心力。尤其初速度最为重要，因为液态合金注入铸型腔仅需1/4~1/3秒，初速度过慢会导致液态合金未完全注入铸型腔内就发生冷却，使铸件铸造不全。

（2）真空充压铸造：其原理是利用真空负压，将液态合金吸入铸型腔内，同时注入惰性气体压力在合金液表面加压，促使合金液注满铸型腔，形成高密度致密的铸件。此方法由于合金是在真空下熔解，充气加压后形成的铸件，铸件具有无氧化、铸件致密、成功率高等优点。

3. 合金的熔解要求

（1）合金使用量：一般情况下，放入坩埚内合金量稍大于熔模加铸道所需合金量。

（2）合金熔解与铸造温度：不同合金熔解温度不同，铸造最佳温度高于合金熔解温度50~150℃为宜。

（3）正确摆放合金合金块间应无间隙，紧密接触。

（4）熔解合金前应预热坩埚。

（六）铸件的清理与磨光

1. 铸件的冷却　铸件冷却方式和速度是影响铸件性能的重要步骤。目前口腔科铸件冷却有两种方式即快速降温冷却和缓慢降温冷却。不同铸造合金冷却方式不同。贵金属和钴铬合金、镍铬合金等非贵金属烧铸后的铸圈应室温冷却。钛合金铸造后，投入冷水中快速降温。

2. 铸件的清理　铸件的清理是指将铸件从铸型中脱出，清除黏附在其表面的包埋料及在其表面所形成的氧化层、污染层。非贵金属铸件可用牙刷、振荡法和喷砂机方法（图3-43）去除。贵金属铸件可用酸处理法去除。钛合金铸件可采用液体喷砂和酸处理法去除。

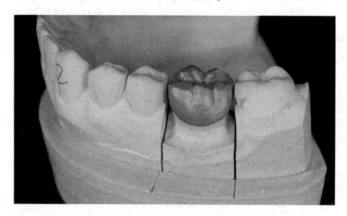

图3-43　完成喷砂

3. 铸件的磨光及抛光

（1）金属冠磨光

1）切除铸道：采用各种切割片切除经过喷砂处理及去尽包埋材料的铸件上的铸道。切除铸道时尽量靠近铸件但不能破坏铸件。切割时采用吸尘器收集砂灰，以免污染环境和影响操作者的健康，同时需采用冷水冷却切割时产生的高温。

2）修整外形：采用金刚砂钻磨除因铸造产生的金属瘤子及结节。然后采用各种磨具将铸件磨平、修整铸件边缘及外形，使之圆钝。

3）在可卸代型上试戴：将金属冠复位在可卸代型上，检查其咬合面、邻接触点、边缘适合性，通过调改形成正确的咬合关系和邻接触关系，到达完全就位。

4）细磨：采用金刚砂磨头、纱布条及布轮等磨具由粗到细磨平金属冠的牙尖、咬合面、邻接触面和冠边缘。

（2）金属冠的抛光：用橡皮轮消除磨痕，最后用布轮蘸抛光膏将冠各轴面、邻接触面及殆面的沟窝进行抛光，使铸件表面出现均匀的光泽（图3-44）。

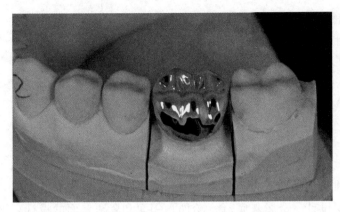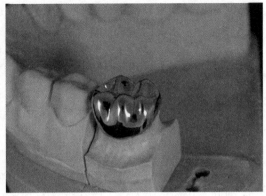

图 3 - 44　完成抛光

第九节　烤瓷熔附金属全冠

烤瓷熔附金属全冠（porcelain-fused-to-metal-crown，PFM），是一种在真空条件下将低熔烤瓷粉熔附到金属内冠表面的金 - 瓷复合结构修复体，也称金属烤瓷冠或金瓷冠。其制作是先用合金制成金属基底冠（metal coping），再在其表面覆盖不仅与金属材料性能匹配而且与天然牙相似的低熔瓷粉，在真空高温烤瓷炉中烧结熔附而成。烤瓷熔附金属全冠拥有金属全冠机械强度好和烤瓷全冠美观的优点，是一种较理想的修复体，口腔临床修复应用极其广泛。

一、金属烤瓷修复技术面临的问题

（1）需较高的技术、设备和材料才能完成烤瓷熔附金属复杂的工艺。

（2）牙体组织磨切量大。

（3）由于金属与瓷性能不一致、烧结和设计原因，瓷层易产生龟裂和剥脱，难以修理。

二、适应证

（1）变色牙，如黄牙、氟斑牙、四环素牙和死髓牙等，要求美观改善而不宜采取其他保守修复方法者。

（2）因龋坏或外伤等造成牙体缺损大，充填治疗或和其他保守治疗无法满足要求的患牙。

（3）牙冠形态异常如锥形牙、釉质发育不全，需改善牙冠形态而不宜用其他方法修复者。

（4）已行完善的根管治疗和桩核修复的残根或残冠。

（5）不宜或不能采用正畸治疗的错位或者扭转牙。

（6）牙周病矫形治疗的固定夹板。

（7）修复种植义齿的上部结构。

（8）烤瓷固定桥的固位体。

三、选择适应证的注意事项

（1）无法提供足够固位形和抗力形的患牙，需采取辅助措施增强其固位与抗力。

（2）尚未发育完全的年轻活髓恒牙或者牙髓腔宽大、髓角高耸易发生意外穿髓的恒牙避免使用。

（3）在没有矫正且不能预备出足够间隙的患牙应慎用，如深覆𬌗和紧咬合，需考量修复体抗力设计。

（4）对金属过敏者，建议不用过敏金属。

（5）夜磨牙或有其他不良咬合习惯者，特别注意咬合面设计。

（6）美学要求高的患者，避免使用易产生牙龈灰线的金属烤瓷，如镍铬合金烤瓷。

四、金属烤瓷冠临床修复的基本程序

（一）比色

参见本章第六节比色。

（二）烤瓷熔附金属全冠的设计

由于烤瓷熔附金属全冠的低熔瓷粉不能单独承担咀嚼压力，必须采用金属基底冠为瓷层提供支架和强度。因此，烤瓷熔附金属全冠的设计包括瓷层设计、金属基底冠、𬌗面、邻面和瓷覆盖面的设计。设计应按照患者口腔的具体条件和金瓷冠结构特点进行（图3－45、图3－46）。

1. 瓷层设计

（1）无金属支持部分瓷层厚度最大不超过2mm。

（2）理想的颈1/3瓷层厚度为1mm。

（3）理想的切、中1/3的瓷层厚度为1.5～2mm。

（4）要尽可能保证瓷层厚度均匀，瓷层过厚易发生瓷裂。

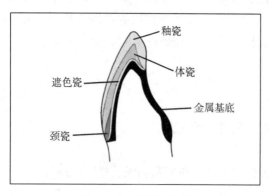

图3－45　烤瓷冠结构

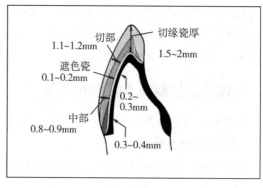

图3－46　烤瓷冠各部位厚度

2. 金属基底冠的设计　金属基底是瓷层的支架，具有承受咬合力、传递𬌗力和固位作用。它是保证烤瓷熔附金属全冠修复质量和成败的关键。所以金属基底冠设计是烤瓷熔附金属全冠设计的主要方面。

（1）金属基底的基本要求

1）金属基底表面无锐角、锐边，表面要形成光滑曲面，以免应力集中导致瓷裂。

2）前牙舌侧及磨牙的𬌗面应保证金属基底足够厚度。当金属基底过薄，在承受咬合力时，瓷易产生裂纹或破折。

3）金属基底完全覆盖基牙预备体，并提供足够的固位力。

4）尽量使用金属恢复牙体缺损较多的部位，确保其上的瓷层厚度均匀一致。

5）金属基底边缘应光滑圆钝。

（2）金属基底的设计原则

1）尽量设计成全瓷覆盖的形态，可提高金-瓷结合强度。

2）完成线应保证足够的金属支撑面积，使金-瓷呈端端对接形式。

3. 瓷覆盖面设计　分为全瓷覆盖和部分瓷覆盖。

（1）设计原则根据正中咬合时𬌗接触状况的不同其设计有所不同。如上下颌牙在正中𬌗有一定的咬合间隙时即正常咬合可设计全瓷覆盖面设计；反之，紧咬合或者𬌗龈距小设计部分瓷覆盖面设计。

（2）设计要求

1）全瓷覆盖面后牙殆面磨除量 2mm；前牙舌面窝磨除量不少于 1mm。

2）部分瓷覆盖面（图 3 - 47）后牙殆面磨除量 1 ~ 1.5mm，金瓷交界处避免设计在正中殆时的咬合接触区；前牙牙体舌面窝磨除量不少于 0.7mm，金瓷交界处应放置舌侧近切缘 2 ~ 3mm 处。

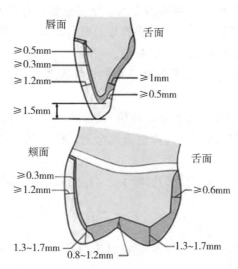

图 3 - 47 部分瓷覆盖型烤瓷冠各部位厚度

3）邻面一般设计瓷覆盖，如设计为部分瓷覆盖，邻接触区的唇侧必须为瓷覆盖，其金瓷交界处应避开邻接区而移行至殆面或舌面。

4. 颈缘设计 烤瓷熔附金属全冠按照颈缘是否有金属颈圈分为有圈边缘和无圈边缘。无圈边缘分为金瓷边缘和瓷边缘。

（1）有圈边缘：冠唇侧或颊侧有金属基底形成的颈周型设计称为有圈边缘。优点是冠边缘的适合性和强度好。而颜色为金属不美观。基牙的边缘为斜面型或肩台型。

（2）无圈边缘

金 - 瓷边缘设计：基底冠边缘处形成很薄的边缘，至最外端处几乎不露出金属，形成所谓的三角形边缘。其有足够强度、在边缘部分不暴露遮色瓷和可防止金属颜色透过瓷修复体等优点。

瓷边缘设计：这种设计是颈缘唇（颊）肩台处无金属基底，用专用肩台瓷来恢复，可避免在颈部暴露金属和遮色瓷颜色，显著提高其美观性。但制作难度大，制作时需要反复烧结和修改颈部边缘形态。

（三）金属烤瓷冠牙体预备

1. 牙体预备前的准备工作 同铸造金属全冠修复前的准备（参见本章第八节）。

2. 牙体预备目的 除需符合金属烤瓷冠设计要求外，其余与铸造金属全冠牙体预备目的相似（参见本章第八节）。

3. 前牙烤瓷冠的牙体预备要求

（1）唇面：除牙颈部外，唇面磨除量 1.2 ~ 1.5mm，唇切 1/4 向舌侧倾斜 10° ~ 15° 保证前伸殆不受干扰。为确保切缘瓷层厚度和透明度，在牙冠唇面切 1/3 多磨除少许。

（2）切缘：切缘磨除量 1.5 ~ 2.0mm，为了烤瓷冠达到良好的美观效果，前牙切缘磨切成与牙长轴呈 45°小斜面，上前牙斜向腭侧，下前牙斜向唇侧。近远中方向与牙弓平行。

（3）邻面：消除邻面倒凹，切向聚合度为 2° ~ 5°，邻面切割量上前牙为 1.8 ~ 2.0mm，下前牙为 1.0 ~ 1.6mm。当牙冠的近远中径较小时，尤其下前牙，可设计成邻面无瓷覆盖，减少牙体组织切割量，但保证 0.35 ~ 0.5mm 颈部肩台和肩台以上无倒凹。

（4）舌面：根据舌面设计磨切相应牙体组织，如金属舌面，只预备出金属的修复间隙并保证颈部肩台及肩台以上无倒凹；如瓷覆盖舌面，磨除量0.8~1.5mm。为增加全冠的固位力，颈1/3部需保持2°~5°的切向聚合。

（5）颈部肩台：唇面颈部肩台的外形有肩台型、斜面肩台型、斜面型、浅凹型、浅凹–斜面型等形式，其位置一般龈下0.5~0.8mm。临床工作中，预备体边缘形态的选择，取决于修复体的设计要求和患者对美学的需求。为了满足美学和生物学原则的要求，保留更多牙体组织，在同一牙预备体可以将不同肩台形态联合使用，如唇侧或者颊侧采用美学效果较好的肩台形态（肩台型），舌侧金属边缘可选择斜面型、浅凹型，这样就能更好地保护牙体组织的完整性。

4. 后牙金属烤瓷冠牙体预备要求　后牙PFM全冠的牙体预备方法同铸造金属全冠。其牙体预备要求如下。

（1）𬌗面：可分为瓷覆盖区和金属覆盖区。瓷覆盖区牙尖部、金瓷结合处和功能尖斜面需磨除2mm，其余部位1.2~1.5mm；金属覆盖区磨除量同铸造金属全冠。确保其在正中𬌗、前伸𬌗、侧方𬌗时均有足够的修复空间。

（2）颊舌面：消除倒凹，根据引导沟均匀磨除1.2~1.5mm，保证龈1/2与就位道一致。如舌侧为金属面，磨除量同铸造金属全冠。

（3）邻面：消除倒凹，磨除0.7~1.0mm。

（4）颈缘肩台：颊侧瓷颈缘需预备0.8~1.0mm直角肩台，金属颈缘只需预备0.5mm无角肩台；舌侧及邻面预备同前牙金属烤瓷全冠。

5. 牙体预备的方法和程序　以前牙为例讲述金属烤瓷冠牙体预备基本过程。

（1）引导沟预备（图3–48）：用平或圆头锥形金刚砂车针在唇侧和切缘分别制备深度引导沟。其中，切缘预备1.8mm深的2~3条互相平行的引导沟。再在唇侧切1/2和龈1/2分别预备与牙面平行的2~3条引导沟，其深度为1.2~1.3mm。

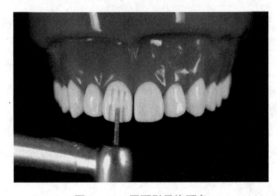 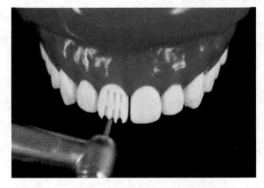

图3–48　唇面引导沟预备　　　　　　　图3–49　切端引导沟预备

（2）切缘预备（图3–49）：用平或圆头锥形车针与牙轴成90°，磨除引导沟间的牙体组织。

（3）唇面预备（图3–50）：依据引导沟预备唇侧的切1/2（与原牙面形态一致）和颈1/2（与牙长轴一致）的牙体组织。此时可不预备颈缘肩台。然后向邻接面移行，跨过邻面接触点到达舌侧。

（4）邻面预备（图3–51、图3–52）：采用细针状金刚砂车针磨除邻面，消除倒凹。

（5）舌侧颈部预备（图3–53、图3–54）：用锥形金刚砂车针预备2~3条与唇侧颈1/2平行的引导沟，磨除引导沟间的组织形成与牙体长轴平行的舌侧颈部面。

（6）舌窝预备（图3–55、图3–56）：用火焰形形金刚砂车针制备深度为0.7mm的引导沟，再将舌面窝磨成深为0.7~1.5mm并与其原有外形一致的舌侧咬合面。

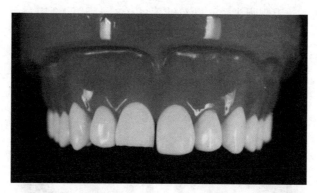

图 3 –50 唇面、切端预备后

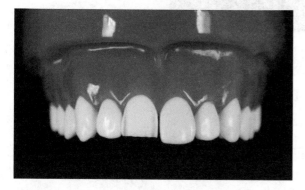

图 3 –51 基牙牙体内预备邻面

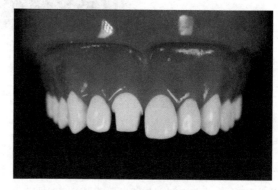

图 3 –52 邻面预备后

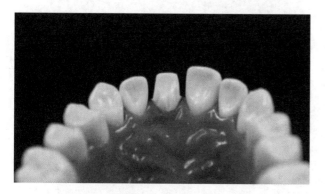

图 3 –53 舌侧颈部引导沟预备

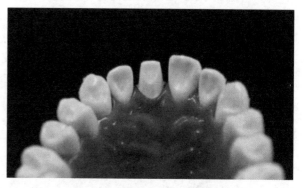

图 3 –54 舌侧颈部面预备后

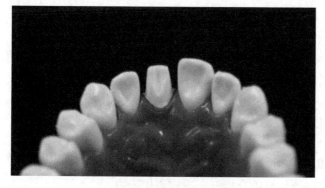

图 3 –55 舌窝引导沟预备

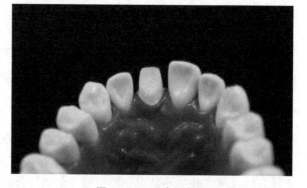

图 3 –56 舌窝预备后

（7）肩台预备：在龈沟放置好合适的排龈线后，用平头金刚砂车针在唇侧预备出宽度 1mm 的直角肩台，深度位于龈下 0.5~1mm，舌侧圆头金刚砂车针预备 0.5mm 浅凹型肩台。

（8）精修完成（图 3-57）：根据不同部位选用不同形状的细砂粒金刚砂车针进行唇面、舌面、邻面、切缘、颈缘的修整，最终形成光滑连续的外形。

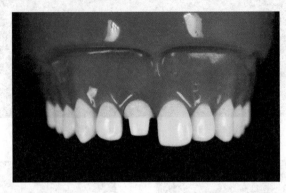

图 3-57 颈缘预备、精修完成

（四）印模制取及暂时修复体的制作

参见本章第四、五节内容。

（五）咬合调节与金属烤瓷冠的黏固

1. 试戴与调整 金属烤瓷全冠的试戴是指金属基底的试戴或金瓷冠上釉前的口内试合，是完成修复前的关键环节。但一般情况下，在完成基底冠、筑瓷、上釉、抛光等所有技术工艺后的金属烤瓷冠才送到临床试合。存在下列情况时应在上釉前安排患者试戴。

（1）咬合关系异常或缺损复杂等患牙。

（2）固位不良、修复空间小的患牙。

（3）对全冠的色泽、咬合、解剖外形、邻接、龈边缘等有较高要求的患者。

戴金属烤瓷冠的时候，应检查烤瓷冠就位、咬合、形态、邻接、龈边缘，必要时应用专用的磨具进行相应的调整。调改完毕后，再次将金属烤瓷全冠戴入口内，评估患者对其颜色、形态和舒适性满意度，必要时做相应调整。

2. 黏固完成 参见本章第十三节牙体缺损修复体的黏接、黏固与完成。

五、修复后常见问题及预防处理措施

（一）瓷崩裂

瓷崩裂是 PFM 冠常见问题，也是难以解决的问题之一。

致使金属烤瓷冠瓷崩裂的原因有：临床技术、适应证选择、义齿制作、患者使用及材料等方面。

1. 临床技术

（1）牙体预备方面：一是未完全消除基牙倒凹，致使修复体就位时引发瓷层裂纹；二是𬌗面牙体的磨切量不足瓷层太薄，或厚度不一致可引起瓷层碎裂。

（2）试戴或黏固时医生用力过大引起崩瓷。

（3）戴牙后未及时发现切端、𬌗面瓷层仍存在咬合早接触点，尤其是前伸、侧方𬌗时有早接触点。

2. 适应证选择不当，咬合紧、咬合力大、夜磨牙或者咬合不良习惯患者戴用烤瓷冠易引起瓷崩裂。

3. 不合理的内冠设计与制作内冠表面存在应力集中点如尖锐棱角或粗糙面，导致瓷层裂纹传播；因金属基底过薄或缺如不足以支持瓷层；金瓷结合部与对颌牙有咬合接触，造成瓷层崩裂。

4. 金属预氧化处理不当造成氧化层过厚或过薄；油污、汗渍等造成金属基底的表面污染；由于修改烤瓷形态多次烧结引起金瓷的理化性能改变，并在金瓷界面产生残余应力；烤瓷烧结时，冷却速度不规范使金瓷界面残余应力过大以及炉温不精确等可使烧结不全的不透明瓷发生崩瓷。

5. 材料选择不当　瓷粉与金属热膨胀系数不匹配。

6. 金属烤瓷冠瓷层崩裂的修理　烤瓷冠崩瓷后，将其从口腔中完整取下很难，如重新制作费时费力，又给患者带来一定痛苦。因此修补是一些金 – 瓷修复体瓷崩裂后的首选。常用的修理方法包括如下。

（1）将崩裂的瓷片重新黏结到瓷层折断处：要求崩裂瓷片完整，又无潜在裂纹，并与瓷层折断处复位后能完全吻合。

（2）将制作瓷饰片黏接到崩裂的瓷质上：如瓷层崩裂为数个碎片或无法复位，不符合直接黏固修补的要求者，可用制作瓷饰片，因制作工序复杂，精度要求高，需技工室支持配合才能完成。

（3）采用复合树脂修理：光固化复合树脂颜色多种，技术敏感性低、效果好，常被选为瓷裂的修补材料，最适用于脱落瓷面不光滑的小范围缺损，目前应用较广泛，其操作方法如下：

1）瓷层断裂面处理：首先是彻底清洁，除尽附着软垢或菌斑等，其次可用砂石或喷砂法进行粗化处理（喷砂效果较好），同时可在暴露的金属表面磨出沟、倒凹等固位形，粗化后再用50% ~10%氢氟酸或用1.23%氟化磷酸酸蚀断裂面40~60秒，洗净，吹干。

2）偶联剂涂布：为了提高树脂与金属或瓷的黏接力，必须在金属或烤瓷表面涂布偶联剂，使其表面硅烷化。

3）黏接剂涂布：待偶联剂干燥后涂布一薄层黏接剂。

4）选择颜色满意的光固化复合树脂堆塑成形，光照固化。

5）形态修整后抛光。

（二）色彩问题

比色出现的问题有色相、色度或明度的不匹配，其主要原因及常用预防措施有以下几种。

1. 比色的时机和光线选择不当　应在牙体预备前（眼睛未疲劳）和自然光条件下进行比色，减少视觉误差。

2. 比色环境不适宜　如环境光线太弱或者太强不宜比色，少云晴天的自然光是比色最佳光线。去除比色干扰物如反光物或颜色鲜明的物品（耳环、化妆品、眼镜、饰品），使用比色龈色片优化比色环境、提高比色准确性。

3. 色标误差　选择与所使用瓷粉一致的比色色标。

4. 色彩再现有误　比色记录不准确；比色信息传递失误；烤瓷冠制作技术问题。必要时可参照采集的天然牙数码照片。

5. 质感差、色彩呆滞　金属基底过厚，未遵循分区比色和分区筑瓷原则。应严格控制金属基底厚度和分区比色、选瓷和分层筑瓷。

6. 透明度低　瓷层过薄，如基牙预备量不足、金属基底和遮色瓷过厚、牙体唇舌径不足、烧结次数过多、上釉时未有效矫正等。

（三）形态问题

（1）牙冠外形与同名牙不对称、与邻牙不协调、制作技术差、设计有误、牙体组织过大或过小未采取有效措施矫正等。应根据术前患牙自然形态设计与制作，并采用视幻觉原理修改牙冠形态。

（2）表面特征不自然、缺乏天然牙的解剖生理外形和表面特征，如发育沟、点彩等。应参考对侧同名牙恢复解剖外形，牙面应自然并与患者年龄、牙弓形状和面型相协调。

（四）龈缘问题

1. 龈缘不对称　如修复前即存在龈缘不对称，则应在修复前进行牙槽骨修整、龈成形手术，然后再修复。

2. 牙龈损伤　有牙体预备时意外损伤，冠边缘设计不合理引起的龈缘炎、龈萎缩和龈缘肩台预备时损伤等。应在牙体预备时避免意外损伤；合理设计、准确制作修复体牙冠形态和边缘；修复体黏固后，彻底清除龈沟内的黏固剂；及时在龈沟内用消炎药预防龈缘炎。颈部肩台预备时结合排龈技术，选用合适的肩台车针和手法。

（五）龈染色问题

龈染色是容易出现的修复后并发症，龈缘或龈和黏膜组织存现青灰色或暗褐色。一旦出现龈染色，处理也很困难，因此应尽量采取措施防止其出现。预防办法是：牙体预备保证龈缘肩台有合理厚度和外形；确保金属基底有良好外形和质量；鼓励使用贵金属烤瓷合金；采用全瓷颈缘，或用瓷层有效遮盖金属基底色；黏固前彻底去除冠内面的氧化物；选用高质量黏接剂和确保黏接质量；去尽残余的黏固剂；及时应用防止龈缘炎的药物，保持口腔清洁。

五、技工制作

（一）金属基底冠的制作（图3-58、图3-59）

金属基底冠的制作同铸造金属全冠。

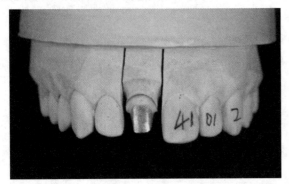
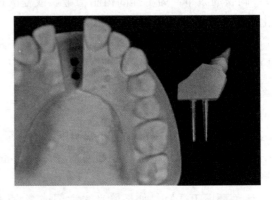

图3-58 制作可卸代型

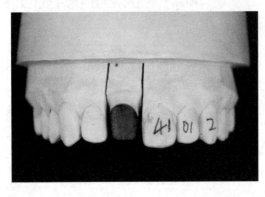
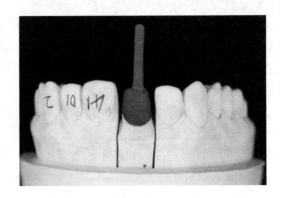

图3-59 制作金属基底冠蜡型

（二）金属基底冠的临床试戴

金属基底冠制作完成后，将其送至临床进行试戴。当金瓷结合线、咬合、边缘等达到各项设计要求时，基底冠可送回技工室进行烤瓷加工。

（三）金属基底瓷结合面的预处理

1. 目的　①去尽金属基底表面的残留包埋材料、金属瘤子及氧化膜（图3-60）；②调整金属基底冠的形态及厚度（图3-61）；③改变金属表面的状态和金瓷结合面积，提高金瓷结合的强度和机械结合；④去尽影响金瓷结合的污物和油脂。

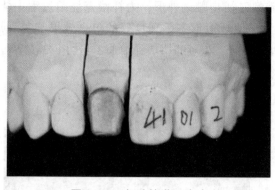
图 3 - 60　切除铸道、喷砂

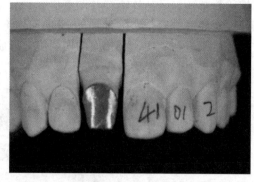
图 3 - 61　调整形态、厚度

2. 方法　①精细磨光，采用钨钢磨头沿同一方向打磨，使其成为光滑表面。②喷砂，用粒度为 50 ~ 100μm 氧化铝在 686 ~ 784kPa 的压力喷砂处理金瓷结合处，使其形成微观的粗化面。③清洗，用高压水蒸气机清洗或放置在蒸馏水内用超声波清洗，直至呈清洁的银灰色。严禁用手接触清洗后的表面，以免污染或者钻污。④预氧化（图 3 - 62），根据所用合金材料操作说明的预氧化时间及温度，将金属基底冠放置耐火盘上，并放进烤瓷炉内加热预氧化处理。一般要求：高于烤瓷烧结温度 30℃，保持 3 ~ 5 分钟，再升温到 1000℃，并放气，在空气中预氧化 5 分钟后，自然冷却。预氧化后基底冠禁止用手触摸，以防止污染。

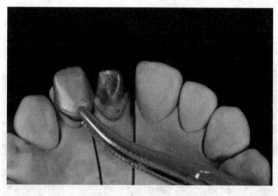
图 3 - 62　预氧化

（四）各部分瓷的涂塑

金属烤瓷熔附全冠能否再现天然牙的色彩，取决于各瓷层的涂塑。

1. 不透明瓷的涂塑（图 3 - 63）　不透明瓷又称遮色瓷，是金属烤瓷熔附金属全冠颜色基础。因此要求遮色瓷完全遮盖金属基底的金属底色，烧结后不透明瓷呈 0.2 ~ 0.3mm 的一薄层均匀覆盖。目前不透明瓷有三种产品供应：粉状、糊状及喷雾。不同的不透明瓷涂塑方法不同。粉状不透明瓷的涂塑，即将粉状的瓷粉和专用液调拌成适度的冰淇淋糊状，振动调拌用的玻璃板排除气泡，并用纸巾吸取多余的水分，再用专用毛笔在金属基底冠瓷结合区涂塑一薄层。糊状不透明瓷的涂塑即直接用专用毛笔在金属基底冠瓷结合区涂塑一薄层。喷雾法不透明瓷的涂塑即将喷雾专用液与瓷粉混合，再用喷雾法薄薄地喷在金属基底冠的瓷结合处。最后根据不透明瓷烧结程序进行一次烧结或者补瓷二次烧结。

2. 牙颈部瓷的涂塑　为了在烤瓷冠牙颈部形成天然牙相似的色泽，在牙颈部向切端方向使用深色遮色剂和遮色瓷与体瓷混合的瓷粉涂塑薄层。烧结牙颈部瓷时烧结温度低于主体部位烤瓷烧结温度 20 - 30°为宜。其涂塑与烧结应与主体部位烤瓷分开进行。

3. 牙本质瓷的涂塑（图 3 - 64）　牙本质瓷涂塑和成型的形态与最后成型的冠相似，并形成正确的层次结构。其要求及方法是：①在塑瓷时，防止气泡混入瓷粉中，用足够分量瓷粉一次性快速成型，并用振动法使瓷粉致密；②从牙颈部开始逐层涂塑，并用雕刻刀初步雕刻外形，为补偿瓷烧结过程中体积收缩，其长度及厚度都应是实际外形的 20% ~ 30%；③为了使牙冠形态呈现良好的包裹效果和美观形态，牙本质层瓷必须进行唇面、邻接面的切削使之形成圆滑的弧面，在冠的切端到中 1/3 与切 1/3 交界处回切形成浅 "V" 字沟形成指状结构。

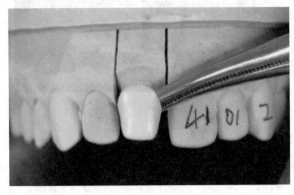
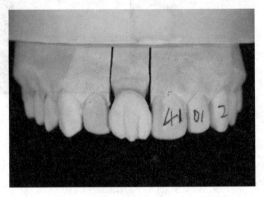

图 3 - 63 涂塑遮色瓷并烧结   图 3 - 64 涂塑牙本质瓷并回切

4. 釉质瓷的涂塑 根据牙冠切端、邻面透明度的需要朝牙颈部方向进行釉质瓷的涂塑，使其形成与最后完成牙冠形态等大。在切端处要完全覆盖牙本质瓷，同时回切形成与指状结构相似的形态。

5. 透明瓷的涂塑（图 3 - 65） 为了再现天然牙釉质的透明度，完成釉质瓷的涂塑后，用透明瓷覆盖牙冠唇面。

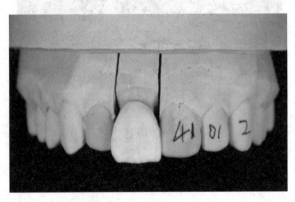

图 3 - 65 涂塑透明瓷

（五）烧结烧结程序

根据所用的瓷粉系统和不同烤瓷炉的使用说明进行烧结，烧结完成后，待烤瓷冠缓慢冷却至室温，方可在代型上试戴（图 3 - 66）和修整（图 3 - 67），最后上釉（图 3 - 68）完成烤瓷冠的制作。

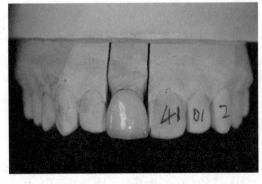
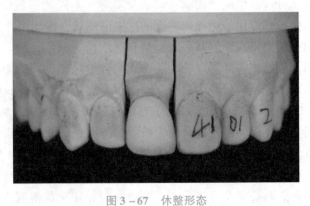

图 3 - 66 烧结后试戴   图 3 - 67 休整形态

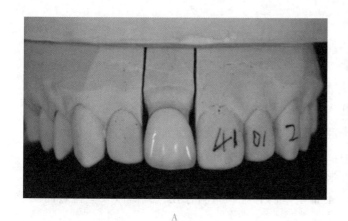
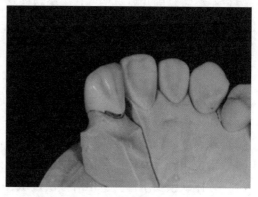

图 3－68　上釉
A：唇面观；B：远、舌面观

第十节　全瓷冠

全瓷冠（all ceramic crown）是全部由陶瓷材料制成的全冠修复体。由于全瓷冠无金属基底遮挡光线，它可以逼真地再现天然牙的色彩和半透明性，是美学效果最佳的修复体。发展初期因其机械性能差如脆性大、易裂易断等而没有被广泛应用。但随着材料科学和技术的不断发展，陶瓷材料的机械性能和加工工艺得以改进和提高，使其在理化、生物、美学上显示出比烤瓷修复体更大的优势，适应症越来越广泛，因此在绝大多数情况下替代金－瓷修复体成为临床上修复的首选。按照陶瓷材料和加工工艺全瓷冠分为：铝瓷全冠、渗瓷全冠、热压铸造瓷全冠、铸造全瓷冠、CAD/CAM 全瓷冠（图 3－69）等。

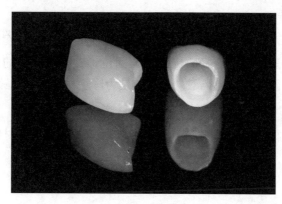

图 3－69　全瓷冠

一、全瓷冠的特性

（1）优良的美学性能，着色性好、光泽度高，半透明性和层次感与天然牙更相似，没有金属烤瓷冠龈缘变色、灰线、着色和金属过敏现象。

（2）陶瓷为电和热的不良导体。材质较轻。

（3）相似牙体硬组织的机械强度，耐磨损和抗疲劳，不易引起对𬌗牙的磨损，但脆性大，不适用于咬合紧、𬌗力大的患者。

（4）良好的生物相容性，无毒、无致畸和致癌特性。

（5）化学性能稳定，在口腔环境长期不发生溶解、腐蚀或变性。

（6）可避免金属对核磁共振成像等影像学检查的影响。

(7) 全瓷冠黏固相对复杂，技术敏感性高。

二、适应证及选择适应证的注意事项

（一）适应证

原则上，全瓷冠的适应证与金属烤瓷冠相似，尤其适应下列情况。

(1) 前牙切角或切缘缺损较严重，美学要求高，而其他保存修复无法达到要求者。

(2) 氟斑牙、四环素牙、失髓牙等变色牙需改善美观，而其他保守修复无法达到要求者。

(3) 错位扭转牙、畸形牙需要用全冠改善外形和外观，患者对美观要求高者。

(4) 牙体缺损要求修复，但对金属过敏，或不希望口内有金属材料存在，或需做某些检查而要求口内不能存在金属而不宜选用金属成分修复者。

（二）选择适应证的注意事项

与烤瓷冠相比，全瓷冠修复牙体的磨除量较大，同时全瓷冠机械强度相对弱，因此，在选择全瓷冠修复时应注意以下事项。

(1) 年轻恒牙，髓角高易露髓者，尽量避免使用。

(2) 紧咬𬌗、对刃𬌗未矫正或夜磨牙症者，不建议使用。

(3) 牙体过小，牙体预备无法获得足够的固位形和抗力形者。

(4) 牙周疾患需要用全冠进行夹板固定者，一般不采用。

(5) 心理、生理、精神疾病不能配合治疗或不愿意磨切牙组织者，不宜采用全瓷修复。

(6) 透明度较高的全瓷系统不适用于金属桩核修复或变色严重的基牙。

(7) 前牙修复应选择透明度高的全瓷系统，后牙修复应选择强度高的全瓷系统。

三、全瓷冠的牙体预备

全瓷冠牙体预备必须满足两方面的要求：①口腔修复学的要求，去净腐质，消除倒凹，制备共同就位道，设计良好边缘位置及形态，做出良好的抗力形与固位形；②材料学的要求，全瓷冠修复时必须根据全瓷材料的种类确定牙体磨除量和边缘类型，其目的是为修复材料提供足够的修复空间。

（一）全瓷冠牙体预备量与形态的特殊要求

全瓷冠牙体预备的目的、标准与方法相似于金属烤瓷冠，但由于全瓷材料机械性能决定了牙体预备量和形态（图3-70）：

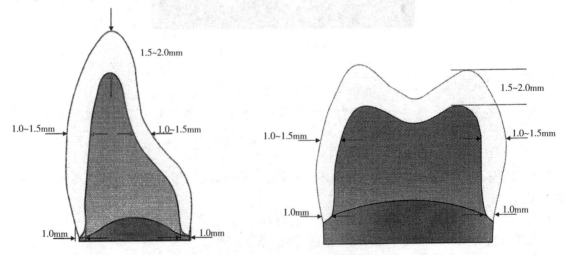

图3-70 全瓷冠牙体预备各部位厚度和形态

（1）全瓷冠每部位厚度均匀，一般情况，切端为 1.5～2.0mm，邻面和唇舌面为 1.0mm。

（2）材料决定肩台的预备形态：玻璃基类全瓷冠边缘应设计为宽 1.0mm 的直角或浅凹形肩台，氧化铝或氧化锆基全瓷冠边缘可设计为宽 1.0mm 的直角或 120° 肩台或浅凹形肩台。

（3）咬合接触区应远离冠边缘和有基牙硬组织支持的部位。

（4）前伸和侧方𬌗时无干扰，尽量设计为多牙接触或组牙功能𬌗。

（二）牙体预备的具体步骤

其基本牙体预备步骤可参照本章第八、九节全冠的预备，以下方面应注意。

1. 切端、𬌗面预备　用平头/圆头锥形金刚砂车针预备深度为 1.5mm 的 2～3 条引导沟。保证下颌在正中、前伸、侧方𬌗等功能运动时有足够的空间（一般情况，氧化铝或氧化锆基全瓷冠为 1.5～2mm，玻璃基全瓷冠切端为 2.0mm）

2. 唇（颊）面预备　唇（颊）面的深度引导沟为 1.0mm，唇（颊）面的磨除量为 1.0～1.5mm，颈部边缘形成宽为 1.0mm 肩台。

3. 邻面预备　颈部边缘与唇（颊）面颈部边缘交汇，光滑连续，并形成宽为 1.0mm 平龈肩台，磨除量 1.0mm 以上。

4. 舌面窝预备　用小球形金刚砂车针制备深度为 0.8mm 的 3 个指示窝，再用轮形车针将舌面窝磨成深为 1mm，磨除后与其原有外形一致，避免形成简单斜面。

5. 边缘预备　通常边缘形态为宽 1mm 有角肩台或浅凹形肩台，其位置为平龈或龈下。

四、印模制取及暂时冠的制作

参见本章第四、五节内容。

五、全瓷冠的试戴与黏接

（一）全瓷冠的试戴

全瓷冠的试戴要点与金属烤瓷冠相似，但有以下注意事项。

（1）试戴时需采用与树脂水门汀配套的试色糊剂模拟黏固后的修复体颜色效果，一旦发现色彩存在偏差，可选择更为合适的树脂水门汀进行黏结。

（2）玻璃基类全瓷冠强度较低，试戴、试咬合时切忌用力，以免造成修复体的折裂，通常修复体黏结后才能行咬合调整。

（3）黏结全瓷冠前需采用不含油或氟化物的浮石粉除尽基牙上残留的暂时黏固剂。

（二）全瓷冠的黏接

参见本章第十二节瓷贴面黏接内容。

六、全瓷材料

根据加工工艺不同可分为以下几种。

（一）烧结陶瓷材料

氧化铝基质陶瓷、氧化镁基质全瓷陶瓷、白榴石增强长石质陶瓷、氧化锆纤维增强的长石质陶瓷。

（二）玻璃渗透陶瓷材料

尖晶石玻璃渗透陶瓷、氧化锆玻璃渗透陶瓷、氧化铝玻璃渗透陶瓷。

（三）铸造玻璃陶瓷材料

云母结晶类铸造玻璃陶瓷和磷酸钙结晶类铸造玻璃陶瓷。

（四）热压陶瓷材料

白榴石基热压陶瓷、尖晶石热压陶瓷和二硅酸锂基热压陶瓷。

（五）CAD/CAM 全瓷材料

机械加工玻璃陶瓷和机械加工烧结陶瓷。

七、全瓷冠加工制作

（一）常规烧结全瓷技术

常规烧结全瓷技术又称常规粉浆涂塑全瓷技术，是将一定量的瓷粉用蒸馏水调拌成粉浆，其涂塑在铂箔基底或耐火代型上，经过高温烧结制成全瓷冠的技术。工艺类似于烤瓷熔附金属全冠的制作。此技术制作的全瓷冠强度较低，边缘密合性差，技术敏感性高，但美观性好，常用于瓷贴面的制作。

（二）粉浆涂塑玻璃渗透技术

粉浆涂塑技术是将氧化铝或氧化锆等陶瓷粉末与专用液按一定比例混合成粉浆，用小毛笔涂塑在复制的专用耐火代型上，粉浆中的液体经毛细管作用被代型吸收至代型孔隙里，使粉浆致密形成冠的雏形，然后将其连同代型放入专用炉内烧结，形成一个稳定的多孔陶瓷基底冠。随后将玻璃粉浆涂塑在多孔陶瓷基底上，经过高温烧结，熔融的玻璃渗入并填满氧化铝或氧化锆等孔隙中，最后常规粉浆涂塑饰面瓷材料、烧结完成全瓷冠的制作。此技术制作全瓷冠具有机械强度高、透明度好等优点。

（三）铸造全瓷技术

铸造全瓷技术是一种经典的全瓷冠制作技术。其代型修整、蜡型制作、蜡型包埋、铸圈焙烧、铸造等工艺类似于铸造金属全冠。它是将富含 SiO_2、MgO、K_2O 的玻璃陶瓷材料熔化，经失蜡技术进行铸造成型，制成全冠胚体，然后将胚体放入结晶炉中 650℃ 热处理，并在 1075℃ 维持 10 小时控制结晶核生长，最后将模型去除包埋材料，喷砂、试戴和上釉处理。铸造玻璃陶瓷全冠色泽美观近似天然牙，层次感好，但致命缺点是制作费时、复杂，技术难度高，强度较低，临床远期效果差，因此应用已越来越少。

（四）热压铸瓷技术

热压铸瓷技术类似于铸造玻璃陶瓷技术，又称为注射成型陶瓷技术。它是通过注射热压工艺将陶瓷在高温下加压注入型腔制作全瓷冠的技术。目前常用热压铸瓷材料有白榴石、二硅酸锂和尖晶石等三种热压成型全瓷材料。由于热压铸瓷材料强度高、美观性能好，被广泛应用于嵌体、贴面和前牙的美容修复。

（五）CAD/CAM 技术

计算机辅助设计和计算机辅助制作技术简称 CAD/CAM 技术。它是 CAD/CAM 技术与口腔修复工艺相结合形成的一门新兴的口腔修复工艺技术，可用于制作嵌体、全冠和固定桥等多种修复体。此技术具有工作效率高、加工精度高及加工快速等优点，但存在致命缺点就是 CAD/CAM 系统昂贵并多数局限制作固定义齿修复，用于制作修复体材料也价格较贵。此系统由三维测量装置、计算机辅助设计部分和计算机辅助制作部分组成。其制作全瓷冠步骤如下。

1. 牙体预备　常规口内牙体预备。

2. 牙体预备区的准备　干燥基牙预备体，去尽水、唾液、血液和牙碎屑。

3. 取光学印模　将口腔牙列形态或石膏模型三维形状测量数据，并将其数据转换为数字化模型的过程。即用手持传感器，将患者口腔牙预备体的颊侧、舌侧、近远中邻面、对颌牙及预备体周围的组织图像和咬合关系图像摄取，将收集的所有数据输入计算机后，数据自动转化为三维图像。此操作取代了传统修复中的印模制取和模型制备。

4. 计算机辅助设计　即外形设计，利用预装在计算机内的牙冠数据库、计算机𬌗架等软件，依据光学印模的视频模型，完成冠的内面设计、颊舌邻面设计、咬合关系建立和形态外形的调整等操作，取代了传统修复体的蜡型制作。

5. 计算机辅助制作 选择颜色和规格匹配的预成可切削陶瓷块放入数控切削装备中，由计算机指挥完成加工过程。

6. 上釉 铣削完成的全冠经过切割、打磨、喷砂后，还需上釉使其美观逼真。

第十一节 桩核冠

桩核冠是当牙体缺损范围较大，剩余可利用的牙体组织高度不足，无法形成足够的全冠固位形时，在残冠或残根上先形成金属桩核或树脂核，利用桩核来提供支持和固位的一种全冠修复体。与传统桩冠相比，桩核冠具有如下优点：固位良好，密合度高；由于冠和桩核是分开的，如需更换修复体，可以不损害桩核，重做及修改容易；在异位牙改向或做固定桥的固位体时，容易取得共同就位道。

一、桩核冠的组成及分类

（一）组成

桩核冠是由桩、核、冠三部分组成。

1. 桩 又称"根管钉"，是插入根管内的部分，其冠部与核相连，尾部连接根管封闭区。利用摩擦力和黏固力获得固位。桩还可传递应力，改变牙根的应力分布。

2. 核 替代临床牙冠缺损部分，固定于桩上，并与桩的冠部相连使桩核成为一体，为冠修复体提供良好固位和稳定作用。

3. 冠 是覆盖核和剩余牙冠的修复体，作用是恢复牙齿形态、功能和美观。

（二）分类

1. 按修复体结构分类

（1）桩、核、冠三体结构：桩、核、冠为不同材料的分体结构。主要是成品桩修复，如纤维桩 – 树脂核 – 全瓷冠、成品螺纹金属桩 – 银汞核 – 金属烤瓷冠等。

（2）桩核、冠二体结构：桩核为同种材料制作的一体结构，与冠分体。常见的有铸造金属桩核 – 金属烤瓷冠、陶瓷桩核 – 全瓷冠等。

（3）桩核冠一体结构：桩核冠为一整体结构，即传统的桩冠形式。如金属核烤瓷桩冠、金属桩冠等。

2. 按修复材料分类

（1）桩：金属桩和非金属桩。金属桩包括铸造金属桩和金属预成桩，如金合金、钴铬合金、镍铬合金、钛合金等；非金属桩：如陶瓷桩、纤维桩（图3–71）。

（2）核：金属核和非金属核。金属核包括铸造金属核（图3–72）、银汞合金核；非金属核包括复合树脂核、陶瓷核。

（3）冠：金属全冠、烤瓷冠、全瓷冠、复合树脂冠。

二、适应证

（1）临床牙冠大部分缺损，剩余牙体无足够的固位条件，无法充填治疗或做全冠修复固位不良者。

（2）牙冠缺损至龈下，但牙根有足够长度，牙周健康，经牵引术或冠延长术后能暴露出缺损面者。

（3）轻度错位牙、扭转牙需改变牙冠位置而没有条件做正畸治疗者。

（4）牙冠短小的变色牙、畸形牙不能做全冠修复者。

（5）做固定义齿的固位体。

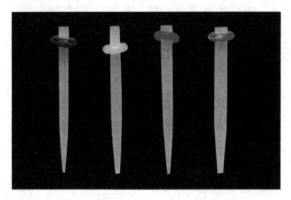

图 3-71 纤维桩

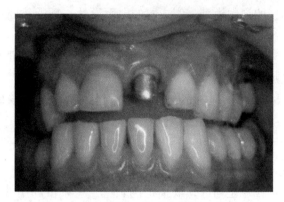

图 3-72 铸造金属核

三、选择适应证的注意事项

（1）乳牙和根尖未发育完全的年轻恒牙。
（2）根管感染未经治疗或根管治疗不完善，感染未能有效控制的患牙。
（3）严重的根尖吸收，牙槽骨吸收超过根长 1/3 以上者。
（4）根管弯曲、细小或牙根无足够的长度者。

四、桩核冠的设计

桩核冠要修复的患牙，剩余牙体组织不足以为修复体提供足够的固位形，因此桩核的设计有其独特的固位形与抗力形要求。

（一）桩的长度（图 3-73）

桩核冠的固位力主要取决于桩与根管壁间的摩擦力及与黏接剂的黏着力。因此桩的长度是影响桩核固位的主要因素，桩越长，摩擦力与黏固面积越大，则固位力越强，但桩长度受根管解剖条件的限制。

（1）为保证牙髓治疗效果和预防根折，一般要求根尖部保留 3~5mm 的根充材料隔离口腔与根尖周；如果余留根充材料过少则不利于根尖封闭，容易导致根尖周感染。
（2）保证桩的长度不短于临床牙冠高度。
（3）桩在牙槽骨内的长度大于根在牙槽骨内总长度的1/2。

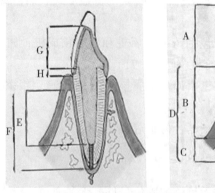
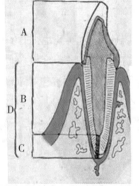

图 3-73 桩核冠的长度

A. 冠长；B. 桩长；C. 根尖充填料；D. 根长；E. 桩在牙槽骨内的长度
F. 根在牙槽骨内的长度；G. 核长；H. 牙本质肩领

（二）桩的直径

桩的直径与桩核冠的固位和抗力都有关系。增大桩的直径，可增大桩与根管内壁的接触面积，从而增加了固位力和抗力性；但根管壁的厚度有一定限制，根管壁过薄，易致受力时折断。但如果桩过细，不仅固位力不足，而且受力时桩易产生弯曲或折断。

结合力学特点和牙根的结构特点，在桩材料强度足够的条件下，桩的直径在 1/4 ~ 1/3 根径范围内对牙根的抗折性无明显影响。

（三）桩的形态

桩的形态取决于牙根的形态，牙根的三维形态制约着桩的长度、直径以及水平截面的外形。因此，根管预备时要结合相应牙根的解剖学特点和实际情况判断处理。对于弯曲根则要注意根是弯曲的，但桩无法做成弯曲形状。

按桩的聚合度可分为：平行桩与锥形桩两种。平行桩的聚合度越小、固位力越大，适用于根长且粗大，继发牙本质较多时；锥形桩适用于细根、短根、继发牙本质较少的患牙。按桩的表面结构可分为：光滑桩、锯齿桩、螺纹桩等。除主动螺纹外，表面纹理对固位力的增加作用并不很明显。铸造桩为光滑表面，不能用螺纹，否则不仅就位困难，而且易导致牙折。预成桩表面常设计纵形排溢沟，目的是方便黏接剂排溢而使桩完全就位。

（四）牙本质肩领

最终冠修复体的边缘应覆盖所有缺损区与原有修复体，并在其边缘上方保留足够的健康牙本质，原则上核的边缘与冠边缘之间应留有高度至少 1.5mm 的牙本质，称为牙本质肩领。临床上常见无牙本质肩领设计的桩核冠修复体在使用过程中容易导致患牙的牙根折裂。因此当根面位于龈下时，需通过正畸方法行牙根牵引术或通过牙周手术行牙冠延长术来获得牙本质肩领。

五、桩核冠的牙体预备

牙体预备前必须拍摄 X 线片，了解牙根的长度、方向、根管充填情况与根尖周情况，选择器械，调整体位。

（一）根面预备

（1）去净残冠上所有的旧充填体及龋坏组织，暴露牙体组织。

（2）对于剩余牙体组织的预备，无论还保留有多少牙体组织，都应按全冠预备要求与方法进行牙体预备，但此时不必做出龈沟内边缘，也无须精修。

（3）去除薄壁弱尖，将余留的根面修磨平整，确定最终边缘线，保证牙本质肩领处牙体厚度不小于 1mm，高度不小于 1.5mm。

（二）根管桩道预备

（1）按 X 线片量好桩在根管内的长度，标记在扩孔钻上（图 3-74）。

（2）根据根管方向，低速进钻并做提拉动作将切碎的根管充填糊剂及牙胶带出，至预定的深度。

（3）根据牙根的长度、外形、直径，按设计要求选择相应型号根管钻预备至所需桩道的工作长度。

六、桩核熔模的制作

1. 直接法铸造桩核的熔模制作　以嵌体蜡为宜。在根管内与根面上涂一层液状石蜡，吹薄，选合适粗细的嵌体蜡条烤软插入根管内并尽量充满，用一金属丝在酒精灯上烤热后插入蜡的中央直达根管最底部，手固定至蜡冷却凝固，握着金属丝将桩的熔模拔出，检查是否完整，而后复位至根管内，用蜡刀熔蜡，逐渐堆出核部熔模。注意根面要完整，核部各面外形按全冠预备体修整，再次冷却后取下检查，确定无误后，浸入水中漂浮或固定在蜡座上，送技工室包埋铸造。

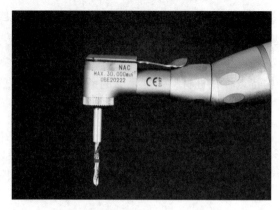

图3-74 扩孔钻上标记工作长度

2. 间接法铸造桩道印模的制取　包括单桩道和多桩道印模，过程基本一样。完成冠部牙体及根管桩道预备后，先在根管内注入高流动性印模材料，以螺旋输送器将印模材料导入根管，然后插入提前准备好的金属针或塑料针（作为核心，起增强作用），再将印模材料注满根面，放入堆满印模材料的托盘，等待凝固。印模材料凝固后，顺根管方向取下即可。检查印模是否完整，确认无误后，灌模型，送技工室制作熔模。

熔模制作完成后，在预备后的根管中以75%酒精棉球暂封。

七、桩核的试戴与黏固

（一）预成桩核的试戴与黏固

（1）预成纤维桩在根管预备完成后，先试桩的长度和直径，合适则以树脂黏接剂黏固，按全冠预备体形态制作树脂核，去除桩过长的部分，精修完成即可。

（2）金属预成桩的根管预备同纤维桩，黏固以聚羧酸锌水门汀或玻璃离子水门汀较为合适，核的部分可以复合树脂或银汞合金制作，常规方法完成核的全冠预备体修整。

（二）桩核一体的试戴与黏固

（1）铸造金属桩核试戴时，去除根管内的暂封物，并清洗干净；检查桩核铸件组织面有无金属瘤及附着物；轻轻插入根管内，用薄咬合纸标记出妨碍就位之处并磨除掉，要求桩核就位无阻力，取下时有固位力，核与根面密合。以聚羧酸锌水门汀或玻璃离子水门汀黏固时，可用螺旋输送器将水门汀导入根管最深处而后插入桩核，水门汀顺利排溢出，辅助固定桩核至黏固剂凝固。黏固后去除多余水门汀，然后清洁，完成全冠牙体预备的修整，进入全冠修复程序。

（2）全瓷桩核的试戴同铸造金属桩核，黏固则用高强度的树脂黏固剂，最后的全冠修复以美学性能优异的全瓷冠为好。

第十二节　贴　面

贴面修复是采用黏接技术，对牙体表面缺损、变色牙、釉质发育不全和畸形牙等，在保存活髓、少磨牙或不磨牙的情况下，用美容修复材料直接或间接黏接覆盖，以恢复牙体的正常形态和改善色泽的一种修复方法。贴面按照修复材料可分为复合树脂贴面、烤瓷贴面、铸造玻璃陶瓷贴面（图3-75）及CAD/CAM玻璃陶瓷贴面等；按照修复方法可分为直接贴面修复和间接贴面修复。

一、适应证

(1) 四环色牙、氟斑牙、着色牙和变色牙。

(2) 牙体缺损，包括牙面小缺损、前牙切角缺损、大面积浅表缺损、颈部楔状缺损牙。

(3) 畸形牙、过小牙、釉质或牙本质发育不良的牙。

(4) 牙间隙增大，轻度的中线偏移等。

二、选择适应证的注意事项

(1) 上颌牙严重唇向错位者。

(2) 严重深覆𬌗，下前牙唇面严重磨损无间隙者。

(3) 不良咬合习惯，如夜磨牙者。

(4) 安氏Ⅲ类错颌畸形者。

三、贴面修复术前准备

(一) 检查、诊断

首先应了解患者的主诉、现病史和既往史（特别是修复病史），着重了解患者对修复体的期望值及患者心理因素对修复效果的影响。对咬合关系、龋齿、牙周情况、肤色、牙冠色泽、唇线高度、微笑线等进行仔细检查并记录。术前应拍摄照片、制取研究模型，以便进行术前、术后的对比，有利于患者对修复体的接受和认可。做出诊断后，向患者讲解完整的治疗计划如治疗方法、治疗时间、修复范围、颜色、形态等，并征得患者同意。

(二) 治疗前处理

进行必要的治疗前处理，如口腔洁治，牙体、牙髓、牙周疾病的治疗等。

(三) 比色（图3–76）

对于非变色牙常规方法比色即可。变色的个别牙可参照邻牙及对𬌗牙进行比色；多数牙变色如四环素牙、氟牙症等美容修复病例，则应首先确定修复范围，在患者充分参与下进行比色，因此类修复时基牙的颜色须进行遮色，故应保持良好的医技沟通。除了参照邻牙、对𬌗牙外，还应根据患者的要求、职业、年龄、肤色以及着色程度进行综合判断。

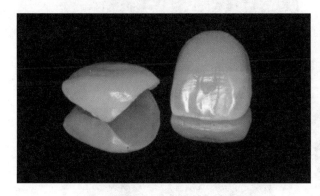

图3–75 全瓷贴面

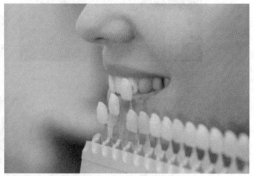

图3–76 比色

四、贴面修复步骤

(一) 基牙预备

基牙制备原则上是在釉质范围内进行，唇面预备可用金刚砂车针从切端到颈部分三段预备，将唇面分别磨除切端约 0.7mm、中部约 0.5mm、颈部约 0.3mm；颈缘预备成浅凹槽型，宽 0.3mm，终止线位于龈上或平龈缘，用于变色牙时也可位于龈下 0.5mm；邻接面的边缘通常放在邻接点的唇侧，需要用贴面来恢复邻接关系时，应超过邻接点终止于舌侧，并注意防止形成倒凹；根据患牙切缘厚度和修复需要，切端可选择磨切或不磨切，如需要，切端磨除 1~1.5mm。最后精修完成（预备方法见图 3-77）。

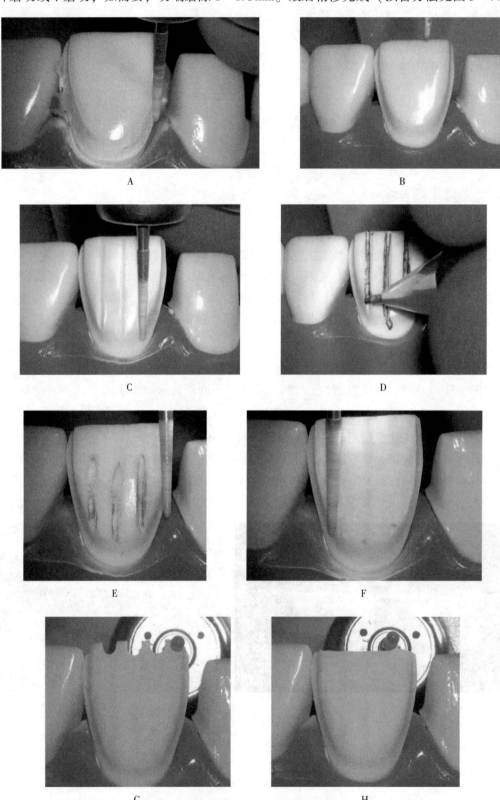

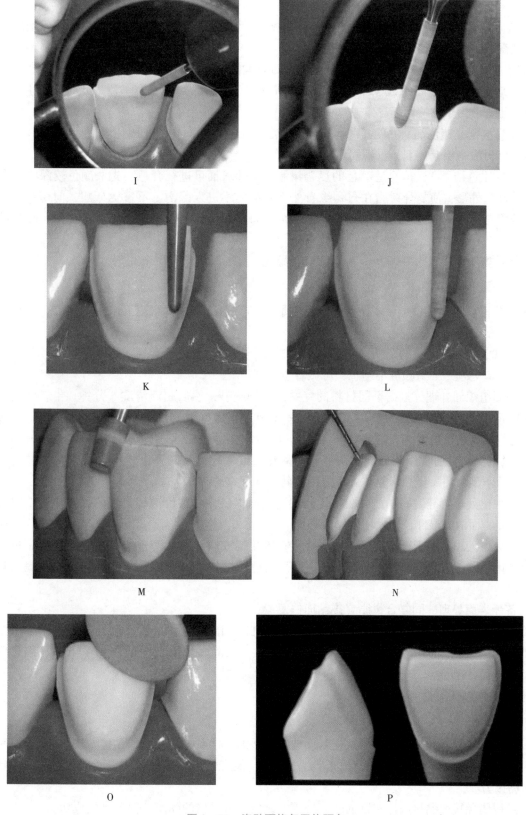

图 3 - 77　瓷贴面修复牙体预备

A. 邻面及颈部肩台预备；B. 邻面及颈部肩台预备完成；C. 唇面引导沟预备；D. 唇面引导沟染色；E. 唇面切 1/3 预备；

F. 唇面中、颈 1/3 预备；G. 切端引导沟预备；H. 切端预备完成；I. J. 切端舌侧肩台预备；K. L. 预备体磨光；

M. 唇面切 1/3 瓷层加厚预备；N. 硅橡胶导板检查；O. 表面抛光；P. 最终预备体形态

（二）复合树脂直接贴面修复

（1）患牙隔湿，如涉及牙本质可采用全酸蚀或自酸蚀系统，贴面黏接修复则主要在牙釉质层进行应选择全酸蚀系统，黏接应使用高强度的树脂黏接剂。

（2）用30%～50%磷酸酸蚀预备面30秒，氟斑牙酸蚀时间延长至1分钟。

（3）流动水冲洗酸蚀面约20秒，无油压缩空气吹干牙面，黏接面呈白垩色。此时应防止水蒸气、唾液、血液、龈沟液污染黏接面而导致黏接失败。

（4）涂黏接剂或遮色剂，并使其薄而均匀。化学固化者自然固化，光固化者照射40～60秒。若变色牙仍明显，可再涂一层遮色剂，重新固化。

（5）根据比色结果，选取合适颜色的复合树脂。前牙唇面可进行套色，先取颜色较深的复合树脂紧贴于颈部，修整外形，使复合树脂在冠颈缘自然、光滑而不进入龈沟、不覆盖牙龈，向切端渐薄，形成斜面，光照固化。再取颜色较浅的复合树脂，从切缘向颈部渐薄覆盖，使色泽从浅至深自然过渡，光照固化。

（6）修整树脂贴面形态并调𬌗，表面磨光、抛光，必要时可涂一层上光剂。

（三）全瓷间接贴面修复

1. 印模及记录咬合关系　牙体预备完成后制取印模，方法参见本章第五节。记录咬合关系参见本章第八节。

2. 口内试戴　制作完成的瓷贴面在患者口内试戴，检查贴面的适合性、形态、边缘、咬合关系、颜色等，并做相应处理。如果颜色不理想，可做着色处理。

3. 瓷贴面组织面处理　根据不同材料的瓷贴面选择喷砂，然后超声清洗5分钟，干燥备用，或者用2.5%～10%氢氟酸液酸蚀3分钟，用水冲洗至少30秒，干燥备用。喷砂或酸蚀的目是增加黏接面积、创造微孔结构、提高表面自由能、增强润湿性等。但不同的粗化方法适用于不同成分的全瓷材料，如酸蚀（氢氟酸或氢氟铵酸）通常用于玻璃基陶瓷，而氧化铝或氧化锆基陶瓷由于不含或仅含微量的氧化硅成分，因此酸蚀不起作用。提高修复体黏接强度的其他处理方法有

（1）硅烷化处理：硅烷偶联剂可在粗化的陶瓷表面提供化学共价键和氢键的黏接作用，同时还可以通过提高陶瓷表面的润湿性，辅助增强黏接强度。

（2）硅涂层处理：由于硅烷偶联剂无法直接在氧化铝或氧化锆基陶瓷中（不含或仅含微量的氧化硅成分）形成化学键，因此，需要在此类陶瓷表面采用硅涂层技术（摩擦化学法和热解法）提高其表面硅羟基的含量。

4. 预备牙表面处理　同复合树脂直接贴面修复。

5. 将硅烷偶联剂涂在已酸蚀的瓷贴面黏接面上，自然干燥2～3分钟。患牙隔湿，黏接面涂刷黏接剂，放置贴面要从牙颈部开始，逐渐放下，压力要轻柔。去除多余树脂，光照40～60秒，固化后修整边缘和邻面，调𬌗并抛光。

嘱24小时内贴面不受力。

（四）树脂黏接剂使用注意事项

（1）根据修复材料的种类和牙体缺损程度选择合适的黏接系统，并掌握黏接方法。

（2）通过对修复体黏接面喷砂、酸蚀等方法处理，能有效地改善材料的表面性状，增加黏着面的粗糙度增加黏接力。

（3）用树脂黏接剂黏接嵌体、贴面时，必须对黏接区做严格的隔离，保证黏接成功。

五、贴面修复应注意的问题

（1）贴面修复前，龈炎者应予治愈，否则将影响贴面龈边缘的密合性，修复后易出现边缘微漏，龈

炎亦不易愈合。复查中发现边缘着色者多因边缘微漏所致,轻微者可局部磨改后用复合树脂修补,严重者应予重新制作。

(2) 贴面修复牙间隙,应注意美观、协调,有的还可先行正畸后再进行修复。对牙间隙不等者,可采取适当加宽近远中的方法,利用材料折光和视角差予以弥补,对明显的应增加其唇面突度并雕塑发育沟,对显得太小者则减小唇面突度。

(3) 除严格按照黏接技术各步骤的要求进行操作外,在完成复合树脂覆盖后,应检查咬合关系,在各方向咬合有无早接触,应尽量减轻𬌗力,消除早接触。

(4) 个别修复体局部折裂者,应分析其原因,在消除折裂原因的基础上,用复合树脂修复。

第十三节 牙体缺损修复体的黏接、黏固与完成

在技工室制作完成后的修复体,送到临床后还要经过口内试戴、磨光、抛光等处理,最后才能在患牙上黏固,完成修复。

一、戴前处理

患者就诊之前应对牙体缺损修复体进行初步处理,以方便修复体在患者口内就位和黏固。

(1) 仔细检查修复体是否完整,有无缺损、砂眼或缩孔等缺陷。

(2) 轻压使其在代型上就位,并用放大镜检查就位是否完全,边缘伸展是否合适。

(3) 修复体在代型上就位后,应使用较薄的咬合纸仔细检查邻接关系。

(4) 确认修复体已彻底就位,然后在𬌗架上用咬合纸检查咬合情况,用直径较小的柱状磨石先调正中𬌗早接触,然后调非正中𬌗早接触,直到咬合接触点均匀。

(5) 在邻接关系和咬合调磨完成后,对金属修复体初步抛光。瓷修复体可暂不上釉,因为在口内试合时,过度光滑的表面不易用咬合纸检查出咬合高点和过紧的接触点。最后对修复体的内表面喷砂处理,用高压蒸汽清洗以备口内试合。

二、口内试合与调磨

1. 检查包括牙松动度、叩痛、牙龈状况及牙周探诊深度。去除临时冠,用热试或冷试法检查牙髓状态,必要时使用电活力测定仪测试牙髓活力。

2. 小心去除暂时修复体,后用气水枪冲洗患牙表面去除暂时黏固剂。若为活髓基牙应嘱患者温水漱口,或干棉球小心擦拭掉暂时黏固剂,必要时可在局麻下进行。

3. 将修复体戴入预备过的患牙上并达到正确的位置称为就位。修复体就位的标志为:修复体的龈边缘到达设计位置;咬合关系良好;修复体在基牙上就位后稳定无翘动。阻碍修复体就位的原因有:牙体预备时存在一定程度的倒凹,蜡型从代型上取下时蜡型变形;铸造时修复体黏接面有金属瘤、粗糙面等;基牙预备时形成过锐的点线角、模型损伤、邻接过紧等。

4. 就位后的检查和调改

(1) 修复体在患牙上就位后,应观察邻接面的位置是否正常,用细牙线检查邻接的松紧。牙线通过无阻力,说明邻接过松,易造成食物嵌塞;若牙线不能通过并伴有胀痛感,说明邻接过紧,会妨碍修复体就位,造成患者感觉不适。

(2) 用拇指和示指检查修复体在患牙上的固位力。正常情况下,用拇指和示指脱位修复体时手指应感到明显的阻力,如果修复体用拇指和示指脱位时手指没有任何受阻的感觉,或者上颌修复体就位后在不受任何外力的情况下自行脱落,说明修复体几乎没有固位力,应考虑重新设计重新制作,增加固位形,

提高固位力。

（3）修复体的冠边缘应在完全就位后到达设计的位置称边缘适合性。合适的冠边缘不应存在过长、过短、过厚以及与颈缘之间有间隙的情况。冠边缘若过长，会对牙龈组织造成压迫，过短则会暴露颈部牙体组织，应重做。冠边缘与颈缘之间应无明显缝隙，如探针的尖可以探入或发现缝隙明显，一般应重做。

（4）修复体完全就位后开始调改咬合，调改咬合前先检查不戴修复体时的咬合情况，让患者咬合至牙尖交错位，观察牙的位置和上下牙面的接触情况，然后戴上修复体，用咬合纸检查出𬌗干扰点和早接触点并确定磨除部位，调磨时掌握三条原则：①正中颌位早接触，非正中颌位也有早接触，调磨早接触的牙尖或切缘；②正中颌位早接触，非正中颌位正常，调磨牙窝早接触区；③正中𬌗位正常，非正中颌位早接触，调磨斜面上的早接触区。需要注意的是先调磨正中颌位的早接触点，使正中𬌗达到广泛均匀的接触和稳定的尖窝关系，再调磨侧方𬌗及前伸𬌗时的牙尖干扰，达到平衡𬌗接触。

5. 调磨完成后，应对修复体表面进行磨光和抛光处理，使其表面高度光滑。金属修复体先用磨具由粗到细的顺序磨光，再用抛光轮蘸抛光膏抛光。瓷修复体应将调磨过的部位磨平后上釉。

三、黏固

1. 黏固剂的选择　根据不同的修复体材料和患牙牙髓状况，选择合适的黏固剂。通常金属和烤瓷修复体常用磷酸锌黏固剂、聚羧酸锌黏固剂、玻璃离子黏固剂黏固，但磷酸锌黏固剂由于在聚合时产热并释放游离酸刺激牙髓，故不能用于活髓牙黏接。瓷修复体常用树脂黏接剂黏固（黏固方法见本章十二节）。

2. 黏固的方法

（1）清洁牙齿表面，吹干并隔湿。

（2）调和黏固剂，使其呈黏丝状，用小毛刷或调拌刀将黏固剂均匀涂布在冠的内壁，必要时在基牙轴面预备溢出沟作为黏固剂溢出道。

（3）修复体按就位道方向就位，前牙医生用手指辅助加压或用木棒轻轻敲击加压，后牙则让患者自然咬合，或在𬌗面垫一棉卷让患者用力咬紧。用探针检查冠边缘，若未完全就位，在黏固剂尚未凝固前迅速取下。确认牙冠已彻底就位后，再持续加压 3 ~ 5 分钟。

（4）待黏固剂完全固化后，去除冠外多余的黏固剂。

四、黏接、黏固后处理

黏固后重新检查咬合接触情况，必要时口内调𬌗并抛光。使用牙线检查修复体与邻牙的接触关系，以及邻面和龈沟内是否残留黏固剂。用橡皮杯和浮石粉对修复体边缘做最后的抛光处理。

修复体黏固完成后应对患者做修复体的使用和卫生指导。

第十四节　牙体缺损修复体的临床应用选择

在进行牙体缺损修复设计时，除考虑修复原则外还应注意下列情况。

（1）对于牙列缺损情况、现有修复体的状况、修复体所用材料等必须有全面了解和整体设计，然后再做出修复体设计。

（2）详细检查牙体、牙列缺损情况，咬合、排列和牙周支持组织状态，确定诊断。凡有牙体、牙髓、牙周等疾病，应在完善治疗后，再开始修复治疗。

（3）对于影响修复体美观、固位和功能的牙龈退缩或牙龈局部缺损，应积极治疗，创造修复前的口腔条件，以改善修复效果。

（4）尽量结合患者的主观愿望、经济条件、身体条件，做出恰当的修复体设计。

一、前牙

（一）牙发育异常

1. 釉质发育不全、氟斑牙的修复　一般情况下，可做瓷贴面、全瓷冠、烤瓷冠等修复体。对于青少年患者，可做光固化树脂贴面、瓷贴面等修复。轻微釉质发育不全，氟斑牙仅釉质表浅损害者，可先试做表层打磨、漂白治疗或漂白后一薄层光固化树脂覆盖。保守治疗效果不满意时再做贴面或全冠修复。

2. 过小牙、锥形牙　凡位置正常，能满足基本固位要求者，可考虑做烤瓷熔附金属全冠、全瓷冠、树脂全冠；对于咬合紧、覆盖小、深覆𬌗患者，可做金属烤塑冠。对于牙冠锥度大、固位形差者，金属基底可用铸造完成，必要时加用辅助固位形，如邻面沟、钉洞等固位；若牙冠过于短小，且呈锥形，固位形差的牙，可考虑先做根管治疗，然后做桩冠或桩核冠修复；若过小牙的邻牙也需要做修复体者可考虑做联冠以加强固位。

3. 四环素牙　这类患者一般牙体外形正常，仅是牙冠颜色异常，用漂白法不能从根本上解决颜色异常问题。轻症者可用光固化复合脂贴面、瓷贴面修复。对于重症患者，以烤瓷熔附金属全冠、全瓷冠修复较为适当。

（二）缺损

一般小范围的缺损多用充填治疗，当严重影响到抗力、固位和美观时，可根据情况做下列修复设计。

（1）缺损面积小，如切角或切端缺损，缺损量小于 2mm 切龈距；邻面缺损小于 1mm，有足够的釉质，可选择瓷贴面修复。

（2）缺损在切 1/3 时，可做烤瓷熔附金属全冠、全瓷冠、复合树脂贴面、塑料全冠修复。若咬合紧、牙冠体积大者，也可做 3/4 冠修复，附加舌隆突处的钉洞固位形，切端缺损处可用树脂恢复。

（3）缺损至冠中 1/3 者，活髓牙应在护髓治疗后，在釉牙本质界的牙本质内置螺纹钉，做复合树脂核，然后行全冠修复。若死髓牙已做根管治疗者，可利用冠桩加固复合树脂核，然后行冠修复。

（4）当缺损至龈 1/3 或舌侧的广泛深龋，宜设计桩核冠修复。

（三）牙折

牙折从折断的形式上有局部牙折、纵折、斜折、横折四种。前牙多见横折及斜折。无论何种牙折，首先要确诊是否伤及牙髓，尽可能采用护髓治疗，以保存活髓。

1. 切角小范围牙折　很小的冠折缺损，可将锐利的边缘调磨光滑，制备黏接斜面或固位型＋复合树脂修复。若有过敏症状，影响美观和发音，在护髓治疗后，再采用复合树脂黏接修复。对咬合紧者，可用 3/4 冠修复，缺损部分用复合树脂恢复。对切角缺损较大者，可用全冠修复。

2. 前牙横折　可根据折断的范围大小，做全冠或桩核冠。具体设计类似牙冠缺损者。

3. 前牙冠根联合折　无论横折或斜折，其折裂线超过龈缘以下 3mm 者，若牙根长度足够，除做牙髓治疗外，还应做龈切除术或牙根牵引术，将折断面暴露，以便桩核冠和根面密合，防止形成牙周袋。

（四）个别牙反𬌗

成人个别前牙反𬌗，多见于上颌侧切牙舌侧错位，正畸矫治往往较困难，或患者不愿意接受或没有条件做正畸治疗，反𬌗不严重者可考虑做牙髓失活，然后牙冠大量磨改后做全冠修复；反𬌗较严重时，应选择桩核冠改变基牙牙冠方向。

（五）牙间隙

在前牙较为多见。牙间缝隙最理想的治疗方法是正畸矫治关闭缝隙，或经正畸矫治集中缝隙后再作修复。首先确定牙间缝隙形成的原因，并针对病因进行治疗。必要时应与正畸科、牙周科医生共同确定治疗、修复方案。中切牙应注意保持中线不偏斜，间隙尽量集中于侧切牙近远中，通过修复侧切牙来消除小间隙。

二、后牙

后牙修复体的设计虽然在外形、色泽、对称性上不像前牙那样要求严格，但后牙承受𬌗力大，在固位、稳定、承力等方面有更高的要求。

(一) 修复体的选择

全冠对患牙保护作用强，修复体边缘线较短，封闭性较好，固位力强，对于龋坏率高、牙体缺损较重、充填面积较大者，最好选择全冠修复。如患牙牙体严重缺损，应先进行牙髓、牙周的治疗，然后在残根、残冠的基础上设计桩核，再做全冠修复。

对于前磨牙，颊面无缺损，邻面缺损不严重者，从美观考虑可设计3/4冠。

对于嵌体的设计应谨慎，注意防止牙折及继发龋的发生。修复体边缘应尽可能避免承受较大的𬌗力，注意抗力形与固位形。

(二) 咬合过紧的设计

当后牙牙体缺损，牙冠𬌗龈距短或对𬌗牙过长，余留的间隙小，咬合过紧时，可设计髓腔固位的嵌体或桩冠修复。设计全冠修复做基牙预备时，可适当向龈下延伸，且减小轴面的𬌗向聚合度，增强固位力；情况允许时，可适当调磨对𬌗牙尖高度。

(三) 联冠设计

几个相邻的牙均有缺损需要做修复体时，为了让每个牙保持各自正常的生理运动，通常每个牙只做单个形式的修复体修复，这样牙体切割较少，取得就位道也较容易。但某些特殊情况下可考虑联冠设计：患牙牙周支持条件差，如牙槽骨吸收较多、牙根短小、牙体半切术后等；相邻的患牙固位形差，旋转脱位倾向大，做单个修复时容易脱落者；两患牙间有牙间隙，或存在食物嵌塞，特别是邻间隙过大的水平型食物嵌塞，以及上颌最后磨牙的冠修复后易出现向远中移位，造成食物嵌塞者。联冠可根据需要做成两牙联冠、多牙联冠。

(四) 牙半切数的修复

牙半切术 (semisection) 是指将牙无法保留的牙根及部分牙冠切除，保留尚健康的牙根牙冠。适合行牙半切术修复的情况有：某个牙根因根管钙化、弯曲、髓石、器械折断或根管壁侧穿等不能治疗，而其余牙根可治疗者；根分叉处因龋病、创伤或器械的意外损伤造成严重破坏者；一个牙根有纵折或内吸收；下颌磨牙仅有一个根患严重的垂直性骨吸收；上颌磨牙的两个颊根或腭根有严重的骨质破坏者。

不适合行牙半切术修复的情况有：牙体半切术后，无法利用剩余的牙体组织及邻牙做合适修复体者；根管无法进行彻底治疗，逆向充填也不可能者；口腔卫生条件差，难以维持口腔清洁，有可能导致牙周病者；根融合或两根靠得很紧，无法做分根切除术者。

牙体半切术前，应对计划保留的牙根做常规根管治疗，然后用磨切器械将根分叉以上患根一侧的牙冠做部分切除，拔除有病变的牙根，伤口愈合后做冠修复。而当原有根分叉处的牙槽骨附着较高时，宜行冠延长术。剩余牙冠需要用银汞合金或复合树脂做桩核，桩核不得压迫龈组织。修复治疗时，剩余牙体被视为单根牙。若剩余的牙根及牙冠有足够的支持力和固位形，可设计铸造金属全冠修复。若支持力和固位不足时，可设计成联冠或固定桥。常规方法做牙体预备，注意修复体设计应采取减轻𬌗力和侧向力的措施。

(五) 纵折牙的设计

纵折牙是折裂线通过牙冠长轴近远中向贯穿性折裂。后牙纵折可分为隐裂型、牙尖斜折型和纵折型。

隐裂型如未波及牙髓者，可直接行全冠修复。若已波及牙髓，应行彻底的根管治疗后再行全冠修复；牙尖斜折型如较小的折断片未松动，处理方法同隐裂型。若较小的折断片已松动，而另外较大的部分尚稳固，则应将较小松动的部分拔除，余留牙体行彻底的牙体牙髓治疗后全冠或桩核冠修复；纵折型治疗方法如下。

1. 患牙裂缝的处理　对于新折裂的患牙，断片较容易复位者，如裂缝内有充填物、残渣等，应去除干净。活髓牙应在局麻下，以生理盐水加压冲洗。若牙龈、牙髓出血明显，可先用3%过氧化氢溶液冲洗，再以生理盐水冲洗，然后结扎固定。若为陈旧性纵折，折裂缝隙大者，先以探针取出缝内异物，再用过氧化氢溶液、生理盐水加压冲洗，彻底清洗后复位固定。如断缝内有异物残留则会影响断片复位，引起根尖周感染，可导致修复治疗失败。

2. 结扎固定　剪一段直径0.3~0.5mm的软质不锈钢结扎丝，先用止血钳夹住钢丝穿过患牙远中邻面，并在牙颈部绕两圈，然后在颊侧外展隙处拧紧，并用冠剪把多余的钢丝剪断，将钢丝结压入邻间隙内（注意避免钢丝滑入龈沟或损伤牙龈）。也可在各轴面牙颈部上方磨出小沟，阻挡结扎丝向牙龈方向滑动，并防止结扎丝在牙体预备时被磨断。

3. 全冠修复纵折牙的保护性修复　通常用金属全冠。在患牙经过前述处理后即进行修复。在牙体预备、试戴过程中，患牙必须在可靠的固定状态下进行，如结扎丝松脱或断开，必须重新结扎，直到黏固前去除结扎丝。

第十五节　修复后可能出现的问题和处理

牙体缺损的修复，如果适应证掌握不好，修复治疗过程中没有遵循修复原则和质量要求，则可能出现问题。轻者需要对症处理，重者则需要拆除重做。

一、龈缘炎

修复体戴用后出现龈缘炎表现为，修复体龈边缘处的龈组织充血、水肿、易出血、疼痛等。可能的原因如下。

（1）龈缘下溢出的多余黏固剂未去净。
（2）修复体冠边缘过长，边缘抛光不良，修复体边缘有悬突或台阶。
（3）修复体轴面外形恢复不良，不利于自洁和对牙龈组织的生理按摩作用。
（4）试冠、戴冠时损伤牙龈。
（5）与邻牙接触点恢复不良，嵌塞食物刺激牙龈。
（6）倾斜牙、异位牙修复体未能恢复正常排列和外形。
治疗时应尽量去除致病因素，局部用药消除炎症，调整咬𬌗。若效果不佳者，应拆除修复体重做。

二、食物嵌塞

食物嵌塞是指在咀嚼食物的过程中，食物碎块或纤维受外力作用嵌入或滞留于两牙的邻间隙内，是修复后常见的问题之一。修复后出现食物嵌塞的原因有：修复体的形态恢复不当，如咬合面的形态恢复不当，缺少边缘嵴及溢出沟，牙尖斜面过陡；接触区的形态恢复不当；修复体边缘位置不合适、边缘不密合等，可引起牙龈炎、牙周炎、牙龈萎缩，继发食物嵌塞。

修复后出现食物嵌塞的处理方法应根据不同原因做出对应处理，如修整𬌗边缘嵴，磨出食物溢出沟，修整牙尖外形，减小颊舌径，增大颊、舌侧外展隙，必要时重做修复体。

三、疼痛

1. 咬合痛

（1）修复体黏固后短期内出现咬合痛多为早接触点引起创伤性牙周膜炎，经过调𬌗后，疼痛会很快消失。若未及时调𬌗，有时会因创伤𬌗而引起急性牙周膜炎，疼痛加剧，必要时需在局麻下拆除修复体，带痊愈后重做。

（2）修复体戴用一段时间之后出现咬合痛应结合触诊、叩诊并用 X 线牙片参考，确定是否有创伤性牙周炎、根尖周炎、根管侧穿、外伤性或病理性根折等，然后再针对病因治疗，如调𬌗、牙周治疗或拆除重做和拔牙等。

2. 自发性疼痛　修复体黏固后若出现自发性疼痛，应根据疼痛特征、口腔检查并结合 X 线片，确诊是否由于牙髓炎、根尖周炎、牙周炎、𬌗创伤或异种金属修复体之间产生的微电流引起。

牙髓炎和根尖周炎可根据患牙情况，选择修复体局部钻孔治疗或拆除修复体治疗；牙周炎者如由修复体导致，则应对修复体局部刺激牙周组织的部位进行形态修改等处理，若不能解决，则应将修复体拆除，待牙周炎治愈后重新设计、制作修复体；𬌗创伤者应仔细调𬌗观察；异种金属流电现象导致的疼痛，应将同一患者修复体，设计制作为同种金属或非金属修复体。

3. 过敏性疼痛

（1）修复体在戴入和黏固过程中出现疼痛，多由于患牙为活髓牙，磨切后牙本质暴露，修复体就位时的机械摩擦、黏固时消毒药物刺激、黏固剂中游离酸刺激等引起的过敏性疼痛。待黏固剂充分结固后，疼痛一般可自行消失。

（2）修复体黏固后近期内遇冷热刺激疼痛，多由于磨切牙体组织过多已近牙髓，或因基牙预备后未戴用暂时修复体所致。可先将修复体暂时性黏固，观察一段时间，待症状消失，再作永久性黏固。

（3）修复体使用一段时间之后出现遇冷热刺激疼痛的原因主要有：黏固剂脱落或溶解；基牙产生继发龋；修复体固位不良、松动；牙周创伤或牙龈退缩。处理时，除边缘黏固剂溶解，需重新封闭修复体边缘外，一般要将修复体破坏或拆除重做。

四、修复体松动、脱落

修复体松动、脱落与修复体的设计、材料、制作及口腔卫生情况等多个因素有关，主要原因有：创伤𬌗，如𬌗力过大，应力集中，侧向力过大；修复体固位不足，如轴壁聚合角过大、𬌗龈距太短、修复体不密合、冠桩过短、固位形不良；黏固失败，如材料选用不当，黏固剂失效，牙面及修复体黏固面未清洗干净，干燥不彻底，油剂、唾液污染，黏固剂尚未完全结固时，患者咀嚼破坏了结固等。

对松动的修复体，应尽早取下，仔细分析松动、脱落的原因。如因创伤𬌗所致，应调𬌗；如为设计、制作的原因应重做；如因黏固失败，应选用优质黏固材料重新黏固；如根管呈喇叭口状，或修复体与牙体不密合，可在清除陈旧黏固剂、清洗干燥后，酸蚀牙体表面，以树脂类黏接剂黏接。

五、修复体破裂、折断、穿孔

修复体在使用过程中如出现破裂、折断、穿孔的情况，常见原因如下。

（1）修复体设计制作不合理或对某些特殊条件未做相应处理，如深覆𬌗、咬合紧、对𬌗牙伸长等。

（2）患者未按医嘱正确使用或存在某些过大𬌗力情况，如夜磨牙、爱咬硬物等。

（3）外伤、牙体预备不足或材料因素。

金属修复体破裂、折断一般应拆除重做。全瓷冠或烤瓷冠瓷崩裂范围较小，可采取折断片黏接或树脂材料修复。若大面积瓷崩裂，应拆除重做。

六、修复体的拆除

一旦修复体出现松动或无法补救的破损，应拆除重做。拆除修复体的方法如下。

1. 破冠法 为破坏性拆除冠的方法，适用于固位较牢固冠的去除。可用破冠车针沿修复体唇（颊）侧近中轴面角处切割，前牙可在舌侧轴面角处切穿修复体，然后用小凿撬松冠边缘，用去冠器轻轻震松取下。

2. 去冠器拆除法 适用于松动修复体的拆除。先将去冠器上的钩缘钩在修复体的边缘处，然后沿就位道相反方向用去冠器柄上的滑动锤冲击末端，使修复体脱位。

思考题

1. 牙体缺损修复原则有哪些？
2. 牙体预备过程中如何保护牙龈、相应组织和牙髓健康？
3. 固位形和抗力形在牙体缺损修复中的意义有哪些？
4. 暂时修复体再修复过程中的作用是什么？
5. 牙体预备前排龈的作用是什么？常用的排龈方法有哪些？
6. 比色应在什么条件下进行？
7. 铸造金属全冠牙体预备的步骤是什么？
8. 铸造金属全冠修复时若基牙高度不足应采取什么措施增强固位力？
9. 全瓷冠牙体预备与烤瓷冠牙体预备的区别有哪些？
10. 充填体与嵌体的区别有哪些？
11. 桩核冠相对于桩冠的优点有哪些？
12. 桩核冠修复时对于桩的长度和直径的要求是什么？
13. 牙本质肩领的意义是什么？
14. 前牙切角缺损的修复方案有哪些？
15. 后牙冠折的修复方案有哪些？
16. 牙半切术后应如何修复？
17. 牙隐裂后修复时应采取什么措施防止牙体损伤加重？
18. 修复体出现咬合痛的原因是什么？应如何避免此现象的发生？
19. 修复后出现龈缘炎的原因有哪些？
20. 造成修复体松动的主要原因是什么？

第四章 固定局部义齿修复

 思维导图

固定局部义齿修复
- 概　述
  - 固定局部义齿的定义
  - 固定局部义齿的优缺点
- 固定局部义齿的组成与类型
  - 固定局部义齿的组成
  - 固定局部义齿的类型
- 诊断与适应证的选择
  - 检查诊断
  - 适应证的选择
- 固定局部义齿的固位和稳定
  - 固位原理和影响固位的因素
  - 固定局部义齿的稳定性及影响因素
- 固定局部义齿的设计
  - 固定局部义齿设计的基本原则
  - 基牙的选择
  - 固位体设计
  - 桥体设计
  - 连接体设计
- 固定局部义齿的临床治疗
  - 基牙
  - 印模、模型的制取𬌗与记录
  - 暂时桥的制作
  - 固定局部义齿的试戴
- 固定局部义齿修复后可能出现的问题及处理
  - 基牙疼痛
  - 龈缘炎、牙槽嵴黏膜炎
  - 基牙松动
  - 固定义齿松动、脱落
  - 固定义齿破损
  - 基牙牙周健康的维护

本节内容电子资源——云板书（新型数字化教材）

云板书由高清文字、图片，以及教学视频链接组成，可在各类电子终端上观看学习。

http：//txt. xlybook. com/？img＝kouqiangxiufuxue/yicixiufu1

固定局部义齿修复 1

云板书

导学视频

电子书

考试系统

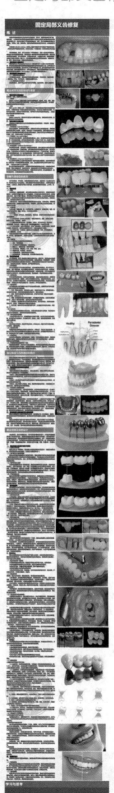

随堂笔记

本节内容电子资源——云板书（新型数字化教材）

云板书由高清文字、图片，以及教学视频链接组成，可在各类电子终端上观看学习。

http：//txt. xlybook. com/？ img = kouqiangxiufuxue/yicixiufu2

固定局部义齿修复2

云板书

导学视频

电子书

考试系统

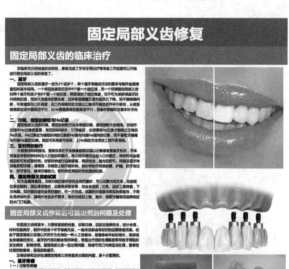

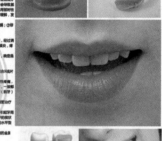

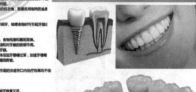

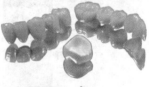

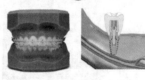

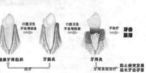

随堂笔记

第一节 概　述

随着材料和技术的进步以及多学科治疗的应用，近年来，保存牙医学有了突飞猛进的发展。一些原本符合拔牙适证的患牙现如今已经可以通过科学的手段和方法将其成功地保存下来，从而大大降低了牙列缺损的发生率。但是，仍不可避免的存在着许多因龋病、牙周病、外伤、颌骨疾病、发育性疾病等原因造成的牙齿缺失，从而形成牙列缺损。

牙列缺损（dentition defect）是指在上颌或下颌的牙列中有数目不等的牙齿缺失，同时仍余留不同数目的天然牙（图4-1、图4-2）。牙列中从缺失一个牙到只剩一个牙均可称为牙列缺损。

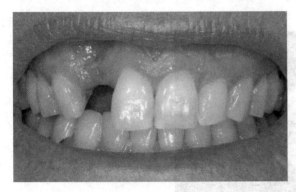 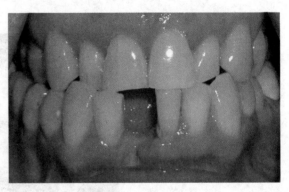

图4-1　右上2缺失　　　　　　　　　　　图4-2　右下1缺失

研究表明神经、肌肉、关节与咬合是一个有机的整体，任何一部分的异常都会给其他部分带来不适甚至是损害。牙列中任何一颗牙齿的缺失如不能及时修复，势必会造成邻牙的倾斜移位、对殆牙的伸长、牙周组织的破坏、殆曲线不协调、咬合关系紊乱及咬合干扰等不利影响（图4-3）。牙列缺损的修复方法有固定局部义齿、可摘局部义齿、固定-活动联合修复、种植义齿等修复方法。

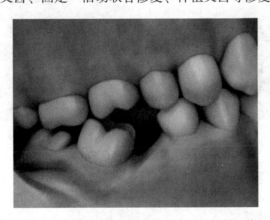

图4-3　牙列缺损后的牙列变化（右下6倾斜-伸长）

一、固定局部义齿的定义

固定局部义齿（fixed partial dentures）（图4-4至图4-7）是修复牙列中一个或几个缺失牙的修复体，靠黏接剂或固定装置与缺牙两侧预备好的基牙或种植体连接在一起，从而恢复缺失牙的解剖形态与生理功能。在义齿分类上它属于局部义齿一类，由于这类修复体患者不能自行摘戴，故称为固定局部义齿，简称为固定义齿，又由于它的结构很像工程上的桥梁结构故也被称为固定桥（fixed bridge）（以下简称为固定局部义齿）。

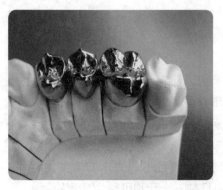
图 4 - 4　铸造金属固定局部义齿

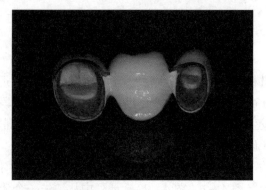
图 4 - 5　金属烤瓷固定局部义齿

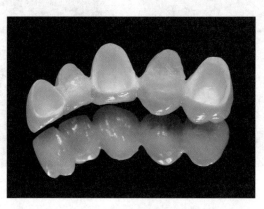
图 4 - 6　全瓷固定局部义齿

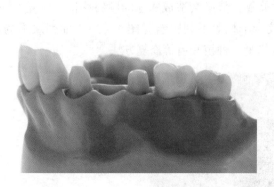
图 4 - 7　固定局部义齿的戴入

二、固定局部义齿的优缺点

(一) 固定局部义齿的优点

与可摘局部义齿相比，固定局部义齿具有固位作用好、支持作用好、稳定作用好、异物感小、美观、不影响发音、无须患者摘戴等优点。

(二) 固定局部义齿的缺点

基牙预备量大、患者不能自行摘下进行口外清洁、适用范围窄、制作工艺复杂等。

第二节　固定局部义齿的组成与类型

一、固定局部义齿的组成

由固位体、桥体、连接体三部分组成（图4-8）。

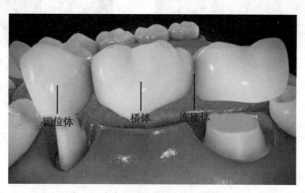

图4-8　固定义齿的组成

（一）固位体

固位体（retainer）是指在基牙上制作并黏固的全冠、部分冠、桩冠、嵌体、翼板等，固定局部义齿借助固位体与基牙相连，并将𬌗力通过固位体传给基牙，所以固位体应具有良好的固位力与支持力。

（二）桥体

桥体（pontic）即是人工牙，是固定局部义齿中用来恢复缺失牙的形态和生理功能的部分。桥体的两端或一端借助连接体与固位体相连。桥体的设计需要综合生物学、机械学与美学原则，并在充分考虑如何清洁、保护桥体下方的牙龈组织的基础上，为完成缺失牙的咀嚼功能而特殊设计的。

（三）连接体

连接体（connector）是指桥体与固位体之间的连接部分。按其连接方式不同，分为固定连接体与非固定连接体。

二、固定局部义齿的类型

固定局部义齿最常用的分类方法是按其结构分为双端固定桥、半固定桥、单端固定桥和复合固定桥。

（一）双端固定桥（rigid fixed bridge）

又称完全固定桥（图4-9），即两端都有固位体，且固位体与桥体之间为固定连接，并借助固位体固定在基牙上使基牙、固位体、桥体成为一个新的咀嚼单位。固定局部义齿所承受的𬌗力几乎全部通过两端的基牙传导至牙周支持组织，其设计较符合力学原理及生物学原则，因此，是临床中最为广泛的应用形式。

（二）半固定桥（semi-rigid bridge）

又称应力中断式固定桥（图4-10），即桥体两端都有固位体，其中一端与固位体之间为固定连接，另一端为非固定连接，通常为栓体栓道式结构，栓体位于桥体一侧，栓道位于固位体一侧。多用于牙齿间隔缺失中间基牙的远中部分，或用于基牙倾斜度大或两侧基牙难以取得共同就位道的病例。

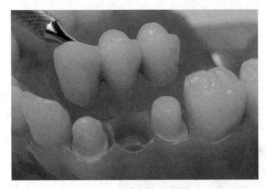

图 4 - 9　双端固定桥

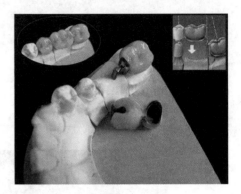

图 4 - 10　半固定桥

（三）单端固定桥（cantilever fixed bridge）

又称悬臂梁单端桥（图 4 - 11），桥体仅有一端有固位体和基牙，桥体与固位体之间为固定连接，另一端为游离的悬臂，无基牙支持。当单端固定桥桥体受到垂直向外力时，则以桥体为力臂，在基牙的根中 1/3 与根尖 1/3 的交点处形成旋转中心，产生杠杆作用，导致基牙倾斜引起牙周组织创伤，故一般不能单独使用。尤其不可用于后牙，只在缺牙间隙小时慎用，或用于复合固定局部义齿的个别小间隙。因此，临床上应该严格掌握单端固定桥的适应证。

（四）复合固定桥（compound fixed bridge）

将上述两种或两种以上的基本类型组合在一起即构成复合固定桥（图 4 - 12）。如在双端固定桥的一端再连接一个单端固定桥或半固定桥。因此，复合固定桥通常含有两个或两个以上基牙，一般包含 4 个或 4 个以上的牙单位。

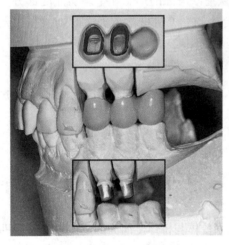

图 4 - 11　单端固定桥

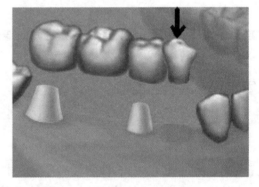

图 4 - 12　复合固定桥

除上述几种基本结构类型外，还有其他特殊结构的固定局部义齿，如种植体支持式固定桥、固定 - 可摘联合桥、黏接固定桥等。根据桥体龈端与牙槽嵴黏膜之间的关系，又可分为桥体接触式和桥体悬空式固定桥。根据所用材料的不同，分为金属固定桥、金属烤瓷固定桥、金属树脂固定桥和全瓷固定桥等。

第三节　诊断与适应证的选择

对于任何患者、任何疾病，要想得到最佳的治疗效果，就要制订一个合理的治疗计划，而诊断则是这个计划的基础。诊断过程要尽可能详细地采集病史，了解患者的要求与身体、心理状况，要进行详尽的口内外检查，有必要时需取研究模型、上殆架、拍牙片等。

一、检查诊断

（一）病史

全身疾病史：如癫痫病患者，要考虑固位体的固位力是否足够大、使用的材料要不宜破碎、边缘要尽可能置于龈上等；天疱疮患者，桥体龈端设计最好为卫生桥；虹膜睫状体炎患者，操作中尽量不要出血，牙体预备时尽可能不露髓，以免血源性感染引起疾病发作；过敏体质的患者需要考虑所选择的修复体材料是否会引起过敏反应；骨质疏松患者，要考虑适当减轻殆力，等等。

口腔科就诊史：要充分了解患者是否曾经有过口外治疗史、正畸治疗史、牙体牙髓及牙周病治疗史；自身有无口腔不良习惯、夜磨牙等，还要了解以往的修复治疗史，患者有无不良体验。

（二）口腔检查

1. 口外检查　面部中线、鼻、人中是否对称，口唇的外形、笑线的高低、发音，颞下颌关节有无弹响、疼痛，开口度、开口型有无异常等。

2. 口内检查

（1）一般情况：牙弓形态、牙列完整性、磨耗情况、软垢牙石情况及其他软组织有无明显异常。

（2）缺牙区情况：拔牙创口愈合情况，剩余牙槽嵴形态、高度，缺牙区三维间隙的大小形态，有无骨尖、骨棱等。

（3）缺牙区两侧余留牙情况：有无龋病，牙周炎；有无倾斜移位；有无牙根根分歧暴露；有无松动、牙髓活力如何；有无隐裂磨耗状况；殆龈径大小等。

（4）殆关系情况：正中殆是否稳定；有无广泛殆接触；是否是中性殆；有无覆殆覆盖；有无过长牙；咬合垂直距离有无异常；非正中运动有无干扰等。

（5）其他牙情况：考虑预后，近期有无不可保留的牙，牙周、牙体情况如何。

（三）研究模型、上殆架

纵使口内检查得再仔细也代替不了模型。从模型上可从各个角度观察研究牙体、牙列、殆关系、就位道的情况，尤其是从后向前、从舌侧观察能对诊断与治疗计划有很大帮助。

（四）X线检查

X线片对于临床医生来说具有很大的指导意义。

（1）基牙、邻牙有无龋。

（2）牙长轴的方向决定就位道、殆力的方向。

（3）髓腔大小，髓角的位置，指导牙体制备。

（4）骨内根长度、根的数目、外形、长度、粗细、走行。

（5）根管的粗细，有无根充、根尖病变。

（6）牙周膜的宽度、骨硬板的宽窄与完整性。

（7）根间隔的宽度、牙间隔的宽度、影响邻面修复体的间隙。

二、适应证的选择

对于牙列缺损，任何一种修复方式都会让患者付出一定的代价，固定局部义齿虽能够最大限度地恢复缺失牙的解剖形态和生理功能，能够达到舒适、美观的要求，但固定局部义齿修复需要磨除大量的基牙牙体组织，而被切割掉的牙体组织是不可能再生的。因此，选择固定义齿修复一定要慎重，要严格控制其适应证。

（一）缺牙的数目

固定义齿最适合于牙弓内的少数牙缺失或是少数牙的间隔缺失，即 1 个牙或 2 个牙缺失，由 2 个基牙支持。如为间隔的少数牙缺失，可增加中间基牙作支持。考虑缺牙数量目的是防止基牙超过负荷能力给牙周造成损害，导致修复失败。对于口内缺失牙多而余留牙少的情况下，在没有其他辅助固位、支持措施时，不能采用固定义齿修复。

（二）缺牙的部位

牙弓内任何缺牙的部位，只要符合少数牙缺失，或者少数牙的间隔缺失，且基牙的数目和条件能满足支持、固位者，都可以考虑固定义齿修复。但是后牙游离缺失，虽只缺一个牙，也尽量不考虑固定修复，应考虑种植或可摘局部义齿修复；再者就是尖牙部位缺失，它的受力位于基牙连线的外侧，扭力矩大，亦不适宜固定修复。

（三）基牙的条件

由于固定局部义齿所承受的𬌗力几乎全部由基牙来承担，故基牙的条件至关重要，是适应证选择中最关键的因素。

1. 牙冠　要求外形正常，有足够的𬌗龈径、唇舌径和近远中径。牙体组织健康，或即便有牙体缺损，但剩余牙体组织能够满足抗力、固位形的要求。

2. 牙根　要求牙根粗壮并具有足够的长度，多根牙的牙根有一定的分叉度最好，支持力最强，冠根比应不大于 1∶1。

3. 牙髓　要求基牙最好是健康的活髓牙，如牙髓组织已有病变，应进行完善的根管治疗，并经过一定时间的观察，证实病变已治愈者可选为基牙。

4. 牙周组织　最理想的条件是牙周无进行性炎症，根尖周无病变，牙槽骨及颌骨结构正常，无松动，牙槽骨吸收不得超过根长的 1/3。

5. 基牙位置　基牙在牙弓中的位置应基本正常，无过度的扭转或倾斜移位，倾斜度 <25°。

（四）咬合关系

缺牙区的咬合关系要求对𬌗牙无伸长，缺牙间隙有适当的𬌗龈高度，有良好的𬌗曲线及𬌗间锁结关系，缺隙侧邻牙无明显的倾斜移位。

（五）缺牙区的剩余牙槽嵴

一般拔牙或手术后 3 个月，牙槽骨的吸收才能趋于稳定，此时可以制作固定局部义齿。要求拔牙创口愈合良好，形态基本正常，无骨尖、残根、增生物及黏膜疾患，牙槽嵴顶为咀嚼黏膜。

（六）年龄

固定局部义齿修复中，高龄并不是禁忌证，但年龄小者，需要考虑牙齿萌出高度、𬌗稳定性、髓角高度等。

（七）口腔卫生情况

在固定局部义齿修复前必须进行完善的牙体、牙周治疗，并进行口腔卫生宣教，让患者认识保持口腔卫生的重要性并养成良好的口腔卫生习惯，这样固定修复的预后才会好，修复体边缘不易产生龋坏，否则不宜进行固定义齿修复。

（八）余留牙情况

余留牙应无重度松动、无不良修复体、无龋坏、无根尖周病或牙周病等，并要保持良好的𬌗曲线。对患者全口牙进行综合分析及判断，对于无法保留的患牙，应在固定修复前进行患牙的拔除。

（九）患者的要求和口腔条件的一致性

在适应证的选择中，应该充分考虑患者的要求，患者在充分知晓固定义齿的优缺点后，有制作固定义齿的主观愿望，并能接受牙体预备的全过程，能够合作，有良好的依从性，且口腔条件符合制作固定义齿的要求者为首选。

第四节　固定局部义齿的固位和稳定

固定义齿的固位是指口腔内行使各种功能运动时，固位体能够牢固地固定在基牙上，抵抗各种方向的外力，不致松动或脱落。良好的固位是固定局部义齿必须具备的基本条件。稳定是指在功能运动时，固定局部义齿能抵御各个方向外力，保持平衡、稳定而不会出现翘动。固定义齿的支持是指基牙及支持组织能够承受𬌗力，而不发生下沉、松动、移位等，要求基牙有良好的负重能力，这也是固定义齿修复的重要条件。

一、固位原理和影响固位的因素

（一）固位原理

固定义齿的固位力主要依靠摩擦力、黏接力和约束力。固定义齿在这三种力的协同作用下与各基牙形成一个牢固的整体。

1. 摩擦力　摩擦力是由固位体与预备后的基牙牙面之间相互接触产生的。其大小与基牙牙体预备后的轴面聚合度、固位体与基牙之间的密合度以及接触面积之间的大小有密切的关系。

2. 黏接力　通过固位体与基牙之间的黏接剂所产生的机械锁结和化学作用得来，起到防止固位体移位的作用。

3. 约束力　通过在基牙上预备沟、针道、箱型等辅助固位形而得，当固定局部义齿受到外力时，有足够的支持力而保持稳定。

（二）影响固定义齿固位的因素

1. 基牙受力的运动方式　当牙齿受到颊舌向、近远中向或垂直向外力时，可以显示这三个方向的生理运动。单颗牙修复时，修复体在牙齿受力的同时随之运动，三个方向的运动对修复体的固位影响都很小。但是，固定局部义齿与多个基牙成为一个整体，任何部位所受的任何方向、任何大小的力量，都会传递到各个基牙上，一个基牙的运动必然会受到或影响其他的基牙。

2. 上下颌牙的排列关系与固位　在正常的咬合情况下，上颌牙列呈弓形覆盖于下颌牙列的唇颊侧，形成正常的覆𬌗、覆盖关系。上颌牙列承受着较大的唇、颊向的非轴向力，有可能使上颌牙，特别是单根的上前牙向唇侧移位而失去牙间紧密的邻面接触关系，这对固定局部义齿的固位是不利的。下颌牙列位于上颌牙列的舌侧，下颌牙的排列轴向比较垂直。咀嚼时，下颌牙主要承受舌向力，该力促使牙弓内收，使下牙间的近远中邻面接触更紧密，有利于承受𬌗力并阻止下颌牙舌向移位；此外，下颌牙的牙轴较直，能够承受较大的轴向𬌗力，故对固定局部义齿的固位影响较小。

二、固定局部义齿的稳定性及影响因素

固定义齿的稳定性与固位有着密切的关系，因为固定义齿一旦出现翘动，很容易破坏黏固剂的封闭作用和锁结作用，破坏固位体在基牙预备面上的固位，造成固位体的松动脱落。

固定义齿的稳定性与受力时产生的杠杆作用有关，而杠杆作用的产生又和固定局部义齿的结构形式密切相关，在不同类型的力的作用下，对固定义齿的稳定性有不同的影响。当桥体位于基牙固位体的支

点线上时，稳定性较好；而在支点线以外时，稳定性较差。此外，牙尖斜度、覆𬌗程度也影响固定局部义齿的稳定性。

第五节　固定局部义齿的设计

成功的修复，取决于成功的设计。在不违背设计原则的前提下，不同的患者要根据其自身不同的条件来设计，既要最大限度地恢复缺失牙的形态和功能，又要考虑对基牙及口腔组织的保护，使牙颌系统能够长期维持其正常健康状态。此外，还要重视修复设计的系统性和完整性，在修复开始前应该提供完整的修复治疗方案，这一方案包括对余留牙、牙槽嵴、牙龈组织的处理等，有可能涉及牙体牙髓、牙周、牙槽外科、正畸等治疗。

一、固定局部义齿设计的基本原则

（一）恢复形态和功能

固定义齿作为一种修复体，应该能最大限度地恢复缺失牙的形态、咀嚼及发音等功能，恢复牙颌系统功能的完整性，这是设计的重要原则之一。

（二）保护基牙及口腔组织健康

固定义齿修复必须遵循生物力学的基本原则，能够长期维护基牙和口腔组织的健康。基牙的健康是固定义齿存在和行使功能的重要前提，不合理的设计会导致基牙及其牙周组织的损伤而使修复失败。因此，保护基牙并维持其长期健康是固定局部义齿设计必须遵循的原则。

（三）维护患者身心健康

口腔修复的重要目的之一是修复缺损，重建口腔咀嚼系统的完整功能，促进患者的营养摄入，有利于全身健康。此外，美观、舒适的固定义齿可以使患者心情愉悦，信心倍增，生活质量提升。固定义齿一经安装，便长期固定在患者口中，这就要求义齿具有良好的生物安全性和长期稳定的理化性能，不能给患者的健康造成不良影响。这不仅仅是局部的简单修复，而且是关系到患者心理和生理整体健康的治疗。

（四）严格把握适应证

固定义齿修复需要付出磨除较多牙体组织的代价，把握好固定义齿修复的适应证，是关系到修复能否成功的首要前提。一旦适应证选择错误，带给患者的可能是无法弥补的伤害。在临床中，需要正确对待患者对固定修复的要求，既要与患者充分沟通交流，同时又要坚持原则，把握好适应证。只有遵循了固定局部义齿设计的基本原则，才能做出合理的修复设计，最大限度避免不良设计和不良修复体带给患者的损害。

二、基牙的选择

基牙是固定义齿修复的基础，它的主要功能是支持修复体，负担着基牙自身和修复体所共同承担的𬌗力，故要求基牙要有足够的支持力；同时，固定义齿靠固位体固定在基牙的牙冠或牙根上才能行使功能，因此要求基牙应能满足固位体的固位形要求，牙冠部或根部能够提供良好的固位形。

（一）基牙的支持作用

1. 牙周膜面积　固定义齿所承受的𬌗力通过基牙的牙周膜传递到牙槽骨，从而使牙槽骨得到生理刺激而维持其健康。临床上常根据牙周膜面积的大小来评价基牙的支持与固位，并以此选择基牙。牙周膜面积的大小是用来确定基牙支持力大小的依据，牙周膜面积越大其支持力越大。

2. 牙根 牙根的外形与结构与该牙的支持力大小有关，粗大的牙根比细小的牙根牙周膜面积大，抵抗外力的能力也大。根分歧发育良好、根间隔大的多根牙比根间隔小、融合根的牙支持力大。理想的冠根比应为（2∶3）～（1∶2），最小为1∶1，才可保证良好的预后，但如果对殆牙为可摘局部义齿或总义齿，基牙冠根比略大于1∶1，依然可做固定义齿。

3. 牙槽骨 牙槽骨健康与否直接影响固定义齿的支持作用。健康的牙槽骨骨质致密、骨小梁排列整齐、牙槽骨无吸收。若牙槽骨吸收超过根长1/3者，则牙周膜面积大大减小，支持力下降，此类牙不宜选作基牙。

（二）基牙的固位作用

基牙良好的固位作用不仅可以对抗固定义齿功能运动中的脱位力，而且对基牙的健康至关重要。基牙的临床冠必须有足够的牙体组织、适宜的形态和良好的牙体结构，为固位体提供固位形，使固定局部义齿获得良好的固位。临床上对于牙体缺损的患牙是否可以选做基牙，应根据患牙的具体情况来决定。如有龋患的牙应先进行治疗再选做基牙，有磨耗或形态异常的牙必须选做基牙时应设计固位力较强的固位体。基牙最好是活髓牙，有正常的代谢功能和反应能力，以维持牙体组织的健康。但对于有牙髓病变的患牙要进行完善的牙髓或根管治疗，消除髓腔和根尖周组织的感染，并经过一段时间的观察，确认患牙已经治愈，同时患牙又有足够的牙体组织可以支持固位体和桥体的殆力，牙周组织健康，同样认为可以选做基牙。

（三）基牙的共同就位道

固定义齿的各固位体与桥体连接成为一个整体，固定义齿在基牙上就位时只能循一个方向戴入，所以各基牙间必须形成共同就位道（图4-13）。

在选择基牙时，应注意基牙的排列位置和方向，这与牙体预备时能否获得共同就位道有密切关系。一般情况下，只要基牙排列位置正常，顺着各基牙的长轴方向做牙体预备，即可获得共同就位道。对有轻度倾斜移位的牙，可适当消除倒凹，或稍微改变就位道方向，便可获得共同就位道（图4-14）。对于严重倾斜移位的牙，为了求得共同就位道，必须磨除较多的牙体组织，这样容易造成牙髓损伤，而且严重倾斜的牙，殆力不易沿着牙长轴传导，牙周组织易受创伤。

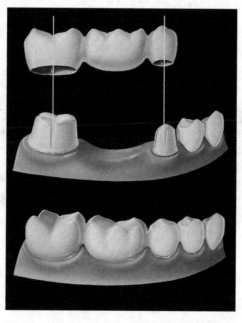

图4-13 固定局部义齿的共同就位道

三、固位体设计

固位体是固定局部义齿中将桥体连接于基牙上的部分，它借黏固剂固定在基牙上。固位体能抵御各种外力，并将外力传递到基牙及其支持组织上，同时保持本身的固定，不至于因外力而松动脱落。

（一）固位体设计的一般原则

（1）有良好的固位形和抗力形，能够抵抗各种外力而不至于松动、脱落或破损。

（2）能够恢复基牙的解剖形态与生理功能，前牙尽可能兼顾美学要求。

（3）能够保护牙体、牙髓和牙周组织的健康，预防口腔疾病的发生。

（4）能够取得固定义齿所需的共同就位道。

（5）固位体材料的加工性能、机械强度、化学性能及生物相容性良好，经久耐用，不易腐蚀和变色，不刺激口腔组织，无毒性。

（二）固位体类型

固位体一般分为三种类型，即冠内固位体、冠外固位体与根内固位体。

1. 冠内固位体　冠内固位体即嵌体固位体，因其固位力差，外形线长，容易产生继发龋，因此目前临床上已很少采用嵌体做固位体。只适合缺牙间隙小，两基牙邻近间隙恰好有缺损、龋坏或充填体，只需稍加修整即可获得邻𬌗洞形者。

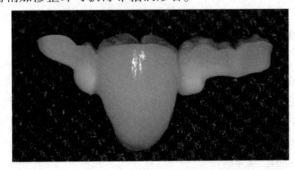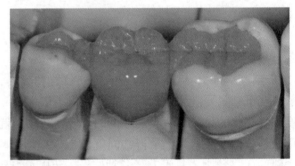

图 4 - 14　嵌体固位体

2. 冠外固位体　是指覆盖于基牙表面的部分冠或全冠，这是临床上选择最多也是最为理想的一种固位体。其固位力强，能够满足美观的需要，能较好地保护基牙牙体组织，适用范围广。

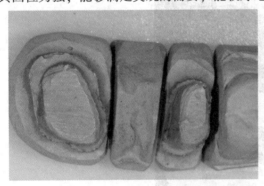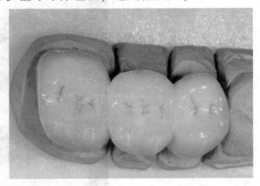

图 4 - 15　全冠固位体

3. 根内固位体　根内固位体即桩核冠固位体，其固位作用良好，能够恢复牙冠外形，符合美观要求。根内固位体主要用于牙冠已有大面积缺损且经过完善根管治疗、根尖周无病变的患牙。

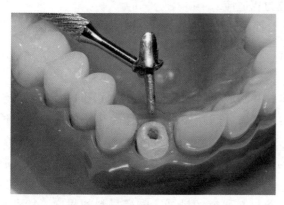

图 4 - 16　根内固位体 A（铸造桩核）

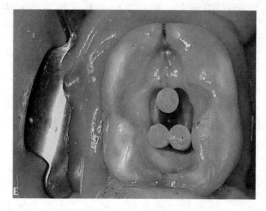

图 4 - 17　根内固位体 B（纤维桩）

（三）固位体设计中的注意事项

1. 提高固位体的固位力　固位体固位力的大小，取决于基牙的条件、固位体的类型及牙体预备和制作的质量。全冠的固位力大于部分冠，部分冠的固位力大于嵌体。全冠固位体的固位力与基牙轴面的𬌗向聚合度有关，基牙牙体预备时，如果𬌗向聚合度过大，固定局部义齿容易发生𬌗向脱位。为保证固位体有足够的固位力，又有利于固定局部义齿的戴入，在所有基牙的轴壁彼此平行的前提下，要求𬌗向聚合度以不超过 6° 为宜。

2. 双端固定桥两端的固位力应基本相等　双端固定桥应尽量保证两端的固位力基本相等，若两端固位力相差悬殊，则固位力弱的一端固位体易松动。当一端固位体松动，而固位力强的另一端固位体依然稳固时，患者不易察觉，其后果往往是松动端桥基牙产生继发龋，甚至损及牙髓，而稳固端基牙的牙周组织往往也受到损害。

单端固定桥的固定端承担了全部𬌗力，且由于较大的杠杆力作用，对固位体的固位力要求很高，应特别重视。

3. 固位体的固位力大小应适合固定义齿的需要　固位体固位力大小设计应与力的大小、桥体的跨度及桥体的弧度相适应，桥体跨度越长、弧度越大、𬌗力越大者，要求固位体的固位力越大，必要时可增加基牙以增加固位力。此外，固定局部义齿的刚度越小，变形性越大，对固位体的固位力要求越高。

4. 各固位体之间应有共同就位道　在设计和预备基牙前，应尽可能地根据各基牙的近远中和颊舌方向，寻求各固位体之间的共同就位道。

5. 固位体的边缘设计　对于全冠固位体而言，边缘即颈缘，其伸展的范围视基牙的条件和修复体对固位力要求的大小而定。对于牙冠短小的基牙，固位体的边缘应尽可能向根方延伸，因为固位体边缘越向根方伸展，其固位力越大。当然，这种延伸是以不损伤牙周组织为前提的。如果牙冠比较长大，则不必把固位体的边缘延伸至龈缘处，宜设计成龈上边缘。

四、桥体设计

桥体是固定局部义齿恢复缺失牙形态和功能的重要部分。桥体的设计是否恰当，不仅关系到修复后的功能恢复，还会影响到牙颌系统的健康。

（一）桥体设计的基本要求

（1）能够恢复缺失牙的形态和功能，维持牙弓的完整性。

（2）具有良好的自洁作用，有利于清洁的外形和良好的光洁度，符合口腔卫生要求。

（3）具有足够的机械强度，材料化学性能稳定，经久耐用，有良好的生物安全性。

（4）形态色泽美观，舒适。

（5）桥体𬌗面大小和形态应与基牙的支持和固位力相适应。

（6）桥体龈端大小适宜，接触式桥体应与黏膜密合而不压迫黏膜；悬空式桥体要便于清洁。

（二）桥体的类型

1. 根据桥体所用材料不同分类

（1）金属桥体：桥体用金属铸造而成，与固位体一并制成金属固定局部义齿（图4-15）。由于其不美观，故只能适用于比较隐蔽的后牙，特别适宜于后牙区失牙间隙缩小或𬌗龈距离小的情况，也适用于基牙牙冠较短的病例。

（2）非金属桥体：主要有全树脂和全瓷桥体，与固定局部义齿一并制成全树脂或全瓷桥。树脂材料硬度低，易磨损，化学性能不稳定，易变色、老化，一般只用作暂时性固定局部义齿。全瓷硬度大，化学性能稳定，生物相容性良好，美观，舒适。随着口腔材料研究的进展，陶瓷材料的强度，特别是韧性得到很大程度的提高，无论是前牙还是后牙，全瓷固定局部义齿已较广泛地用于临床。

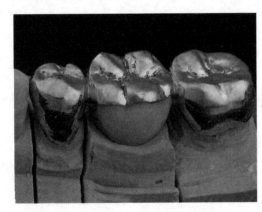
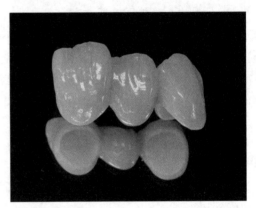

图4-18　全金属固定局部义齿　　　　　　　　图4-19　全瓷桥体

（3）金属与非金属联合桥体：以金属烤瓷桥为主，是目前临床上应用最广泛的一种桥体形式。金属部分可增加桥体的机械强度，并加强桥体与固位体之间的连接。非金属部分能恢复与天然牙相协调的形态和色泽，满足美观的要求。

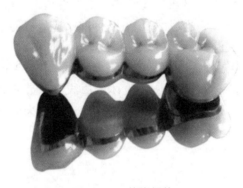

图4-20　烤瓷桥体

2. 根据桥体龈端与牙槽嵴黏膜接触关系分类

（1）接触式桥体：接触式桥体的龈端与牙槽嵴黏膜接触，在缺牙区牙槽嵴高度正常时一般都采用这种桥体形式。其优点是美观、舒适，有利于发音及龈组织的健康。接触式桥体因其桥体龈端的形态及其与牙槽嵴顶的接触部位而分为下面几种形式（图4-16）。

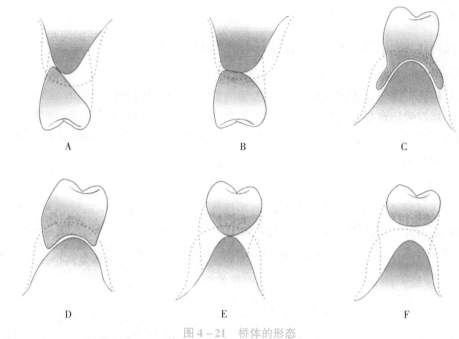

图 4 - 21 桥体的形态

A. 盖嵴式；B. 改良盖嵴式；C. 鞍式；D. 改良鞍式；E. 船底式；F. 悬空式

A：盖嵴式：其特点是接触面积小，但舌侧空隙大，多用于上前牙牙槽嵴吸收较多者。

B：改良盖嵴式：其特点是可以防止食物进入龈端，自洁作用好，患者感觉舒适。

C：鞍式：一般下颌后牙区牙槽嵴顶较窄时可用。

D：改良鞍式：这种桥体更接近天然牙冠外形，美观、舒适、自洁作用好，是临床上应用最多的一种桥体形式。

E：船底式：用于美观要求不高的下颌牙槽嵴狭窄病例。

（2）悬空式桥体（图 4 - 14F）：顾名思义，桥体的龈端与牙槽嵴顶的黏膜不接触，且至少保留 3mm 以上的间隙，便于食物通过，自洁作用好，又称为卫生桥。主要用于失牙区牙槽嵴缺损较大的后牙缺失修复。

（三）桥体设计中的注意事项

1. 正确恢复缺失牙的𬌗面形态　每位患者因其年龄、咀嚼习惯的不同，都会形成自己的独特的磨耗面形态，这可从邻牙、对侧同名牙的𬌗面形态得出参考并依此来恢复缺失牙的解剖形态及与对𬌗牙的咬合关系。

2. 正确恢复桥体龈端的外形　设计桥体龈端的接触形式的要求：不压迫、能清洁。对于上下后牙区牙槽嵴吸收较多者可设计悬空式桥体。对于缺牙区牙槽嵴较丰满者适宜设计接触式桥体，其中改良盖嵴式桥体临床应用最广泛，适用于所有的牙位。

3. 正确恢复桥体的轴面外形　恢复缺失牙的形态，尽可能做到与同名牙、邻牙对称协调。前牙桥体的𬌗龈径一定要与同名牙等长，如因剩余牙槽嵴吸收较多而桥体𬌗龈径较长时，可牺牲颈部的突度，内收，让颈部的龈缘线平齐同名牙。舌侧的外形在满足龈端外形的前提下，使外形高点突度与邻牙接近即可。

4. 正确选择桥体的颜色　桥体的颜色、光泽、透明度应该尽量与邻牙和同名牙相接近。对于前牙长桥修复，应该根据患者的性别、年龄、肤色及其他余留牙等确定色泽。应注意在基牙预备之前比色。

5. 桥体的强度　桥体的强度主要是指桥体的抗弯强度。在咀嚼活动中，桥体在𬌗力作用下发生弯曲变形，桥基牙会产生屈矩反应，当屈矩反应大于固位体的固位力时，会使固位体离开桥基牙。当固位体的固位力强大时，过大的屈矩会损伤桥基牙的健康或造成固定局部义齿的破坏。

五、连接体设计

连接体是连接桥体与固位体的部分，因连接方式不同而分为固定连接体和活动连接体。

（一）固定连接体

固定连接体是将固位体与桥体连接成完全不活动的整体。固定连接体的适用范围很广，除了半固定局部义齿的可动连接端采用可动连接体以外，各种类型的固定局部义齿都采用不动连接体。连接体的四周外形应圆钝和高度光洁，形成正常的唇颊、舌腭外展隙和邻间隙，切忌将连接体占据整个邻间隙甚至压迫牙龈，妨碍自洁作用。

（二）活动连接体

将固位体与桥体通过活动关节相连接者为活动连接体。活动关节通常是由栓体和栓道组合而成，即临床上应用的各种附着体。临床上一般较少用附着体制作半固定局部义齿。而在固定—活动联合修复中，附着体连接方式应用普遍。另外，当固定局部义齿的跨度太长时，可将其分段，用附着体连接为整体。

第六节　固定局部义齿的临床治疗

在临床充分的检查和诊断后，患者完成了牙体牙周治疗等准备工作后就可以开始进行固定局部义齿的修复了。

一、基牙

固定局部义齿的基牙一般为2个或多个，单个基牙制备的方法和要求与制作金属烤瓷冠时基本相同。一个单冠有唇舌近远中4个壁一个就位道，而一个双端固定局部义齿的两个基牙则至少有8个壁一个就位道，明显增加了就位难度，切不可为使获得基牙的共同就位道，而加大预备体的聚合度，这样即易露髓又易引起抗力下降。如不能明确判断，可取模型在口外观察，在口内观察时应注意让口镜尽可能远放并平行移动，从颊舌侧观察近远中面是否平行，从𬌗面观察颊舌面是否平行，预备时修整时注意车针方向。

二、印模、模型的制取与𬌗记录

固定局部义齿的印模、模型的制取方法与常规印模、模型制取方法相同。在制作过程中𬌗记录很重要，常见的如6缺失，57预备后，必须要有𬌗记录才能确立正确的𬌗关系。𬌗记录应为硬组织间的记录即𬌗面与对颌𬌗面间的记录，而不要取牙槽嵴与对颌𬌗面的记录。其后可采用面弓转移、上𬌗架的方法使技工制作更准确。

三、暂时桥的制作

分直接法和间接法。直接法是在牙体预备前取印模以记录患者原基牙形态，牙体预备后将暂时桥材料注入已取的印模内，再次将印模完全放入口内就位，待材料完全凝固后即可形成暂时桥。对暂时桥进行边缘修整，调改咬合，抛光后即可。间接法是牙体预备后取印模，灌模型，在模型上制作暂时桥。暂时桥的作用是防龋、护髓、防牙齿过长、防牙移位、维持牙龈张力。暂时桥应用暂时性黏固剂黏接。

四、固定局部义齿的试戴

如为金属烤瓷冠，当核对就位道并非完全有把握时，可以试戴内冠支架，检查就位是否顺利、固位是否良好、边缘是否密合等，完全合适后，比色、送技工室烤瓷，下次再戴。如对就位道完全有把握时，可一次完成。试戴的内容基本同冠类修复体，不同处是桥体外形、龈端外形应合乎要求，修改完成后上釉、抛光，根据牙髓情况选择相应的水门汀黏接。

第七节　固定局部义齿修复后可能出现的问题及处理

在固定义齿修复中，只要修复前的检查、诊断正确，适应证选择恰当，设计合理，材料性能良好，制作中的各个环节准确无误，一般来说都会有较好的远期修复效果。但由于固定局部义齿是以天然牙为支持的一种人工修复体，随着患者年龄的增长，局部或全身健康的变化，基牙的代偿功能会有所降低，若超出代偿的生理限度将导致牙周组织发生病变，影响使用。固定局部义齿一旦出现问题，轻者可在口内做适当处理，重者往往需拆除重做，甚至拔除基牙。

正确诊断和及时处理固定局部义齿修复后出现的问题是十分重要的。

一、基牙疼痛

（一）过敏性疼痛

1. 试戴和黏接过程中出现疼痛　固定义齿制备时基牙多为活髓牙，牙体预备致牙本质暴露，修复体在试戴和黏接时引起的机械摩擦、冷热刺激、消毒药物刺激、黏固剂中的游离酸刺激等都会引起过敏性疼痛。一般情况下，黏固剂凝固后，疼痛可自行消失。也可以在备牙后脱敏处理，可减轻过敏性疼痛的症状。

2. 黏接后短期内出现冷热刺激痛　如牙体预备过程中切割过多的牙体组织会造成牙本质小管的大面积暴露，或基牙预备后未戴用暂时桥致牙髓充血处于激惹状态会导致基牙在黏接后短期内出现疼痛。一般可将固定局部义齿拆除后换成暂时性修复体用暂时性黏接剂进行黏固，观察一段时间，待症状消失后，再重新制作。如果症状没有缓解，发展到牙髓炎，则需进行牙髓治疗，其后再做修复。

3. 固定局部义齿使用一段时期后出现冷热刺激疼痛　可能原因：①基牙产生继发龋；②修复体松动；③牙周创伤或牙龈退缩致牙颈部暴露；④黏接剂溶解。

（二）咬合痛

1. 黏接后短期内出现咬合痛　一般多是由于早接触点引起创伤性牙周膜炎，经过调𬌗处理后，疼痛会很快消失。若未及时调𬌗，有时会因创伤而引起急性牙周膜炎，疼痛加剧，必要时需在局麻下拆除修复体，待痊愈后重新制作。

2. 使用一段时期后出现咬合痛　首先检查牙松动度和叩痛，并参考 X 线片，确定是否是创伤性牙周炎或根尖周炎等。处理为调𬌗，牙周对症治疗。

（三）自发性疼痛

固定义齿黏固后若出现自发性疼痛，应根据疼痛特征，进行口腔检查，结合 X 线片，确诊其引起自发痛的原因。

1. 牙髓炎　可发生在修复后的近期或远期，初期可为冷、热、酸、甜刺激性疼痛，逐步发展为自发痛，根据其牙髓炎的特殊症状不难做出诊断。一旦牙髓炎发生，一般都需要拆除固定桥后进行根管治疗，特殊情况下可在确定患牙后从固位体的舌面（前牙）或𬌗面（后牙）立即开髓，缓解症状。

2. 根尖周炎　可表现为自发痛、叩痛或咬合痛，一旦确诊，通常需要做根管治疗，部分已做过根管治疗的患牙，可采用根尖切除和倒充填术。

3. 嵌塞性疼痛　要明确食物嵌塞的原因，由接触点接触导致的食物嵌塞会引起牙周组织的炎症，需要拆除修复体重新制作，恢复良好的邻接关系。此外，对𬌗牙的楔状牙尖也可导致食物嵌塞，可通过调磨对𬌗牙尖来缓解症状。对于接触点良好的水平型食物嵌塞，则需要考虑其他的方法来解决食物嵌塞的问题。

偶尔可见由于异种金属修复体之间产生的微电流引起的自发痛，需要改用相同的金属材料修复，或用非金属材料修复。

二、龈缘炎、牙槽嵴黏膜炎

固定义齿戴用一段时间后出现牙龈红肿，患者在刷牙、咀嚼食物时可引起牙龈出血。这种情况较为多见，可能是由于以下几种因素引起。

（1）龈缘下溢出的多余黏固剂未去除干净。

（2）固位体边缘过长的刺激或边缘不密合，有悬突、食物残渣和菌斑聚集。

（3）固位体和桥体的轴面外形恢复不良，不利于自洁和对牙龈的按摩作用。

（4）与邻牙的接触点恢复不良，食物嵌塞压迫刺激牙龈。

（5）桥体龈端与牙槽嵴黏膜之间存在间隙，或因桥体压迫牙槽嵴过紧，加速牙槽嵴吸收而出现间隙，以及龈端抛光不足，食物残渣停滞和菌斑附着。

（6）不能保持良好的口腔卫生习惯。

除可通过去除黏固剂消除龈炎外，其余各种原因引起的炎症在口内治疗效果均不佳，一般情况下需拆除修复体后重新制作。

三、基牙松动

固定义齿基牙出现松动可能有局部和全身的因素。

（1）基牙本身的条件差，或桥体跨度过大，设计的基牙数量不足。

（2）桥体𬌗面恢复过宽或牙尖过陡，恢复的𬌗力过大。

（3）咬合不良，对基牙遭成𬌗创伤。

（4）局部或全身健康下降，机体的代偿功能失调，基牙牙周组织的耐受力降低。

对于松动的基牙可先采取保守治疗的方法，调𬌗以减轻负担。如果牙周组织损伤严重，且经常引起炎症而产生疼痛，一般应拆除修复体，治疗患牙后重新修复。

四、固定义齿松动、脱落

固定义齿松动、脱落可能与设计、材料、口腔卫生情况及多个技术操作的环节有关。

（1）基牙牙冠形态不佳或牙体预备不当，使其固位体固位力不足。如轴面聚合度过大，𬌗龈距太短等。

（2）两端固位体的固位力相差悬殊，受到两端基牙运动的相互影响，很容易引起固位力小的一端的松动。

（3）各种原因导致的固位体与基牙不密合，降低了固位体的固位力。

（4）金属材料机械强度不足，耐磨性差，固位体穿孔，使得黏接剂溶解，或桥架设计不当，引起桥体弯曲变形。

（5）基牙产生了继发龋。

（6）黏固剂质量差或黏接操作不当等。

任何原因引起的固定义齿的松动，一般都需要拆除后，分析原因，重新制订修复方案。对于已经脱落的修复体，应该分析原因，重新黏接或重新制作。

五、固定义齿破损

固定局部义齿戴用一段时间后，可能会出现破损的现象有以下几种。

（1）金属固位体磨损穿孔可能由于牙体殆面预备的空间不足，材料的耐磨性差或易腐蚀。

（2）桥体弯曲下沉多因金属桥架材料机械强度差，或桥架设计不当，如桥体跨度长，殆力大，未采用增强桥架强度的措施。

（3）连接体脱焊或折断脱焊多因焊接技术或焊料有问题。若为整铸桥架，多因连接体的设计不当，如厚度不足或连接处形成峡缝等。

（4）瓷折裂与瓷剥脱最主要的原因是脆性较大。

固定义齿一旦破损，应分析原因，一般都需拆除后重做。对于瓷折断而未暴露金属基底，可采用瓷修补的专用光固化复合树脂材料直接在口内修补；若瓷折片小而完整者，可用树脂黏接材料，直接黏固复位；若瓷折脱而暴露金属者，还要在口内粗化金属表面，涂遮色树脂后，用光固化复合树脂修补。

六、基牙牙周健康的维护

在临床上，因修复原因造成的牙周问题时有发生，值得高度重视。固位体边缘进入龈沟对龈组织是有刺激的，故应重点检查固位体边缘与基牙是否密合，固位体边缘是否粗糙，有无悬突；基牙牙体预备前如有较深的龈袋或牙周袋，应做相应的牙周治疗；牙体预备过程中，应进行正确排龈，既要避免因未排龈或车针选择不当造成的牙龈损伤，也要避免强行过度排龈伤及上皮附着，使龈沟底受到创伤性破坏；固位体唇颊侧边缘应伸展适当，过度向龈沟内延伸，可能损伤上皮附着，造成不可逆的病变。

患者口腔卫生习惯及戴牙后牙周卫生和健康维护对修复治疗预后也有很大影响，应对患者进行指导。修复后的定期随访也是十分必要的。总之，应避免固位体设计和制作中任何的医源性影响，保持龈沟底上皮附着的完整性和生物性封闭的功能，并调动患者的积极性，维护好基牙牙周组织的健康。

小　结

本章对固定义齿的定义、组成、类型、适应证、固定义齿的固位、设计、操作及可能出现的问题等进行了详细的阐述。固定义齿的组成与类型是基本概念，固定局部义齿的适应证及固位是设计的依据。本章的重点是固定局部义齿设计一节。

思考题

1. 固定局部义齿的定义和特点是什么？

2. 固定局部义齿的组成部分和各部分的功能是什么？

3. 固定局部义齿有哪些类型？不同类型修复分别适用于什么情况？

4. 固定局部义齿修复的适应证有哪些？

5. 固定局部义齿基牙选择的原则是什么？

6. 固定局部义齿固位体的类型有哪些，各有何优缺点？

7. 桥体龈端设计有哪几种类型？分别适用于哪些情况？

8. 固定局部义齿修复过程中保护活髓基牙及其牙周组织的措施有哪些？

9. 固定局部义齿黏固后几天内出现基牙疼痛，应该如何诊断及处理？

10. 固定局部义齿松动但未完全脱落可能有哪些原因？产生什么后果？如何处理？

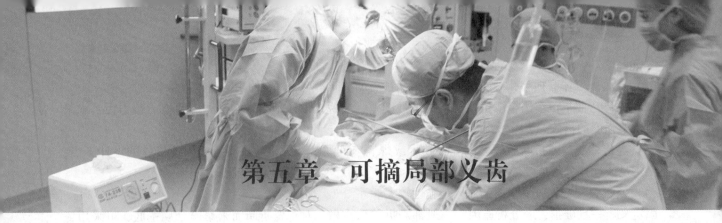

第五章　可摘局部义齿

 思维导图

可摘局部义齿
- 概述
  - 可摘局部义齿的适应证和禁忌证
  - 可摘局部义齿的优缺点
  - 基本概念
- 牙列缺损及可摘局部义齿的分类
  - 牙列缺损的分类
  - 可摘局部义齿的类型
- 可摘局部义齿的组成和作用
  - 人工牙
  - 基托
  - 支托
  - 固位体
  - 连接体
- 可摘局部义齿的设计
  - 可摘局部义齿设计的原则和基本要求
  - 可摘局部义齿的模型观测
  - 可摘局部义齿的固位与稳定
  - 可摘局部义齿基牙的选择
  - 可摘局部义齿的分类设计
- 可摘局部义齿的临床技术
  - 修复前准备
  - 印模制取和模型灌注
  - 确定颌位关系和上𬌗架
  - 模型设计
  - 模型预备
- 可摘局部义齿的制作工艺
  - 铸造支架的制作
  - 弯制法制作支架和卡环
  - 排牙
  - 完成可摘局部义齿
- 可摘局部义齿初戴
  - 初戴注意事项
  - 初戴的检查及处理
  - 戴牙指导
  - 随访
- 可摘局部义齿戴入后常见问题及处理
  - 疼痛
  - 固位不良
  - 义齿咀嚼功能差
  - 义齿取戴困难
  - 食物嵌塞
  - 发音不清晰
  - 恶心和唾液增多
  - 咀嚼肌和颞下颌关节不适
  - 戴义齿后的美观问题
- 可摘局部义齿的修理
  - 基托折裂、折断
  - 卡环、𬌗支托折断
  - 人工牙折断、脱落或增添
  - 义齿𬌗面磨耗或咬合过低
  - 重衬

本节内容电子资源——云板书（新型数字化教材）

云板书由高清文字、图片，以及教学视频链接组成，可在各类电子终端上观看学习。

http：//txt. xlybook. com/？img＝kouqiangxiufuxue/kezaiyici1

可摘局部义齿 1

云板书

导学视频

电子书

考试系统

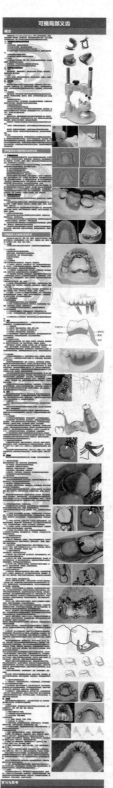

随堂笔记

本节内容电子资源——云板书（新型数字化教材）

云板书由高清文字、图片，以及教学视频链接组成，可在各类电子终端上观看学习。

http：//txt. xlybook. com/？img＝kouqiangxiufuxue/kezaiyici2

可摘局部义齿2

云板书

导学视频

电子书

考试系统

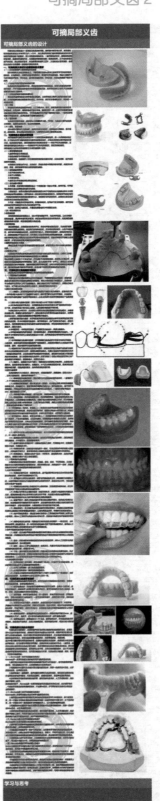

随堂笔记

本节内容电子资源——云板书（新型数字化教材）

云板书由高清文字、图片，以及教学视频链接组成，可在各类电子终端上观看学习。

http：//txt. xlybook. com/？ img＝kouqiangxiufuxue/kezaiyici3

可摘局部义齿 3

云板书

导学视频

电子书

考试系统

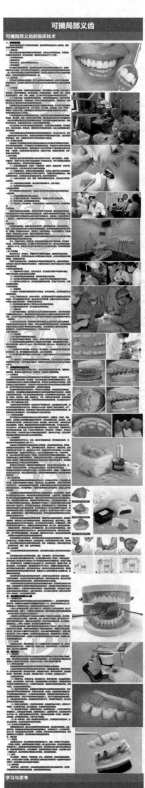

随堂笔记

本节内容电子资源——云板书（新型数字化教材）

云板书由高清文字、图片，以及教学视频链接组成，可在各类电子终端上观看学习。

http：//txt. xlybook. com/？ img = kouqiangxiufuxue/kezaiyici4

可摘局部义齿 4

云板书

导学视频

电子书

考试系统

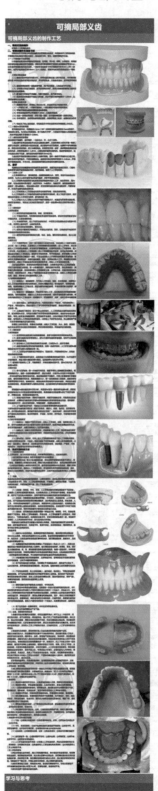

随堂笔记

本节内容电子资源——云板书（新型数字化教材）

云板书由高清文字、图片，以及教学视频链接组成，可在各类电子终端上观看学习。

http：//txt. xlybook. com/？img＝kouqiangxiufuxue/kezaiyici5

可摘局部义齿5

云板书

导学视频

电子书

考试系统

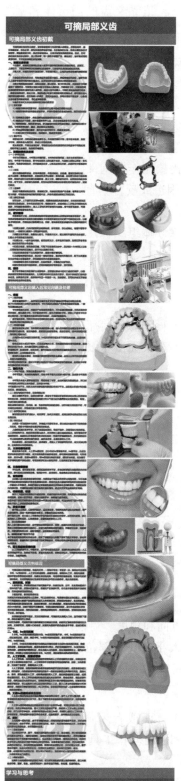

随堂笔记

第一节　概　述

可摘局部义齿（removable partial dentures，RPD）是牙列缺损常用、患者能够自行摘戴的一种修复体，它利用天然牙、基托下黏膜和骨组织做支持，依靠义齿的固位体和基托来固位，用人工牙及基托恢复缺失牙及相邻软硬组织的形态和功能。

一、可摘局部义齿的适应证和禁忌证

（一）适应证

（1）各种牙列缺损，尤其是游离端缺失者。

（2）牙列缺损伴有牙槽骨、颌骨或软组织缺损者。

（3）牙列缺损的过渡性修复和拔牙后需要制作即刻义齿者。

（4）𬌗面磨耗严重或多个牙缺失等原因造成咬合垂直距离过低，需要恢复垂直距离者。

（5）牙周病需活动夹板固定松动牙者。

（6）不能耐受固定义齿修复时大量磨除牙体组织者。

（二）禁忌证

（1）对可摘局部义齿不便摘戴、保管、清洁，甚至有误吞义齿危险的患者，如上肢功能障碍、精神病等生活不能自理者。

（2）严重的牙体、牙周或黏膜病变未能得到有效治疗控制者。

（3）对义齿材料过敏或对义齿异物感明显又无法克服者。

二、可摘局部义齿的优缺点

（一）优点

具有适用范围广，磨除牙体组织少，患者能自行摘戴，便于清洁，制作较简便，费用相对较低，便于修理等。

（二）缺点

体积大、部件多，初戴时患者常有异物感，有时会影响发音，引起恶心，其稳定性和咀嚼效能均不如固定义齿等。

三、基本概念

（一）就位道

就位道是指可摘局部义齿戴入口内的方向和角度。可摘局部义齿一般有2个或2个以上的基牙，各基牙的位置、形态、倾斜方向及角度、倒凹大小、缺牙部位都会影响义齿就位，必须借助模型观测仪观测基牙和组织倒凹大小，画出观测线，以确定义齿的就位道。

（二）模型观测仪

模型观测仪是一种用于确定两个或多个牙面或者牙颌模型其他部分的相互平行关系的仪器。模型观测仪由基座、观测平台、垂直臂、水平臂和分析测量工具五个部分组成（图5－1）。

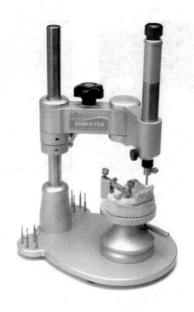

图 5 - 1　模型观测仪

（1）基座观测平台位于其上。

（2）观测平台位于基座上，用于固定模型，通过球槽结构与基座连接，可调整并固定模型向不同方向倾斜，即改变模型与分析杆之间的相对角度。

（3）垂直臂支撑和连接水平臂。

（4）水平臂连接垂直臂悬挂分析测量工具。

（5）分析测量工具用以测量模型上天然牙轴面和牙槽嵴组织的倒凹。包括分析杆、描记铅芯、倒凹测量尺（末端有一圈侧方突起，突起的宽度有 0.25mm、0.5mm 和 0.75mm 三种）、蜡刀和 6° 或 8° 圆锥形金属杆。

（三）观测线

观测线又称导线，是模型观测仪的描记铅芯绕基牙牙冠轴面转动一周，铅芯在牙冠轴面最突点所画出的连线。当牙长轴与分析杆方向一致时，基牙的外形高点线与观测线完全重叠。观测线粭方是非倒凹区，观测线龈方是倒凹区（图 5 - 2）。

导线的类型：导线根据义齿就位道设计及各基牙倾斜的方向和程度不同分为三种类型。

Ⅰ型导线：主要倒凹区在远缺隙侧，为基牙向缺隙相反方向倾斜时所画出的导线。

Ⅱ型导线：主要倒凹区在近缺隙侧，为基牙向缺隙方向倾斜时所画出的导线。

Ⅲ型导线：基牙的近、远缺隙侧均有明显倒凹或基牙向颊、舌侧倾斜时所形成的导线。

（四）倒凹

可以分为牙齿倒凹和组织倒凹。牙齿倒凹是指牙冠上位于观测线与牙龈之间的区域。组织倒凹是指组织突起下方的区域。当分析杆与观测线接触时，倒凹区内某一点至分析杆的垂直距离称为此点的倒凹深度，倒凹区内不同位置的倒凹深度不同（图 5 - 3）。倒凹又可以分为可利用倒凹和不利倒凹。可利用倒凹是指可摘局部义齿的固位装置为获得义齿固位进入的基牙倒凹。不利倒凹是指义齿的任何部位均不能进入，否则会影响摘戴的牙齿倒凹或组织倒凹。

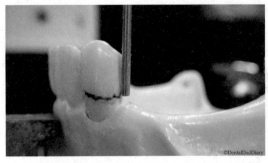
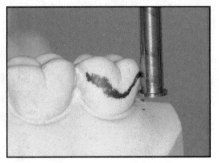

图5-2 基牙的倒凹区与非倒凹区图　　图5-3 基牙的倒凹深度

第二节　牙列缺损及可摘局部义齿的分类

一、牙列缺损的分类

由于牙列缺损的部位和缺牙数目不同，设计出的可摘局部义齿也就不同，为了便于研究和讨论，进行修复设计和制作，临床病历记录、收费和统计等，有必要对其进行归纳、总结和分类，使之条理化、规律化、简单化。目前已有多种牙列缺损的分类法得到应用，比较常用的是 Kennedy 分类法。

Kennedy 分类法最初由 Edward Kennedy 博士于 1925 年提出，Kennedy 根据缺牙所在部位及其与存留天然牙的关系，将牙列缺损分为四类。

第一类位于天然牙后方的双侧缺牙区（图5-4）。

第二类位于天然牙后方的单侧缺牙区（图5-5）。

第三类缺隙前后均有天然牙的单侧缺牙区（图5-6）。

第四类位于天然牙前方的缺牙区（跨过中线）（图5-7）。

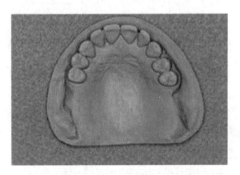
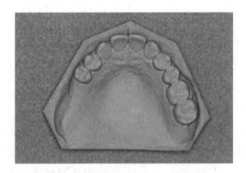

图5-4　Kennedy 第一类　　　　　　图5-5　Kennedy 第二类

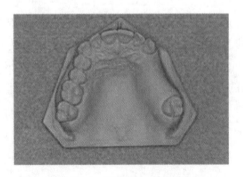
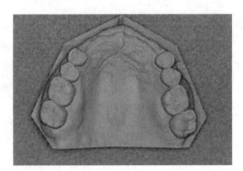

图5-6　Kennedy 第三类　　　　　　图5-7　Kennedy 第四类

　　亚类为除主要缺隙外的缺牙间隙数目，即除主要缺隙外，如还有一个缺隙则为第一亚类，有两个缺隙则为第二亚类，依此类推。若前后都有缺牙，最靠后部的缺牙区决定分类。若牙弓两侧后牙都有缺失，且一侧为远中游离端缺牙，另一侧为非游离端缺牙者，纳入第二类，另外缺隙数以亚类区别。若牙弓的最远端牙（如第三磨牙或第二磨牙）缺失但不修复，则不纳入分类之列。Kennedy 第四类为单缺隙，无亚类。

　　Kennedy 分类法的优点是能直观反映牙列缺损情况，表达了缺牙间隙的部位，体现了可摘局部义齿鞍基与基牙的关系，方法简单，容易掌握，是目前国内外应用最普遍的一种分类方法。Kennedy 分类法的局限性是：只能表明缺牙部位、缺牙间隙的数目，不能反映缺牙数目及前牙复杂的缺失情况；亚类无法表明缺牙部位，不能反映缺牙对患者口腔生理、心理、功能的影响；不能反映义齿的固位、支持、结构等方式。

二、可摘局部义齿的类型

（一）按材料和制作方法分类

　　可摘局部义齿按义齿材料和制作方法可分为两种类型：塑料胶连式义齿、金属铸造支架式义齿。

　　1. 塑料胶连式义齿　以弯制钢丝卡环固位，靠塑料基托将义齿各部位连接在一起。制作工艺简单，价格低廉，修改方便，但体积较大，异物感强，强度差，易损坏。多用作暂时性、过渡性义齿。

　　2. 金属铸造支架式义齿　一般由金属整体铸造支架和少量塑料（唇、颊侧及牙槽嵴顶处基托）构成。体积减小，增加了美观和舒适感，坚固耐用，但制作工艺相对复杂，费用较高，修改困难。

（二）按承受𬌗力的支持方式分类

　　可摘局部义齿按义齿对所承受𬌗力的支持方式可分为三种类型：牙支持式义齿、黏膜支持式义齿、混合支持式义齿。

　　1. 牙支持式义齿　指义齿所承受的𬌗力主要由天然牙承担。缺隙两端均有余留天然牙，两端基牙上均设置支托，适用于缺牙少、基牙稳固的病例（图 5 - 8）。

　　2. 黏膜支持式义齿　指义齿所承受的𬌗力主要由黏膜及其下的牙槽骨承担。适用于缺牙多、基牙条件差，或咬合过紧而不设置支托的病例（图 5 - 9）。

　　3. 混合支持式义齿　指义齿所承受的𬌗力由天然牙、黏膜和其下的牙槽骨共同承担，基牙上设支托，基托适当伸展。适用于各类牙列缺损，尤其是游离端缺失者，是临床上最常用的形式（图 5 - 10）。

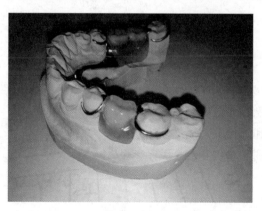

图 5 - 8　牙支持式可摘局部义齿

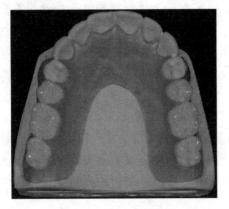

图5-9 黏膜支持式可摘局部义齿图

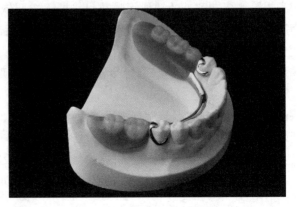

图5-10 混合支持式义齿可摘局部义齿

第三节 可摘局部义齿的组成和作用

可摘局部义齿一般由人工牙、基托、支托、固位体、连接体等五个部件组成（图5-11）。按各部件所起的作用，可归纳为修复缺损（人工牙、基托）、固位稳定（支托、固位体、基托）与连接传力（支托、连接体、基托）三部分。

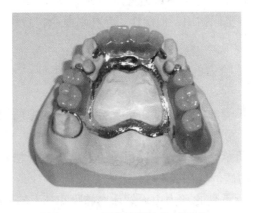

图5-11 可摘局部义齿的组成

一、人工牙

人工牙是义齿结构上用以代替缺失的天然牙，以恢复牙冠形态和咀嚼功能的部分。

（一）人工牙的作用

（1）替代缺失的天然牙以恢复牙列的完整性。

（2）建立正常咬合、排列和邻接关系以恢复咀嚼功能。

（3）防止余留牙伸长、倾斜、移位和咬合关系紊乱。

（4）恢复牙列外形和面型。

（5）辅助发音。

（二）人工牙的种类

1. 按人工牙𬌗面形态可分为解剖式牙、半解剖式牙、非解剖式牙

（1）解剖式牙：又称有尖牙，牙尖斜度为30°~33°，与初萌出的天然牙𬌗面相似。正中𬌗时，上下颌牙间有良好的尖凹锁结关系，咀嚼效率高，但咀嚼运动时侧向力大，适用于义齿固位好、对颌天然牙

无明显磨损的患者。

（2）半解剖式牙：牙尖斜度为 20° 左右，正中𬌗时，上下颌牙间有一定尖凹锁结关系，咀嚼效率较高，比解剖式牙的侧向力小，临床应用较广。

（3）非解剖式牙：又称无尖牙，牙尖斜度为 0°，其颊舌轴面形态与解剖式牙类似，𬌗面具有溢出沟。正中𬌗时，上下颌牙间无尖凹锁结关系，咀嚼效率较低，但咀嚼运动时侧向力小，对牙槽骨的损害小。适用于义齿固位差、对颌天然牙已明显磨损或为人工牙者。

2. 按制作材料可分为塑料牙、瓷牙、金属牙

（1）塑料牙：多选用成品硬质树脂牙，也可个别制作，与基托化学性连接。有韧性，不易脱落、折断，可任意磨改。但与瓷牙相比，咀嚼效能较低，硬度较差，易磨损、老化、变色。

（2）瓷牙：借盖嵴面上的钉或孔与基托相连，为机械固位。瓷牙咀嚼效率高，硬度大，不易磨损，光泽好，不易污染变色。但脆性大，易折裂，不易磨改。

（3）金属牙：人工牙的𬌗（舌）面或整个牙为金属制成，利用一定的固位装置与塑料牙或基托机械连接。其硬度大、强度高，适用于缺牙间隙过窄小、𬌗龈距离过低者，防止人工牙折断、便于义齿各铸造部件的连接。

（三）人工牙的选择原则

1. 人工前牙的选择原则

（1）尽量满足美观和发音的要求，并有一定的切割功能。

（2）形态、大小和色泽应与同名牙对称，和邻牙协调，并与患者的性别、年龄、面型、肤色等相适应，达到自然、逼真的美观效果。

（3）所选前牙应在与患者充分沟通的基础上，取得患者的同意和认可。

2. 人工后牙的选择原则

（1）后牙的功能以咀嚼为主，尽量选用硬度较大、耐磨性能好的人工牙。

（2）形态、大小和色泽应与同名牙、邻牙协调，与对𬌗牙有适当的咬合接触关系。

（3）必要时应减小人工牙的颊舌径、增加食物排溢沟以减小基牙及支持组织的负荷。

二、基托

基托是可摘局部义齿的主要组成部分之一，一般覆盖在缺牙区牙槽嵴顶及其唇颊舌侧及硬腭区上，位于缺隙部分的基托又称为鞍基。

（一）基托的作用

（1）连接作用：连接义齿各部件成一个整体，排列人工牙。

（2）传递𬌗力：承担、传递和分散人工牙承受的𬌗力。

（3）修复缺损：修复缺损的牙槽骨、颌骨和软组织。

（4）固位和稳定作用：利用基托与黏膜之间的吸附力，基托与基牙及相关牙之间的摩擦和制锁作用，加强义齿的固位及稳定，防止义齿旋转和翘动。

（二）基托的种类

按材料不同可分为以下三种

（1）金属基托由金属铸造而成。优点：强度高，不易折裂，体积小且薄，患者感觉舒适，温度传导作用及自洁好。缺点：制作工艺较复杂，修理困难，无法重衬。

（2）塑料基托优点：色泽美观，近似黏膜，操作简便，价廉，便于修理和重衬。缺点：强度差，受力大时易折裂，材料易老化和磨损，温度传导作用差，不易自洁。

（3）金属网加强塑料基托结合金属、塑料基托的优点，在塑料基托内加入金属网，以增加塑料基托

的抗折强度。金属网需放置在基托的应力集中区，并应避免增加基托厚度。

（三）基托的要求

1. 基托厚度　金属基托厚度 0.5mm，边缘可稍厚至 1mm 左右，并且圆钝。塑料基托一般不少于 2mm，上腭基托的前 1/3 区应尽可能薄一些，以免影响发音。基托过薄易折裂，过厚不舒适。

2. 基托的伸展范围　根据缺牙部位、数目、𬌗力的大小、基牙健康状况、牙槽嵴吸收程度和邻近软组织缺损情况等因素决定。牙支持式义齿应尽量减小基托范围，使患者舒适、美观。黏膜支持式义齿或游离端缺失的混合支持式义齿在不影响唇、颊、舌软组织活动的原则下，基托范围应尽量伸展以分散𬌗力，如：上颌游离端义齿基托应盖过上颌结节、伸展至翼上颌切迹，下颌游离端义齿的后缘应覆盖磨牙后垫的前 1/3～1/2 并在颊棚区充分伸展。在系带区，基托局部应形成切迹。

3. 基托与基牙及相关牙的关系　缺牙区基托不应进入基牙邻面倒凹区；舌（腭）侧基托边缘应与基牙及相关牙非倒凹区接触，位于导线处，边缘与牙密合但无压力；基托龈缘区组织面应做缓冲，以避免损伤基牙、邻牙及游离龈，且有利于摘戴义齿（图 5-12）。

4. 基托与黏膜的关系　基托组织面与黏膜应密合，无压力。上颌结节颊侧、上颌硬区、下颌隆突、下颌舌骨嵴、骨尖、骨嵴等部位的基托组织面应做适当的缓冲，以免压迫组织产生疼痛。

5. 基托的形态和美学要求　基托磨光面需高度磨光，边缘曲线圆钝（图 5-13）；上下颌唇颊侧基托相当于牙根的位置，形成隐约可见的牙根长度和突度，使得立体感强，自然逼真；在颊、舌（腭）侧形成凹形磨光面以利于固位；在腭面形成腭隆突、龈乳头及腭皱形态。对于牙槽嵴丰满的前牙区可不放唇侧基托。

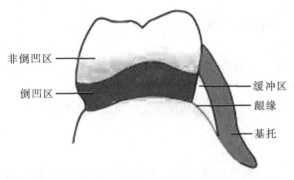
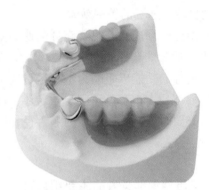

非倒凹区　　　缓冲区
倒凹区　　　龈缘
　　　　　基托

图 5-12　基托与余留牙的位置关系　　　　图 5-13　基托的形态

三、支托

支托是由金属制作的放置于天然牙上，用以支持义齿、防止义齿龈向移位及传递𬌗力的可摘局部义齿重要部件。支托根据放置的牙面而命名，放置于牙𬌗面的称为𬌗支托，放置于前牙舌面的称为舌支托（或舌隆突支托），放置于前牙切缘的称为切支托。其中𬌗支托为最常用的一种，也常被用作支托的总称。

（一）支托的作用

（1）支承、传递𬌗力支托可将义齿承受的𬌗力传递到天然牙上，使义齿受力时不会向龈向下沉。

（2）稳定义齿与卡环整铸连用时可保持卡环在基牙上的位置，防止义齿下沉及游离端翘起或摆动，起到稳定的作用。

（3）防止食物嵌塞和恢复𬌗关系若余留牙之间有间隙，放置支托可防止食物嵌塞。若基牙与对𬌗牙无咬合接触或接触不良，可加大支托，以恢复𬌗关系并起到防止食物嵌塞的作用。

（二）𬌗支托的要求

1. 𬌗支托的材料　应具有足够的刚性，不易变形或折断，一般采用铸造合金制作。

2. 𬌗支托的位置　一般位于基牙的近、远中边缘嵴上，如果因咬合过紧而不易获得支托间隙时，可放在上颌磨牙的颊沟处或下颌磨牙的舌沟处。𬌗支托连接体不应进入基牙倒凹区，以免影响义齿就位，且与牙龈保持一定距离，以免压迫牙龈。

3. 𬌗支托的形态　铸造𬌗支托呈圆三角形或匙形，边缘嵴处较宽，向𬌗面中心变窄。其长度、宽度和厚度应满足材料的强度要求，通常长度一般为磨牙近远中径的 1/4 或前磨牙的 1/3，宽度为磨牙颊舌径的 1/3 或前磨牙的 1/2，厚度为 1～1.5mm（图 5-14）。𬌗支托底面应与支托凹相密合，呈球凹接触关系，𬌗轴线角圆钝。

4. 𬌗支托与基牙关系　𬌗支托所传递至基牙的作用力应与牙长轴方向一致或接近，避免基牙遭受向缺隙侧的扭力作用。当𬌗支托长度为基牙近远中径的 1/4 时，𬌗支托或支托凹底面应与基牙长轴形成略大于 90°的夹角（前磨牙 100°、磨牙 110°左右夹角），𬌗支托所承受的作用力恰好通过基牙的转动中心（图 5-15）。

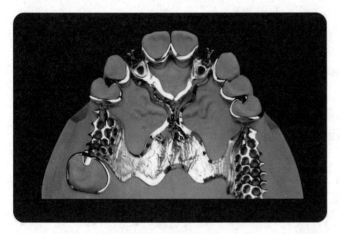

图 5-14　𬌗支托

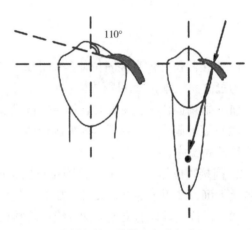

图 5-15　支托与基牙长轴方向夹角为 100°～110°

（三）舌隆突支托和切支托的要求

（1）舌隆突支托又称舌支托，设置于前牙舌隆突上，多用于尖牙，偶用于上颌切牙。其形态有圆环形、钩形等，以舌隆突高点为中心，在周边磨出环形支托凹，凹底为钝 V 形，长度 2.5～3mm，宽度 1.5～2mm，厚度 1.5mm。舌隆突支托较切支托美观、坚固、舒适。

（2）切支托放置于尖牙或切牙的近中切缘上，宽约 2.5mm，厚度 1～1.5mm。切支托外露金属不美观，且容易干扰对𬌗牙的咬合运动，一般不用于上颌前牙，常用于下颌前牙。

四、固位体

固位体是可摘局部义齿用以抵抗脱位力作用，获得固位、支持与稳定的重要部件。

（一）固位体的作用和要求

固位体主要具有固位、稳定、支持三种作用。固位体的要求如下。

（1）有一定固位力，保证义齿在行使功能时不致脱位。

（2）非功能状态时，对基牙不应产生移位力。

（3）摘戴义齿时，对基牙应无侧方压力，不损伤基牙。

（4）符合美观要求，尽量少显露金属，尤其前牙区。

（5）与基牙密合，不易存积食物，外形圆钝光滑，不刺激或损伤口内的软硬组织。

（6）制作固位体的材料应具有良好的生物学性能。

（二）固位体的种类

按其作用不同可分为直接固位体和间接固位体（图 5 – 16）。

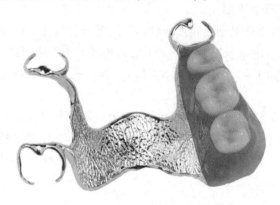

图 5 – 16　可摘局部义齿的固位体

1. 直接固位　体直接固位体是防止义齿𬌗向脱位，起主要固位作用的固位部件。按固位形式不同，可分为冠内固位体和冠外固位体。

（1）冠内固位体：主要是栓体 – 栓道式冠内附着体。

（2）冠外固位体：包括卡环型固位体、套筒冠固位体、冠外附着体等。其中卡环型固位体是目前广泛应用的固位体。

2. 间接固位体　是辅助直接固位体固位的部件，主要增强义齿的稳定，防止义齿发生翘起、摆动、旋转及下沉，多用于游离端义齿。常用的有𬌗支托、舌支托、连续卡环等。

间接固位体设计的位置与支点线（直接固位体的连线）密切相关，距支点线的距离愈远，则平衡矩愈大，对抗转动的力愈强。一般从间接固位体到支点线的垂直距离（平衡矩）最好能等于或大于从人工牙列远端到支点线的垂直距离（游离距）。如远中游离端义齿的间接固位体多放置于第一前磨牙的近中𬌗面窝、尖牙的舌隆突或近中切端。

（三）卡环型直接固位体的组成、作用和设计原则

卡环是直接卡抱在基牙上的金属部分，是传统可摘局部义齿主要的直接固位体。其主要作用为防止义齿𬌗向脱位，也能起一定支持和稳定的作用。

1. 卡环的组成和作用　以铸造三臂卡环为例，由卡环臂、卡环体、小连接体和𬌗支托组成（图 5 – 17）。

（1）卡环臂：为卡环的游离部，由卡环臂尖、卡环臂起始部组成。卡环臂尖富有弹性，位于倒凹区，是卡环产生固位作用的主要部分。卡环臂起始部较坚硬，放置在非倒凹区，起稳定作用，防止义齿侧向移位。卡环臂的形态常用的有圆形、半圆形和扁平形三种。

（2）卡环体：又称卡环肩，为连接卡环臂、𬌗支托和小连接体的坚硬部分，从邻面包过颊舌轴面角，起支撑卡环臂、稳定和支持义齿、防止义齿龈向和侧向移动的作用。所以，卡环体要有较高的强度，不易变形，位于非倒凹区，且不影响咬合。

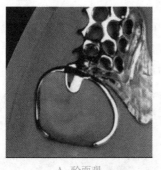
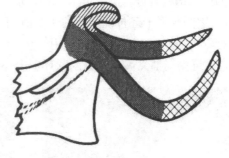

A. 殆面观   B. 颊/舌面观

图 5-17 三臂卡环的结构

（3）小连接体：为卡环体、殆支托等与大连接体或基托相连的部分，主要起连接作用。不能进入基牙或软组织倒凹区，以免影响就位。

（4）殆支托：常与卡环铸造成一个整体。殆支托的作用及要求如前所述。

2. 卡环的种类 卡环的种类繁多，通常根据制作方法、卡环臂数目、卡环形态以及卡环与导线的关系进行分类。

（1）根据制作方法不同可分为铸造卡环和锻丝弯制卡环。

1）铸造卡环：常用镍铬合金、钴铬合金、钛及钛合金等金属铸造而成，可设计制作出各种所需形式的卡环臂（包括卡环臂的形状、宽窄和走向等），精度高，其固位、支持、稳定作用都较好。

2）锻丝弯制卡环：是用圆形不锈钢丝弯制而成。磨牙卡环用直径 0.9～1.0mm（20～19#）卡环丝，前磨牙卡环用直径 0.8～0.9mm（21～20#）卡环丝弯制。弯制卡环弹性较大，可调改，制作设备简单，操作简便，经济。

（2）根据卡环臂数目可分为单臂卡环、双臂卡环和三臂卡环等（图 5-18）。

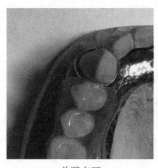
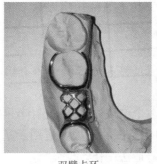
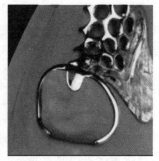

单臂卡环   双臂卡环   三臂卡环

图 5-18 单臂、双臂及

1）单臂卡环：只有一个弹性卡环臂，位于基牙颊侧，其舌侧用高基托对抗，多为利用连接体作跨越外展隙的间隙卡环。

2）双臂卡环：有颊、舌两臂，可设计为颊侧固位臂和舌侧对抗臂，无殆支托。常用于牙周组织条件差，有一定松动或倾斜的基牙上，或因咬合紧不能获得殆支托凹预备空间的基牙上。常用于黏膜支持式可摘局部义齿。

3）三臂卡环：由颊、舌两臂及殆支托组成。包绕基牙的 3 个面和 4 个轴面角，应用最广泛，适用于牙冠外形好、牙周健康、无明显倾斜的基牙。

（3）根据卡环的形态结构可分为圆环形卡环和杆形卡环。

1）圆环形卡环：因圆环形卡环包绕基牙的 3 个面和 4 个轴面角，即包绕基牙牙冠的 3/4 以上，形似圆环，故名圆环形卡环（图 5 - 19）。此卡环适用于牙冠外形正常、健康的基牙，其固位、支持、稳定作用好，常用于牙支持式可摘局部义齿。常见的圆环形卡环的种类如下。

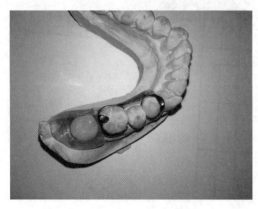

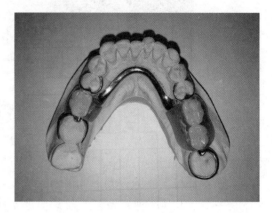

图 5 - 19　圆环形卡坏图　　　　　　　图 5 - 20　圈形卡环

三臂卡环：如前所述。为标准的圆环形卡环。

圈形卡环：多用于远中孤立的磨牙上，基牙向近中舌侧（多为下颌）或近中颊侧（多为上颌）倾斜。卡环臂的尖端在上颌磨牙的颊侧近中和下颌磨牙的舌侧近中（图 5 - 20）。铸造圈形卡环的近、远中分别或同时放置支托，并可以加宽非倒凹对抗臂或设计并行双臂，以提高其强度。

回力卡环：卡环臂尖位于基牙唇（颊）面的倒凹区，绕过基牙的远中面与𬌗支托相连，再转向基牙舌面的非倒凹区，在基牙近中舌侧通过小连接体与支架相连。或者，卡环臂尖端位于基牙舌面倒凹区，经过基牙非倒凹区与远中𬌗支托相连，再转向近中颊侧非倒凹区，通过小连接体与基托相连者称反回力卡环。两者均为铸造卡环。由于远中𬌗支托不与基托相连接，𬌗力则通过人工牙和基托首先传至基托下组织上，可减轻基牙承受的力，起到应力中断的作用。常用于后牙游离端缺失，基牙为前磨牙或尖牙，牙冠较短或呈锥形。

对半卡环：由颊、舌侧两个相对的卡环臂和近、远中两个𬌗支托及两个小连接体所组成，主要用于前后都有缺隙、孤立的前磨牙或磨牙上。

联合卡环：由位于相邻两基牙上的 2 个卡环通过共同的卡环体相连而成（图 5 - 21）。卡环体位于相邻两基牙的𬌗外展隙，并与伸向𬌗面的𬌗支托相连接。适用于基牙牙冠短而稳固，或相邻两牙之间有间隙或有食物嵌塞等情况者。此卡环需用铸造法制作。

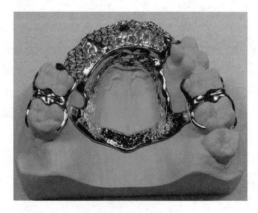

图 5 - 21　联合卡环

延伸卡环：又称长臂卡环，是将卡环臂延伸至近缺隙基牙的邻牙的倒凹区以获得固位，卡环任何部件不应进入近缺隙基牙的倒凹区。用于近缺隙基牙松动或外形无倒凹无法获得足够固位力者，对松动基牙有固定夹板的保护作用。

连续卡环：多用于牙周夹板，放置在 2 个以上牙上。锻造连续卡环常可包括整个前牙区或后牙区，此类卡环无游离臂端，两端固定埋入基托，仅其中间部分弹性较大处可进入基牙倒凹区，其余部分与观测线平齐。

倒钩卡环：用于倒凹区在支托的同侧下方的基牙，又称下返卡环。当有组织倒凹区无法使用杆形卡环时选用。

尖牙卡环：用于尖牙上。卡环由近中切支托沿舌面近中边缘嵴向下，至舌隆突，方向上转，沿舌面远中边缘嵴至远中切角，反折至唇面，卡环臂在唇面进入近中倒凹区。

2）杆形卡环：是从义齿基托中伸出，沿龈缘下方 3mm 的位置平行向前延伸至基牙根方适当位置，然后以直角转向𬌗方，臂端进入基牙唇颊侧颈 1/3 区的倒凹区，深度约 0.25mm，臂尖末端 2mm 与基牙表面接触。其固位作用是由下向上呈推型固位，故又称推型卡环，尤其适合后牙游离端缺失的末端基牙。杆形卡环固位作用好，但稳定作用差。

杆形卡环可根据基牙的外形、倒凹位置和大小，设计成不同形状，如 I 型（图 5-22）、T 型、U 型、L 型及 C 型等。杆形卡环的主要优点是与基牙的接触面积小；金属外露少，美观；推型固位作用强；对基牙的损伤小。杆形卡环的主要缺点是稳定作用不如圆环形卡环；易存积食物；不易修理。口腔前庭浅、软组织倒凹大、系带附着高等情况下不宜使用。

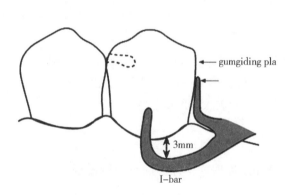

图 5-22 I 型卡环

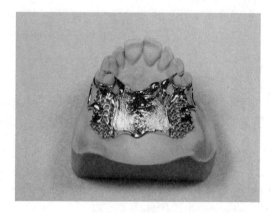

图 5-23 RPI 卡环组

RPI 卡环组：由近中𬌗支托、远中邻面板、颊侧 I 型杆形卡环三部分组成（图 5-22、图 5-23），常用于后牙游离端缺失的末端基牙。

近中𬌗支托指远中游离端义齿在邻缺隙基牙的𬌗面近中边缘嵴放置的支托，支点前移，可以减少对基牙的扭力：①在𬌗力作用下，卡环臂与基托同时下沉，卡环与基牙脱离接触，对基牙无扭力作用；②由于有邻牙支持，可以减少或消除基牙所受的扭力；③加大了转动半径，使基托下组织的受力方向接近垂直，且较均匀；④增长了游离距，在相同力的作用下，基牙受力减少，但基托下黏膜和牙槽骨组织受力增加。

邻面板是卡环组中与基牙邻面紧密贴合的金属板，相接触的基牙邻面称导平面，其与义齿就位道方向平行，通过基牙预备形成。邻面板与导平面相接触的主要作用有：①控制义齿就位道方向、防止义齿脱位；②可向舌侧伸展至远舌轴面角，对颊侧卡环臂起对抗作用，确保卡环的稳定和卡抱作用；③预备导平面可减小基牙邻面倒凹，防止食物嵌塞；④利于美观。

I 型杆位于基牙颊面倒凹区，与基牙接触面积小，美观，对基牙的损伤小，固位作用好。

RPA 卡环组：是在 RPI 卡环组的基础上提出来的，由近中𬌗支托、远中邻面板、圆环形卡环固位臂三部分组成。适用于口腔前庭浅、软组织倒凹大、系带附着高等情况下使用。

（4）根据卡环与导线的关系分类（图 5-24）。

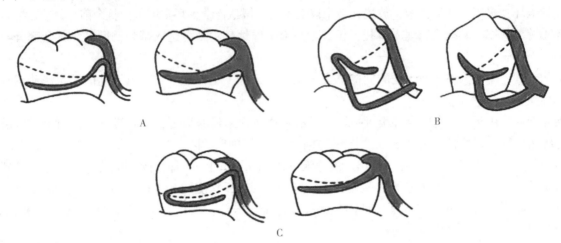

图 5-24 三类导线与相应的三类卡环（𬌗支托侧为近缺牙区）

A. 第一类导线与第 I 类卡环；B. 第二类导线与第 II 类卡环；C. 第三类导线与第 III 类卡环

1）I 型导线卡环：一般为简单圆环形卡环，卡环臂尖在倒凹区，卡环体在非倒凹区，此类卡环的固位及稳定作用良好。

2）II 型导线卡环：铸造卡环为分臂卡环，锻造卡环为上返卡环。分臂卡环的近缺牙区臂端及上返卡环的游离臂端在倒凹区，卡环臂其余部分在非倒凹区，起对抗平衡作用。此类卡环有一定的固位作用，但因无卡环体，故稳定作用较差。

3）III 型导线卡环：为靠近𬌗缘的高臂卡环，或用下返卡环臂，卡环臂端在倒凹区。此类卡环有一定的固位和稳定作用，但不如 I 型导线卡环理想。要求卡环臂富有弹性，能通过基牙较高的突点进入倒凹，卡环体不能进入倒凹区，亦不能太高影响咬合，卡环臂尖不能进入倒凹区过深。

五、连接体

连接体是可摘局部义齿的组成部分之一，将义齿各部分连接在一起，同时还有传递和分散𬌗力的作用，分大连接体和小连接体两类。

（一）大连接体

大连接体亦称连接杆，是可摘局部义齿中连接牙弓两侧的义齿部分的结构，依所在位置而命名为：腭杆、舌杆、腭板、舌板、唇/颊杆等。

1. 大连接体的作用

（1）连接义齿各部件成一个整体。

（2）传递和分散𬌗力至基牙及邻近的支持组织。

（3）减小义齿体积、增加义齿强度。

2. 大连接体的要求

（1）有一定强度、质地坚韧、不变形、不断裂。

（2）不能影响唇、颊、舌的运动。

（3）根据不同位置、受力情况和组织情况等，可制成不同的大小、外形和厚度，杆的边缘应圆钝。连接杆的长度增加，应相应地增加厚度、宽度。

（4）不能压迫上颌硬区、下颌隆突及其他骨性突起；不能进入软组织倒凹区，以免影响义齿就位及压伤软组织。

3. 大连接体的种类与要求

（1）腭杆：根据在腭部的位置不同，分前腭杆、后腭杆及侧腭杆三种（图5-25）。

1）前腭杆：位于上颌硬区之前，腭皱襞的后部，双侧第一前磨牙之间。薄而宽，厚1mm，宽6～8mm，离开龈缘至少6mm，与黏膜组织密合但无压力。

2）后腭杆：位于上颌硬区之后，颤动线之前，两端向前微弯至第一、第二磨牙之间。厚1.5～2.0mm，宽3.5mm，游离端义齿可适当加宽。

3）侧腭杆：位于上颌硬区的两侧，离开龈缘至少6mm，与牙弓并行，厚1～1.5mm，宽3～3.5mm，用于连接前、后腭杆。

（2）腭板：常用的有前腭板、马蹄状（U型）腭板（图5-26）、"天窗"式腭板及全腭板（图5-27）等。

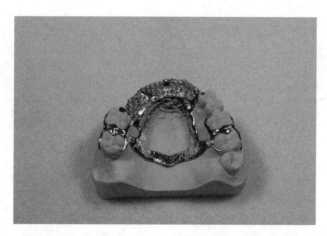

图5-25 后腭杆和侧腭杆

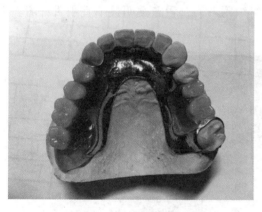

图5-26 马蹄状腭板

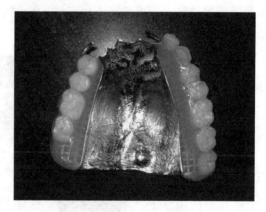

图5-27 全腭板

（3）舌杆：位于下颌舌侧龈缘与舌系带、黏膜皱襞之间，舌杆上缘距龈缘至少4mm（图5-28）。厚2～3mm、宽3～4mm，舌杆上缘应向组织移行，下缘最厚，成半梨形。

为防止义齿受力下沉后舌杆压迫软组织，舌杆与黏膜间应预留适当的缓冲间隙，缓冲量根据下颌舌侧牙槽骨的形态（图5-30）有所不同：垂直型者舌杆与黏膜平行接触；斜坡型者舌杆离开黏膜0.3～0.5mm；倒凹型者舌杆在倒凹之上或在倒凹区留出空隙。

舌杆可与下前牙连续舌支托（亦称舌隆突杆）联合应用形成双舌杆（图5-29），以增加间接固位作用并使多个前牙共同分担殆力。

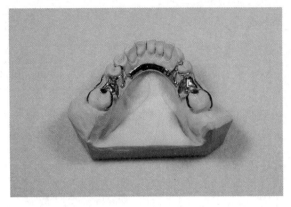

图 5 - 28　舌杆

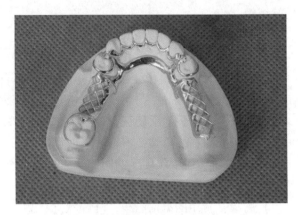

图 5 - 29　双舌杆

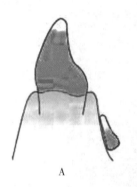

A

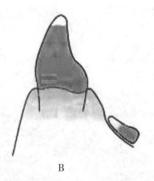

B

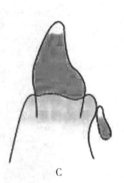

C

图 5 - 30　下前牙舌侧牙槽骨的形态与舌杆的关系

A. 垂直型；B. 斜坡型；C. 倒凹型

（4）舌板：舌板是金属铸造而成的舌侧高基托，覆盖在下前牙的舌隆突区之上，进入下前牙舌外展隙，上缘呈扇形波浪状。舌板常用于口底浅、舌侧软组织附着高、舌隆突明显不宜用舌杆者，尤其适用于前牙松动需夹板固定者（图 5 - 31）。

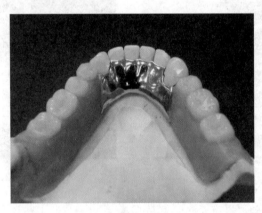

图 5 - 31　舌板

（二）小连接体

小连接体是指大连接体与卡环、支托等其他部件之间起连接作用的部件。多数情况下，小连接体与这些结构是连续的，其坚硬无弹性，应具有足够的强度和硬度，确保有效地将功能性负荷传递至基牙和支持组织，表面应光滑，与大连接体呈垂直相连，需离开牙龈少许，不能进入倒凹区，以免影响义齿就位。

第四节 可摘局部义齿的设计

可摘局部义齿的设计一直被视为较复杂的问题，按单颌 14 颗牙齿计算，仅单颌的缺牙组合类型就达 16382 种之多（$=2^{14}$），加上患者特殊的口腔软硬组织状况及对牙列缺损修复提出的个别要求，设计方案更加复杂多变。一副可摘局部义齿，要取得良好的修复效果，既要有美观的外形，又要能发挥良好的功能；既坚固耐用，又不会对患者造成不良后果。要达到这些要求，除选择用材和制作工艺外，义齿的设计至关重要。合理的义齿设计必须遵循一定的设计原则和要求。

一、可摘局部义齿设计的原则和基本要求

（一）义齿应能保护口腔软硬组织的健康

设计良好的义齿应正确恢复上、下颌位置关系和𬌗关系以及缺牙牙弓及相邻组织的外形。义齿的形态、范围不应妨碍周围组织、器官的正常功能活动。而设计或制作不当会引起基牙松动、牙体病变、黏膜的压痛和溃疡、牙龈炎症，甚至创伤及颞下颌关节病变。

（二）义齿应有良好的固位和稳定作用

义齿良好的固位和稳定状况，是能否发挥良好功能的前提。如果义齿的固位和稳定性能差，不但不能达到修复形态和恢复功能的目的，还可导致基牙及基托下支持组织的损伤和其他口腔疾患。

（三）义齿应能恢复有效的咀嚼功能

恢复缺牙咀嚼功能是义齿修复的主要目的。义齿修复应以维护口腔组织健康为前提，义齿的咀嚼功能应根据基牙的情况、咬合关系、缺牙区牙槽嵴的状况，恢复到一个合适的程度。

（四）美观

美观即是恢复面容的自然状态。人工牙的大小、形态、颜色及排列应与相邻天然牙相协调，表现自然；基托颜色应尽量与牙龈、黏膜的色泽一致，必要时利用基托恢复邻近缺损软硬组织的自然形态。卡环等金属部件应尽量不显露或少显露。一般在前牙区偏重于美观和发音，后牙区偏重于咀嚼功能的恢复。

（五）坚固耐用

义齿应有足够的强度，能承受𬌗力作用而不变形、不折断。义齿设计要符合生物力学原则，选用合适的材料，使义齿坚固耐用。

（六）舒适，容易摘戴

设计时应尽量减小义齿体积，合理安置义齿各部件，使患者减少异物感，易于适应，感觉舒适。患者应能方便摘戴义齿，以便保持义齿和口腔的清洁卫生。

二、可摘局部义齿的模型观测

模型观测是可摘局部义齿治疗中一个基本的和必要的过程，是一个诊断设计的过程。只有通过对牙与组织的空间位置关系的准确分析，才能正确确定义齿修复前准备计划，包括余留牙调改、基牙预备和组织倒凹的去除等——相互平行关系的调整；正确确定可摘局部义齿设计——利用相互平行关系获得固位、稳定及顺利就位。

模型观测分为诊断模型观测和工作模型观测两个过程。

（一）模型观测的目的

（1）选择并确定义齿就位道。

（2）确定余留牙导平面的位置。

（3）确定倒凹。包括基牙上可利用的固位倒凹的位置和深度，以及应调整、避开或消除的不利倒凹。

（4）辅助制订修复治疗计划。义齿设计、修复前准备中的组织形态修整，余留牙外形磨改、修复，基牙预备等均应以模型观测为依据。

（二）就位道选择原则

（1）便于患者摘戴义齿。

（2）利于义齿固位。

（3）不影响美观。

（4）基牙受力不能超过其生理耐受限度。

（三）就位道影响因素

1. 导平面　在基牙的邻面需预备出一个与就位道一致的小平面，即导平面。导平面可以保证义齿沿正确的就位道方向摘戴。

2. 固位倒凹　基牙必须存在固有的固位倒凹以利于可摘局部义齿摘戴过程中卡环固位臂通过基牙的观测线（基牙最突点）发生弹性变形获得固位力。如果基牙有固位倒凹，可通过倾斜模型来改变固位倒凹的大小。如果基牙没有固位倒凹，必须通过全冠或部分冠等方法来创造出固位倒凹。

3. 干扰　口腔的某些区域如牙齿、软组织和骨突，经常会干扰义齿就位。这些区域必须通过模型倾斜或外科手术来去除这些干扰。

4. 美观　选择适当就位道，尽量避免暴露金属卡环和基托部分。

（四）模型观测方法

1. 确定就位道　首先将模型固定在观测台上，使𬌗平面与基座平行，与分析杆垂直，以此为模型的初始位置，用分析杆进行初步观测。然后改变模型前后左右倾斜方向，根据就位道选择原则和影响因素，确定最适宜的义齿就位道。

2. 描记观测线　就位道确定后，保持模型倾斜方向不变，将分析杆换成描记铅芯，沿余留牙轴面和牙槽嵴侧面画出观测线。确定倒凹区和非倒凹区，可利用的固位倒凹，以及不利的倒凹。基牙颊侧的观测线应较低，使倒凹位于颈1/3。诊断模型观测时，如果基牙倒凹过大，观测线位置过于偏向𬌗方，可在模型上标出所希望的理想观测线位置，实际观测线和理想观测线之间的部分就是在基牙预备时需要磨除的。根据诊断模型牙槽嵴上观测线位置，还可以确定需要去除的组织倒凹部位。

3. 倒凹深度的定位与测量　用倒凹测量尺确定特定深度的固位倒凹的位置，即基牙固位卡环卡环臂尖的准确位置。

4. 记录定位平面　记录定位平面是记录观测过的模型倾斜位置与就位道关系的方法。以便在工作模型观测时能够找到诊断模型观测时所确定的义齿就位道。

可以在模型上标记三个十字交叉点，交叉点位于余留牙的舌侧，在模型上尽量分开，并都能与已经被固定的分析杆相接触（图5-32）。这样，这三点就位于同一水平上。重复这三点与已经被固定的分析杆相接触，就能精确复制模型倾斜位置。也可以在模型的颊侧边缘和后缘，用分析杆标定2条相互平行的线，从而记录下此模型在观测台的空间位置。

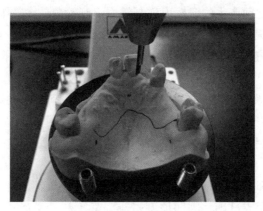

图 5 - 32　模型的三点标记

三、可摘局部义齿的固位与稳定

良好的固位和稳定是可摘局部义齿发挥其功能的前提条件。

（一）可摘局部义齿的固位

可摘局部义齿的固位是指义齿在口内就位后，不因唇颊舌肌生理运动、食物黏着及重力作用而向殆向或就位道相反方向脱位。抵抗义齿脱位的力称固位力，主要来源于义齿部件与天然牙之间产生的摩擦力、基托与黏膜之间产生的吸附力、表面张力和大气压力，对下颌义齿来说还存在义齿重力，其中最主要的是摩擦力。

1. 固位力及其影响因素

（1）摩擦力：义齿的各部件和天然牙摩擦而产生的力称为摩擦力，主要包括三种：卡环臂弹性卡抱状态下产生的弹性卡抱力，基牙导平面与义齿导平面板、小连接体、基托等部件相互接触产生的导平面摩擦力，以及义齿部件与基牙间制锁状态产生的摩擦力。

1）弹性卡抱力的影响因素：弹性卡抱力的大小与下列五个因素有关。

①卡环系统的稳定平衡设计：卡环固位系统应环绕基牙超过180°或包绕基牙至少三个面，并与基牙至少有3点以上接触，以保证良好的稳定平衡作用。

②脱位力的大小和方向：义齿脱位力指使义齿从就位道相反方向脱出的力，如食物的黏着力等。在脱位力相等的条件下，脱位力的方向与牙面间构成的角度越大，对牙面的正压力越大，所能获得的起固位作用的摩擦力也越大。

③基牙倒凹的深度与坡度：基牙倒凹的深度是指观测器的分析杆至基牙倒凹区牙面间的垂直距离。在卡环臂的弹性限度内，倒凹深度越大，则产生的正压力越大，固位力也越大。倒凹坡度指倒凹区牙面与基牙长轴间构成的角度。在倒凹深度相同情况下，坡度越大，固位力越大。

④卡环的弹性：卡环的弹性越大，产生的正压力就越小，摩擦力就越小。

⑤卡环材料的刚性和弹性限度：材料的刚性越大，所能获得的固位力也越大。一般情况下卡环臂在任何方向上强迫位移超过1mm时，则可能会超过材料的弹性限度而发生永久变形。

2）导平面摩擦力及其影响因素：导平面摩擦力是由基牙导平面与义齿导平面板、小连接体、基托等部件的相应面接触所产生的摩擦力，其固位作用的大小主要由导平面的数量、面积、相互间的平行程度等因素决定。

3）制锁状态所产生的摩擦力及其影响因素：制锁状态是指义齿由于就位道与功能状态中义齿实际的脱位方向不一致而造成的约束状态。利用义齿就位方向和脱位方向不一致而获得制锁作用，义齿受相邻牙约束的部分称制锁区。就位道与脱位道之间形成的角度称为制锁角。进入制锁角内的义齿部件（主要为基托）与阻止其脱位的牙体之间产生的摩擦力称制锁力。制锁角越大，则固位力越大。

（2）吸附力、表面张力与大气压力：可摘局部义齿修复较多缺牙时，必须充分利用基托、黏膜和唾液间的吸附力、表面张力、大气压力来增强固位作用，要求基托有足够的伸展范围，与黏膜组织密合，边缘有良好的封闭作用。

2. 固位力的调节　义齿的固位力大小应适当，固位力过大，容易损伤基牙，摘戴困难；固位力过小，义齿又容易脱位。具体调节措施如下。

（1）增减直接固位体的数目：固位力的大小与固位体的数目成正比，一般情况下，2~4个固位体足以达到固位要求。

（2）修整基牙的固位形：基牙牙冠应有一定倒凹，但深度应该在卡环固位臂的弹性限度之内，且坡度较大。若基牙的倒凹深度过大或过小、倒凹坡度过小，都不利于义齿的固位，可通过调节就位道方向或磨改基牙使之达到要求。一般倒凹深度不超过1mm，倒凹坡度应大于20°。

（3）调整基牙间的分散程度：基牙越分散，各固位体间的相互制约作用越强。

（4）调整就位道：改变就位道的方向，使基牙倒凹深度、坡度及制锁角的大小处于最适状态，以达到最佳义齿固位作用。当基牙或义齿固位体超过2个时，可在模型观测仪上描记出义齿戴入时的就位道，以便于患者自行取戴，满足义齿固位和稳定的需要。确定就位道常采用以下两种方式。

1）平均倒凹法（均凹式、垂直戴入）：将模型方向调节在各基牙的近远中向和颊舌向倒凹比较平均的位置，然后画出基牙的导线，根据此导线设计制作的义齿，其就位道方向为两端基牙长轴交角的平分线方向。多用于缺牙间隙多、基牙倒凹大的病例。

2）调节倒凹法（调凹式、旋转与斜向戴入）：使缺隙两侧基牙的倒凹适当地集中在一端基牙，产生有利的倒凹。义齿斜向就位，可利用制锁作用增强义齿固位。前牙缺失多采用模型向后倾斜，义齿从前向后斜向就位，既可消除牙槽嵴唇侧组织倒凹，缩小人工前牙与远中邻牙间的间隙以利于美观，又可以将固位倒凹集中于后方基牙的远中，有利于固位卡环的放置。后牙游离缺失一般采取模型向前倾斜，义齿由后向前斜向就位。

（5）调节卡环臂进入倒凹区的深度和部位：将卡环臂设置在倒凹深度适宜的位置上，不一定进入最深部位。

（6）选用刚性和弹性限度较大的材料：刚性和弹性限度越大的材料，固位体的固位作用越强，但不能过大，否则将损伤基牙。

（7）选用不同制作方法的卡环：需要纵向固位力强时，可用铸造卡环；需要横向固位力强时，可用锻丝卡环。

（8）利用制锁作用：当就位道与脱位道不一致时，可通过制锁作用获得更大的固位力，尤其适用于缺牙少、基牙颊侧倒凹小或因美观要求不愿设置唇侧卡环的患者。

（9）利用吸附力、表面张力和大气压力：当缺牙多、基托面积大时，应充分利用吸附力、表面张力和大气压力来增强固位。

（二）可摘局部义齿的稳定

义齿的稳定是指义齿在行使功能时，无翘起、摆动、旋转、下沉等现象。义齿的稳定性与义齿的良好固位有密切的关系，固位良好的义齿，其稳定性不一定好，而稳定性良好则有利于义齿的固位和咀嚼功能的发挥。

1. 义齿不稳定的原因

（1）支持组织的可让性：如游离端义齿，由于黏膜的可让性使义齿末端发生向黏膜方向的移位，此种不稳定现象称为下沉。

（2）支持组织之间可让性的差异：基牙与牙槽嵴黏膜之间，腭部硬区与非硬区之间，以及牙槽嵴不同部位之间黏膜组织的可让性存在差异，造成义齿以卡环、支托或硬区等为支点产生翘动。

（3）可摘局部义齿结构上形成转动中心或转动轴：支托连线形成转动轴，在力不平衡的情况下易使义齿形成绕转动轴的转动。

（4）作用力与平衡力之间的不协调：如后牙缺失多、余留牙少的游离端可摘局部义齿，若其食物黏着力与义齿平衡力力矩之间不平衡，则会使义齿发生翘起等现象。

2. 义齿不稳定的消除方法从力矩平衡和消除支点两方面着手

（1）设置平衡力：临床上常通过加大平衡力矩以增加平衡力，如在设计游离端义齿时，除选用近缺牙间隙的天然牙为基牙外，还应选择增加离支点或支点线较远的天然牙作平衡基牙，设置间接固位体，以增强抵抗义齿黏着力的平衡力量。

（2）增加支持力：在义齿的支点或支点线同侧增加支持力，如增加义齿游离端基托面积以获得更大的牙槽嵴黏膜支持力，以及利用覆盖基牙、种植体等来增加支持力。

（3）减少不稳定作用力：通过适当减少游离端人工牙的数目如不排第二磨牙以减小游离距，减小人工牙的牙尖斜度以减小侧向力等，达到减少造成义齿不稳定的作用力。

（4）消除或减弱支点作用：可摘局部义齿存在的支点有两种：一种是支托、卡环等在余留牙上形成的支点，另一种是基托或连接体与其下组织形成的支点，通常由人工牙排列在牙槽嵴上的位置和咬合关系不当等原因造成。

3. 各种不稳定现象的临床处理方法

（1）翘起：在支点的平衡侧放置间接固位体并尽量加大其与支点线的距离以增加平衡力矩；利用靠近缺牙区基牙的远中倒凹固位或远中邻面的制锁作用来阻止义齿游离端翘起。

（2）摆动：在支点的对侧增加直接固位体或间接固位体；减小人工牙的牙尖斜度；双侧连接形式；加大基托面积。

（3）旋转：减小人工牙𬌗面的颊舌径；加宽支托；利用卡环体部环抱稳定作用或邻面基托的制锁作用；采用分臂卡环。

（4）下沉：游离端缺牙区取功能印模；尽量伸展义齿游离端区的基托面积，充分利用牙槽嵴区的对抗作用；游离端缺牙区保留牙根或植入种植体作覆盖基牙以增加对义齿的支持力；人工牙排列时在近远中方向减径减数以减小游离端的𬌗力。

4. 义齿稳定的设计原则

（1）应用对角线二等分原理：在支点线的二等分处，作垂直于支点线的垂线，在该垂直线所通过的牙上增加放置间接固位体。

（2）应用三角形原理：按三角形放置固位体。

（3）应用四边形原理：按四边形放置固位体。

（4）尽量使义齿固位体连线形成的平面中心与整个义齿的中心一致或接近，当支点线呈纵线式时，支点线的中心应与义齿中心基本一致。

四、可摘局部义齿基牙的选择

设置有直接固位体的天然牙称基牙。基牙的选择对可摘局部义齿的固位、支持与稳定有重要作用。基牙选择的原则如下。

（1）基牙位置合适：首选近缺牙间隙两端的天然牙做基牙。选用多个基牙时，彼此越分散越好，使在基牙上的固位体呈面支承状态。基牙位置需综合考虑义齿固位、稳定、美观、舒适和摘戴方便等各方面要求。

（2）基牙健康：基牙牙冠长短合适、有一定倒凹、牙体牙周组织健康、牙周膜面积大、支持力较强的牙为首选基牙。一般不选切牙做基牙，因其支持力不足，同时也因设置固位体而影响美观。

（3）患牙经治疗后做基牙：在缺牙多、余留牙健康条件差的情况下，对有牙体、牙髓病但可保留的牙必须经牙体、牙髓治疗后选用。轻度牙周病、经治疗炎症得到控制的天然牙，可选做基牙。支持力不足的牙，如松动达Ⅱ度或牙槽骨吸收到根长1/2的牙不宜单独选做基牙。

（4）基牙固位形好：基牙应具有适宜的固位形态，其倒凹深度不超过1mm，倒凹坡度应大于20°。锥形牙、过小牙等牙冠固位形态差的牙一般不宜选做基牙。

（5）基牙数目恰当：基牙数目以2~4个为宜。基牙选择过多，不但要磨切更多牙体组织，就位道也不易确定，造成义齿摘戴困难。缺牙间隙较多时，可适当减少基牙数目。

五、可摘局部义齿的分类设计

可摘局部义齿的设计，必须将维护基牙及其他口腔组织的健康放在首位，主要是使𬌗力沿牙长轴方向传递，避免基牙受到侧向或拔出力的作用，将保护基牙的理念贯穿于义齿设计的始终。针对不同的牙列缺损情况和修复要求，对义齿进行具体的支持、固位和连接等设计。在恰当恢复咀嚼功能的同时，兼顾美观舒适、坚固耐用。

设计中要尽量利用天然牙的支持作用，选择刚性金属支架连接体，合理布局卡环及其对抗平衡结构，恰当设置导平面及导平面板，注重游离端义齿的设计特点。一般而言，游离端义齿比非游离端义齿设计更为复杂，也是可摘局部义齿设计的难点和重点。因为游离端的存在以及缺牙区黏膜、基牙的可让性不同，义齿行使咀嚼功能时，设计不当极易造成基牙遭受有害的侧向力、杠杆扭力和拔出力作用，以及出现义齿翘起、摆动、旋转、下沉等不稳定现象。

（一）Kennedy第一类牙列缺损的义齿设计

Kennedy第一类牙列缺损义齿多由天然牙与黏膜混合支持。

（1）基牙固位体选择常规采用双侧近缺隙基牙的RPI卡环组设计，也可根据具体情况用A型、T型或其他类型卡环，以及使用联合𬌗支托等设计。

（2）间接固位体设置在支点线的对侧设置间接固位体，如第一前磨牙近中支托、尖牙舌隆突支托、前牙切支托等。

（3）连接体设计一般用腭杆、舌杆或基托将两侧义齿部件相连，双侧后牙游离缺失较多或兼有前部缺牙间隙者，可采用前后腭杆、前基板后腭杆、双舌杆或舌板等连接。

（4）游离端缺牙间隙修复制取功能印模，基托范围尽量伸展，人工牙减数减径，如必要时不排第二磨牙。

某些特殊情况下，Kennedy第一类牙列缺损也可采用黏膜支持式义齿，如多数牙缺失，个别前牙存留或余留牙健康较差时，不设置𬌗支托；牙弓两侧的义齿也可以各自独立修复缺牙。

（二）Kennedy第二类牙列缺损的义齿设计

Kennedy第二类牙列缺损义齿由天然牙与黏膜混合支持。

1. 基牙固位体选择常规采用后牙游离端的近缺隙基牙RPI卡环组设计。单个后牙缺失，另一个固位卡环则多设置成同侧前部牙如第一前磨牙的近中间隙卡环；多个后牙缺失，另一个固位卡环一般设置在牙弓对侧的后牙上、以大连接体或基托连接。

2. 间接固位体设置跨牙弓的义齿要在支点线的对侧设置间接固位体，如第一前磨牙近中𬌗支托、尖牙舌隆突支托等。

3. 游离端缺牙间隙修复制取功能印模，基托范围尽量伸展，人工牙减数减径，如必要时不排第二磨牙。不跨牙弓的义齿可以通过设计舌腭侧高基板，或调整就位道方向来获得基板与基牙间的制锁状态，减少不稳定现象的发生。

（三）Kennedy 第三类牙列缺损的义齿设计

Kennedy 第三类牙列缺损义齿主要为牙支持式。

（1）基牙固位体选择常规选用双侧近缺隙基牙设置固位卡环，卡环的类型可根据导线的类型来确定，通常采用圆环形卡环。

（2）间接固位体设置牙弓一侧多个牙缺失时，义齿要在牙弓的对侧设置间接固位体，多为间隙卡环，以防止旋转等不稳定现象的发生。缺牙少、不跨牙弓的义齿，可以通过设计舌腭侧高基板或调整就位道方向来获得制锁作用，防止旋转等不稳定现象的发生。

（3）连接体设计由于是牙支持式，义齿的基托和大连接体在保证强度、良好传力的前提下，可以设计得适当小巧，以增加舒适度和美观性等。

（四）Kennedy 第四类牙列缺损的义齿设计

Kennedy 第四类牙列缺损义齿多为牙与黏膜共同支持形式，某些特殊情况下也可设计成无支托、无间隙卡环的黏膜支持式义齿。

（1）基牙固位体选择常规选用双侧前磨牙设置固位卡环。特殊情况下如缺牙少、美观要求高者，可不设卡环，利用基托与余留牙舌腭面的制锁作用或借助弹性塑料基板的弹性卡抱作用来固位。

（2）间接固位体设置前部牙缺失较多时，除前磨牙设置的直接固位体外，可在磨牙上增设具有间接固位作用的卡环及𬌗支托，通过大基板或前基板后腭杆连接起来。

（3）连接体设计多采用基托将前部人工牙及卡环连接在一起。基托可覆盖余留前牙的舌隆突以增加牙支持作用；也可延伸至第二前磨牙的远中，利用基托与天然牙舌腭侧的制锁作用增强义齿的固位和稳定。当设计磨牙间接固位体时，可用大基板或前基板后腭杆连接。

第五节　可摘局部义齿的临床技术

一、修复前准备

牙科治疗的目的是为了满足患者的需要。这些需要可通过患者本人的表达、医患交流和临床检查而获得。

（一）医患交流

医患交流的主要目的是明确患者就诊的原因，以及与主诉相关的病史。尽管医患交流的步骤有所差异，但为确保全面，医师问诊应包括以下几个方面。

（1）主诉和持续时间。

（2）系统治疗史。

（3）牙科治疗史，尤其是修复相关治疗史。

（4）患者的期望。

对大部分牙列缺损的患者，谈话的内容侧重于缺失牙的复杂的重建工作。当确定诊断及治疗计划时，决策分享为非常重要环节，他是医师和患者共同明确最佳修复过程，这一过程中可能出现治疗选择时的复杂权衡，强调充分告知患者每种治疗选择的风险和好处，并保证患者的意愿和利益放在第一位。

（二）临床检查

牙列缺损可摘局部义齿修复前，要了解患者的全身健康状况，还需对口腔局部情况做详细检查，首先要考虑的是如何在尽可能长的时间内保持修复体及口腔余留组织的健康。

1. 口内检查

(1) 缺牙区情况：检查缺牙的部位和数目，缺牙间隙的大小和高度；缺牙区伤口愈合情况，剩余牙槽嵴高度、形态和丰满度，牙槽嵴有无骨尖、骨嵴等；此外，还应检查软组织的形态、色泽、弹性、厚度等，以及设计中的义齿边缘与软组织的关系等。

(2) 余留牙情况：检查余留牙数目和位置，牙体和牙周健康状况，对拟作基牙者要特别注意其牙冠形态，牙稳固程度，牙周及支持组织的健康状况。检查过程中，必须充分考虑上下颌余留牙咬合关系及排列是否正常。

2. 颌面部检查　主要包括颜面部发育情况及口唇的形态和位置。对于缺牙而造成垂直距离改变，出现下颌运动异常者，如关节弹响、张口受限、肌肉疼痛、头晕、耳鸣等，需做进一步的专科检查。根据需要也可在修复治疗时先采用临时修复体或𬌗垫治疗，待症状解除后再做永久修复体。

3. X 线检查　根据患者不同临床症状和主诉，其检查目的主要包括确定感染及其他病变位置，显示根折、异物、骨刺及不规则牙槽骨，显示龋或龋坏部位以及与牙髓的关系，检查已充填或修复的牙有无继发龋和龈缘悬突，显示根管充填情况以估计预后，帮助评价牙周状况，检查基牙牙根长度、形态和牙槽骨支持情况。

4. 旧义齿检查　口内已有修复体者应检查其形态、功能和适应性是否良好，结构是否合理，有无折裂破损，对邻近软、硬组织有无不良刺激和损伤，以及义齿需要重新制作的主要原因。

5. 制作诊断模型　通过用模型观测仪对诊断模型的观测分析，可以对义齿卡环、支托、连接体等部件进行初步设计，对余留牙的修整及导平面的设置进行规划，以指导随后的基牙预备。同时，诊断模型还可用于制作取模用的个别托盘。

(三) 修复前口腔准备

口腔准备工作的目的就是恢复口腔的最佳健康状态以及消除任何可能影响可摘局部义齿修复成功的因素，是可摘局部义齿修复成功的基础。在确定初步诊断和试验性治疗计划后，即可开始口腔准备。而最终的治疗计划只有在明确了口腔准备的效果后才能确定。一般而言，口腔准备包括四部分的内容：口腔外科准备、病损组织的调整、牙周准备以及基牙准备。

1. 口腔外科准备　可摘局部义齿患者所需的修复前外科处理应该尽早完成。如果可能的话，必要的牙髓治疗、牙周手术以及口腔手术应规划在同一时间段内完成。手术与取模的间隔越长，术区愈合就越完全，因而承托区组织就越稳定。

(1) 无法保留的余留牙：多生牙、严重错位牙、畸形牙、极度松动牙、牙体严重损坏无法恢复者，以及其他对修复不利的牙均应拔除。

(2) 牙槽嵴有骨尖、骨隆突且指压疼痛明显者，骨突及上颌结节较大形成倒凹者，上颌结节下垂及前牙区牙槽嵴过于丰满不利排牙者，下颌隆突形成明显倒凹者，均应做牙槽骨修整术。如牙槽嵴呈刃状或吸收低平者，可行牙槽嵴加高术。

(3) 口腔有增生组织、息肉、肿瘤、溃疡等其他黏膜病变者，应经过治疗后再行义齿修复。

(4) 系带附着接近牙槽嵴顶，影响基托伸展和排牙者，应手术矫正。

(5) 达到骨整合状态的种植体。

2. 病损组织的调整　对于可摘局部义齿修复的患者，在取终印模之前常需要对缺牙区的支持组织进行一定的调整。

(1) 义齿承托区的黏膜炎症以及刺激。

(2) 正常解剖结构的异常，例如切牙乳头、腭皱襞以及磨牙后垫的异常。

(3) 剩余牙槽嵴、舌和唇颊部的灼烧感。

(4) 营养缺乏、内分泌失调、严重的健康疾病（糖尿病或者恶病质）和夜磨牙症等。

3. 牙周准备 在进行可摘局部义齿修复时,牙周治疗必须早于义齿修复,因为这种修复体的最终完成直接依赖于余留牙支持组织的健康和完整。余留牙尤其是基牙的牙周健康,必须进行仔细的评估并在可摘局部义齿设计前进行合理的治疗。实践证明,完善的牙周治疗、定期复查、口腔护理计划以及正确设计的可摘局部义齿将不会引起牙周病和龋病的发展。

4. 基牙准备 有保留价值的残冠、残根以及形态异常的牙,进行牙髓治疗后,可做桩核冠或人造冠,或用作覆盖基牙以利于义齿的支持固位和稳定。对已确定保留的余留牙若有牙体病、牙髓病、牙周病者应先治疗,去除牙石,控制牙周炎症,行牙体牙髓治疗。不宜做充填者,可做嵌体或人造全冠,然后再行可摘局部义齿修复。

缺隙两侧的牙倾斜移位,应减小其倒凹以利义齿就位和避免修复后义齿与天然牙之间出现间隙而造成食物嵌塞和影响外观。

总之,口腔外科准备、牙周准备、病损组织的调整应该早于基牙准备,并且应尽早完成,以利于组织的愈合。在口腔外科准备和修复治疗之间,至少应有 6 周的愈合期,最好是 3~6 个月,这取决于外科手术的范围以及它对修复体的支持、稳定和固位的影响程度。

（四）牙体预备

经过外科手术、牙周治疗、牙髓治疗和口腔组织调整后,需要对基牙进行预备,预备出具有导平面、支托凹或完全适合卡环固位体的外形轮廓,从而为可摘局部义齿提供固位、稳定和支持作用。

在制作可摘局部义齿前,如果发现治疗中的某颗牙齿预后不佳,应改变可摘局部义齿的设计来弥补牙齿缺失所带来的影响,尽量在最初设计义齿时考虑到义齿今后添加和修改的问题。

1. 基牙和余留牙的调磨

（1）调磨伸长或下垂的牙,以及尖锐牙尖,使之恢复正常的𬌗平面和𬌗曲线。对低𬌗牙则应用人造全冠恢复牙冠高度。

（2）调改基牙倒凹的深度和坡度,磨改基牙轴面过大的倒凹。

（3）适当调改基牙的邻颊或邻舌线角,以避免卡环体部的位置过高影响咬合。

（4）前牙缺失伴深覆𬌗者,没有足够放置基托的间隙,可调改下前牙切缘,以留出间隙放置基托。

2. 支托凹的预备

（1）预备原则

1）支托凹一般预备在缺隙两侧基牙𬌗面的近、远中边缘嵴处、尖牙的舌隆突以及切牙的切端处。

2）若上下颌牙咬合过紧,或对𬌗牙伸长,或牙面因磨损而牙本质暴露出现牙本质过敏者,则不应勉强磨出支托凹,可以改变支托常规位置,放置在不妨碍咬合接触的𬌗面如上颌磨牙的颊沟处、下颌磨牙的舌沟处等。

3）支托凹的位置尽量利用上下颌牙咬合状态时的天然间隙。

4）必要时可磨改对𬌗牙,但不应磨除过多牙体组织。

（2）预备方法

1）前牙支托凹的预备:前牙支托分为尖牙支托和切牙支托两种。尖牙支托凹预备以舌隆突最高点为中心,用倒锥状或梨状等形态的钻头在舌隆突高点的唇侧预备 V 形支托凹,支托凹尽可能和牙长轴接近垂直。前牙的切支托放置于尖牙或切牙的近中切缘上,线角圆钝。

2）后牙𬌗支托凹预备:用球形或杵状等形状的钻头在基牙釉质上按𬌗支托的要求磨出支托凹的外形和深度。预备时,可用口镜和探针随时观察和探测,还可用咬合蜡片的方法检查支托凹的外形和深度是否达到要求。支托凹底面的𬌗轴线角应磨圆钝。达到要求后,应将所磨牙面用橡皮轮抛光,并进行脱敏处理。

3. 隙卡沟的预备

（1）预备原则

1）隙卡沟位于相邻两牙的外展隙区。

2）预备后外展隙区加深加宽，并圆钝，保证隙卡通过外展隙时不妨碍咬合接触。

3）沟的深度和宽度应依据牙的大小和选用卡环材料铸造、锻造的粗细形状而定。铸造卡环的间隙一般不少于1.5mm；弯制卡环的间隙一般在1mm，要注意侧方时，隙卡沟是否足够。

4）沟底要与卡环丝的圆形一致呈弧形，而不是楔形，以免使相邻两牙遭受侧向挤压力而移位。颊、舌外展隙的转角处应圆钝，以利卡环的弯制。

5）应尽量利用天然牙间隙以少磨牙体组织，必要时可磨对𬌗牙牙尖以便获得足够的间隙。

（2）预备方法：是用锥形或细柱状车针沿相邻两牙颊、舌方向和近远中方向移动磨切两牙的牙釉质，注意不要破坏接触点，然后用刃状橡皮轮或砂纸片磨光隙卡沟和对𬌗牙尖。

二、印模制取和模型灌注

可摘局部义齿必须在口外模型上制作，因此必须先取得反映口腔内软、硬组织情况的印模，灌注成与口腔形态完全一致的模型，才能保证义齿的精确度。

（一）印模种类

1. 解剖式印模　是在承托义齿的软硬组织处于非功能状态下取得的，为无压力印模，通常用弹性印模材料使用一步法制取。它可以准确地印记牙和牙槽嵴的解剖形态，对牙支持式和黏膜支持式义齿都可以采取这种印模。牙支持式义齿印模边缘可以短些，而黏膜支持式义齿基托伸展较多，印模边缘以不妨碍附近组织正常的生理活动为前提尽量伸展，在为制作黏膜支持式义齿取印模时，必须做肌功能修整。

肌功能修整即是在取印模过程中，印模材料尚未硬固前，模仿唇颊舌软组织的正常功能活动，使伸展到黏膜皱襞区的印模边缘不妨碍周围组织的正常功能活动，获得最合理的印模伸展范围。可分为主动修整和被动修整：主动修整要求患者面部放松，主动做一些活动，如大张口、鼓腮，轻轻活动上、下唇，伸舌向前并左右摆动；被动修整是医生帮助患者软组织做功能活动，如用手指轻轻牵拉患者的唇颊部，在上颌应向前向下拉动，而在下颌向前向上拉动。

2. 功能性印模　此种印模是在一定压力状态下取得的印模，也称选择性压力印模。适用于基牙和黏膜混合支持式义齿，特别是Kennedy第一类和第二类的义齿修复。对于缺牙区牙槽嵴有明显吸收，黏膜和黏膜下组织松软且动度较大的游离端缺失的病例，最好能采用压力印模的技术，以弥补鞍基远端下沉过多的问题。

（二）印模材料的选择

用于可摘局部义齿取模的印模材料多为弹性印模材料，有藻酸盐、硅橡胶、聚醚橡胶等。目前临床上最常用的是藻酸盐印模材料，其优点是操作简便，富有弹性，从倒凹中取出时不易变形，但其缺点是失水收缩，吸水膨胀，体积不太稳定，需取模后及时灌注石膏模型。硅橡胶、聚醚橡胶等印模材料制取的印模清晰精确、尺寸稳定性较佳、永久变形率小，是可摘局部义齿制作中理想的印模材料，但由于硅橡胶、聚醚橡胶等印模材料结固后弹性低、较硬，不适用于余留牙松动、牙周条件差、牙间隙大、牙倾斜或倒凹大等情况，以免印模不易从口中取出或损伤余留牙，该材料成本较高，目前多用于精密铸造和附着体义齿等高档次义齿修复时使用。

（三）托盘的选择

取模前要按患者牙弓大小、形状，缺牙区牙槽嵴的高度、缺牙的数目和部位、印模材料的不同来选择托盘（图5-33）。

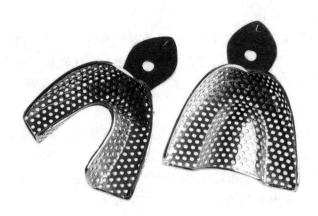

图 5 – 33　牙列缺损用的印模托盘

目前临床上取模使用的主要是成品有孔平底托盘，或边缘有倒凹的托盘。牙列缺损取模的成品托盘的底为一平面，边缘伸展较长而深，有各种大小、形状和深浅，选择时要尽量与牙弓协调一致。托盘要略大于牙弓，其内面与牙弓内外侧有 3 ~ 4mm 间隙以容纳印模材料，托盘的翼缘不能过长，一般止于距黏膜皱襞 2mm 处，不能妨碍唇、颊、舌及口底软组织的功能活动，在其唇、颊系带部位亦应有相应切迹进行避让。上颌托盘后缘应盖过上颌结节和颤动线，下颌托盘后缘应盖过最后一个磨牙或磨牙后垫区。

若缺失个别后牙，缺隙前后余留牙的关系正常且义齿设计仅限于缺失侧牙弓，则可选用只盖过缺隙邻近几个牙的部分印模托盘即可。

若双侧后牙游离缺失，缺隙区的牙槽嵴吸收较多，或前牙向切方伸长过多时，则应选择一种前牙区底平而深，后牙区底浅而为椭圆形，并适合牙弓外形的托盘。

如果成品托盘某部分与口腔情况不太适合，可以用技工钳调改，或用蜡、印模膏加添托盘边缘长度及高度，若无合适的成品托盘，则需要用丙烯酸树脂制作个别托盘取得最终解剖印模。

（四）取印模方法

1. 调整体位　取印模前先要调整患者体位和头位，让患者坐在牙椅上，然后调整头靠的位置，使患者自我感觉处于最放松、舒适的状态。取上颌印模时，上颌牙弓的平面约与地平面平行，与医生的肘部相平或者稍高，应特别注意避免印模材料向后流动刺激软腭而引起患者恶心。取下颌印模时，下颌牙弓的平面约与地平面平行，与医生上臂中份大致相平。

2. 制取解剖式印模法　将调好的印模材料放入选好的托盘内。取上颌印模时，用左手持口镜牵拉患者左侧口角，可先在有倒凹和较高的颊间隙区，上颌结节区，高穹隆的硬腭上用手指迅速放置适量的印模材料，然后右手持托盘较快地从左侧口角斜向旋转放入口内，托盘柄要对准面部中线，将唇部自然地覆盖在托盘上，使托盘由后向前就位，这样可使过多印模材料由前部排出。取印模时压力不宜过大，以保持印模材料切端与托盘底部之间有一定的厚度。在印模材料未硬固前，保持托盘固定不动，分双侧后颊区、双侧前颊区和唇区五区进行肌功能修整。肌功能修整完毕，保持托盘静置不动数分钟，印模材料硬固后取出托盘。如遇托盘吸附紧密，难以取下，可以用气枪吹少许空气入托盘边缘，托盘即容易取下。制取下颌印模方法相同，但在主动肌功能修整时切勿过分用力抬高舌尖甚至伸出口外。

3. 制取功能性印模法　选择合适的成品托盘，制取游离端义齿的常规印模，灌注超硬石膏模型，并在模型上设计可摘局部义齿支架，金属支架完成后，复位于模型上，用自凝树脂在游离端缺牙区制作暂时基板。口内试戴金属支架及基板，修整基板边缘，使基板边缘距前庭沟底约 5mm。在基板边缘加烤软的边缘蜡，戴入口内，进行肌功能修整，使基托边缘成形。在暂时基板上制作蜡堤并烫软，戴入口内做正中记录后取出。将成形好的蜡边缘及组织面均匀修去约 2mm，留出足够的印模材料间隙。调拌硅橡胶印模材料，置于暂时基板的组织面，在口内就位，嘱患者做正中咬合，分区进行肌功能修整，待印模材料结固即可获得游离端的功能性印模。

无论采用哪种方法制取印模，在印模材料固化以前都应该保持稳定不动，以避免印模发生变形。印模由口内取出时，应该先脱后部，再沿牙长轴方向取下印模。动作轻缓，防止印模材料和托盘分离或印模材料撕裂、变形。印模取出后，对照口内进行检查，要求印模准确、清晰、完整、边缘伸展适度。

（五）灌注模型

1. 解剖式印模模型　灌注取得准确印模后，应及时用熟石膏或人造石等模型材料灌注模型。

首先用流水轻轻冲去印模内的唾液、渗血，将水分吸干。按100g熟石膏与45～50ml水的比例将石膏调拌均匀后，将少量石膏加入印模一侧远端，手持托盘放在模型振荡器上使石膏沿牙弓逐渐流入每个牙冠部位或缺牙区牙槽嵴部位，同时使气泡逸出。当印模所有牙冠、牙槽嵴部分完全被灌注之后，继续添加石膏，灌满整个印模，直至所需厚度，并且不能加压。模型基底厚度不小于10mm，石膏基本凝固后即可脱模，由于印模材料尚存在弹性，故容易将模型脱出，同时印模与托盘分离也较方便。用石膏修整机修整模型周边和后缘的多余石膏，用雕刻刀小心去除石膏牙面上的石膏小瘤。石膏模型消毒后备用。

灌注模型时应该特别注意对孤立牙的保护，灌模前可先在该牙处插一金属钉或小竹签加强石膏牙，以免在分离模型时将石膏牙折断。游离端缺失的病例，灌注时应该保证模型后缘或磨牙后垫区的完整性，在模型修整时应保护这些部位。

2. 功能性印模模型　灌注将原模型的游离端牙槽嵴部分修掉，并在模型边缘制作小的凹槽，以加强原模型与功能性印模翻制部分模型的接合，将制取的功能性印模及支架完全复位于原模型上。以蜡条包绕功能性印模边缘，留出前庭沟宽度。并在蜡条外以蜡片包绕新制取的功能性印模部分，以便于灌制模型。以不同颜色的石膏（或超硬石膏里加甲紫）灌制模型，即可获得功能性模型。

三、确定颌位关系和上𬌗架

（一）确定颌位关系

确定颌位关系是制作可摘局部义齿不可缺少的重要步骤之一。由于缺牙的部位和数目不同，确定颌位关系的难易程度和操作方法也不一样，但必须在模型和𬌗架上准确地反映出上下颌牙的𬌗关系。确定颌位关系的方法有以下几种。

1. 模型上利用余留牙确定　适用于缺牙不多，余留牙的上下𬌗关系正常者。将上下颌模型相对咬合，确定上、下颌牙的正确位置关系，用有色铅笔在模型的对应位置画线，即可作为制作义齿时校对𬌗关系的参考。

2. 利用蜡𬌗记录确定适用于口内仍有可以保持上下颌垂直关系的后牙，但在模型上却难以准确确定𬌗关系者。将蜡片烤软，叠1～2层宽约1cm蜡条，置于患者口内下颌牙列余留牙的𬌗面上，嘱其做正中颌位咬合，校正无误后待蜡条变硬，从口内取出后放在模型上，对好上下颌模型，即可获得正确的颌位关系。

3. 利用𬌗堤记录确定　适用于单侧或双侧游离端缺失2个牙以上，或者上下牙交替缺失而无对𬌗牙接触，但仍有余留牙维持上下颌的垂直距离者。在模型上制作蜡基托和𬌗堤，放入患者口中嘱其做正中颌位咬合，取出𬌗堤记录放回到模型上，依照𬌗堤的咬合印迹，对准上下颌模型，即可取得正确的颌位关系。若是后牙缺失，前牙覆𬌗加深导致垂直距离变低时，必须在口内重新确定垂直距离和正中关系后，才能用𬌗堤记录法确定颌位关系。

（二）上𬌗架

确定颌位关系后，用水浸泡模型，将上下颌模型和蜡𬌗记录固定在一起，调拌石膏将模型固定在𬌗架上，先固定下颌，后固定上颌，中线对准切导针，𬌗平面对准下刻线，前后正对𬌗架的架环。

四、模型设计

（一）观测模型

观测模型是用观测仪的分析杆检查各基牙和黏膜组织的倒凹情况以确定义齿的就位道，并绘出各基牙的观测线。进行过诊断模型观测者，通过记录的定位平面找到在诊断模型上已确定的义齿就位道，再进行适当调整，确定义齿的最终就位道。

（二）确定义齿就位道

就位道选择原则及确定就位道方法详见第四节可摘局部义齿的设计。

1. 就位道与模型倾斜方向的关系　模型向后倾斜时，就位道由前向后；模型向前倾斜时，就位道由后向前；模型向左倾斜时，就位道由右向左；模型向右倾斜时，就位道由左向右。模型平放时，在上颌者，就位道由下向上；在下颌者，就位道由上向下。

2. 就位道设计举例

（1）若前牙缺失，牙槽嵴丰满，唇侧倒凹大时，模型向后倾斜，义齿由前向后斜向就位，减少唇侧倒凹，有利于美观。若唇侧组织倒凹小或无倒凹时，模型的倾斜取决于基牙及余留牙倒凹区的大小，可将模型向前倾斜，使倒凹集中在基牙的近中侧，有利于固位，义齿由后向前倾斜就位。

（2）若后牙非游离缺失，应根据基牙健康程度来决定模型向前或向后倾斜。如缺隙后端基牙牙体和牙周情况良好，则模型向后倾斜，将固位、支持和稳定作用好的Ⅰ型卡环放在缺隙后端的基牙上，义齿由前向后倾斜就位。若缺隙后端基牙健康状况不佳，应将模型向前倾斜，将Ⅰ型卡环放在缺隙前端的基牙上，Ⅱ型卡环放在缺隙后端的基牙上，义齿由后向前倾斜就位。如缺隙前后基牙倒凹不大，可采用平均倒凹法，使义齿与基牙之间尽量减小缝隙。

（3）若后牙为游离缺失，可将模型向后倾斜，增加基牙的远中倒凹，利用Ⅱ型卡环固位，以减轻基牙负担，防止基托翘动。义齿由前向后倾斜就位。

（4）若前后牙均有缺失，将模型向后倾斜，使前牙倒凹减小，人工牙与天然牙间的缝隙减小，义齿是由前向后就位。如前牙倒凹较小，则将模型平放，义齿就位方向与𬌗力方向一致。如前牙全部缺失伴后牙缺失，模型应向易脱位的一方倾斜，如后部基托易脱位，则将模型向后倾斜，利用Ⅱ型卡环固位。

（5）若一侧牙缺失，而另一侧余留牙舌侧倒凹过大，则将模型向有牙侧倾斜，以减小舌侧倒凹，义齿则从缺牙侧向有牙侧就位。

（三）义齿设计方案的最终确定

确定就位道方向后，按此方向选择好模型的倾斜角度，画出基牙的观测线，记录定位平面，然后用有色铅笔画出固位体的位置和形态、卡环臂的走向、𬌗支托的位置和大小等。并由观测线确定大连接体、小连接体、网状支架等义齿各部件的位置，确定组织倒凹大小以便缓冲，同时画出基托伸展范围的边缘线。

五、模型预备

（一）填倒凹

完成模型设计后，可以明确基牙和组织倒凹的大小、位置。在制作卡环和基托前，在模型上将基牙、余留牙和黏膜的不利倒凹，用人造石加以填补，然后放回到观测仪的观测平台上，维持原先设计的共同就位道方向，用带刃的分析杆去除多余的填倒凹石膏。若填倒凹的石膏不足，卡环坚硬部分、连接体和基托进入倒凹区，义齿则戴入困难；填倒凹过多，基托和基牙之间形成过大的间隙，易造成食物嵌塞。

（二）缓冲

在上颌硬区、下颌隆突、下颌舌骨嵴、骨尖、骨嵴等部位，因其表面覆盖的黏膜很薄，义齿受力时会产生压痛，故可在模型上的相应区域薄薄地涂一层磷酸锌黏固剂予以缓冲，也可采用磨托法来达到缓冲的目的。

（三）边缘封闭

当缺牙较多，余留牙较少，主要依靠腭板的边缘封闭作用来加强固位时，应在模型的后缘刮去少许石膏形成后堤区，也可在边缘区轻轻刻线。

第六节　可摘局部义齿的制作工艺

一、铸造支架的制作

详见第十三章铸造技术。

二、弯制法制作支架和卡环

弯制法制作支架和卡环是指根据义齿支架设计的要求，利用各种手工器械对成品不锈钢丝和金属材料进行冷加工，形成各种卡环、支托、连接杆的制作方法。

（一）不锈钢丝卡环的弯制

1. 常用器械及材料常用器械有弯丝钳、日月钳、平头钳、杆钳、大弯钳等。常用材料有各种规格或直径的不锈钢丝。具体采用何种粗细的不锈钢丝应根据基牙牙冠大小，以及基牙稳固的情况进行选择，一般磨牙及前磨牙卡环常用直径为 0.9mm（20#）的钢丝，前牙多选用直径为 0.8mm（21#）的钢丝。若基牙有松动可选用直径小一号的钢丝。

2. 弯制卡环的要求

（1）按设计要求弯制不同的卡环，卡环的固位臂尖进入基牙倒凹区，卡环臂起始部分及卡环体应放在基牙的非倒凹区，并与模型贴合，以免影响就位，且不能损坏模型。

（2）避免在钢丝的同一部位反复弯曲，减少钳夹痕迹，以免造成卡环折断。

（3）卡环臂尖端应打磨圆钝，且不应顶靠前邻牙，避免义齿摘戴时损伤口腔软组织和就位时出现障碍。

（4）隙卡的卡环体位于外展隙，与隙卡沟密合，且不影响咬合。

（5）连接体的升降部分不能进入倒凹区，其水平部分离开模型 0.5 ~ 1.0mm，以便能被塑料完全包裹。

3. 弯制卡环的方法

（1）根据设计要求，在模型上画出设计线，然后按照设计线逐段弯制。

（2）一手握技工钳，一手拿不锈钢丝，一般从颊侧开始依次弯向舌侧。

（3）弯制不锈钢丝都应呈圆弧形或转角圆钝。

（4）卡环体部要低于𬌗平面至少 1.0mm，以免影响咬合。

（5）当前一段钢丝弯好后，再弯下面一段时，应尽量保持前面一段的正确性。

（6）卡环弯好后，按所需长度将钢丝剪断，再放回模型上检查，必要时适当修改调整。

（7）有时为了防止基托纵折，可将颊舌侧卡环的连接体在牙槽嵴顶上做交叉。

（二）锤造𬌗支托的弯制

在无铸造条件时，可用直径 1.2mm（18#）的钢丝锤扁制成宽约 1.5mm 的钢片，弯制成𬌗支托。𬌗支托尖端要圆钝，各个转角大于 90°，小连接体不能进入邻面倒凹区，其水平段应离开牙槽嵴 0.5 ~ 1.0mm。

（三）成品连接杆的弯制

成品连接杆有腭杆、舌杆两种，一般分为大、中、小三个型号。

1. 成品腭杆的弯制　选择宽窄长短合适的成品腭杆，正放在模型上相当于第一和第二磨牙之间或第二磨牙的近中部分的位置，先从腭部中间开始弯制，使腭杆中部与模型贴合，然后分别弯制两侧，使之与模型贴合。如缺牙区在第一磨牙，腭杆两侧连接部分还应弯向前，并离开黏膜 0.5~1.0mm，以便包埋在缺牙区基托内。若后牙游离缺失，估计局部义齿有下沉者，腭杆应均匀离开模型 0.5mm 左右。

2. 成品舌杆弯制　弯制的方法基本上与腭杆相同。舌杆一般位于牙龈缘与口底之间，放在舌侧非倒凹区内，不影响舌的运动。连接塑料部分需离开模型 0.5~1.0mm，并靠近牙槽嵴顶舌侧，不可太低，否则易暴露在基托边缘或导致基托易折裂。

三、排牙

可摘局部义齿应根据缺失牙的部位及余留邻牙、对颌牙的关系进行排牙。口腔内的余留牙为排牙提供依据的同时，有时也限制、妨碍了人工牙的排列。

（一）选择人工牙

人工牙有各种大小、形态和颜色，应根据缺隙的大小、宽窄、邻牙外形和颜色以及面型、𬌗力大小和对颌牙情况等进行选择，并参考患者的意见。

1. 人工牙的种类　根据缺牙部位和数目选择相应种类的人工牙，如前牙缺失，覆𬌗正常，可选成品塑料牙或瓷牙；如后牙缺失，𬌗龈距大，缺隙正常，最好选用塑料牙或瓷牙；若𬌗龈距小，可选金属𬌗面牙；若无法排列成品塑料牙或瓷牙时，可雕塑蜡牙，充填牙冠塑料后换成塑料牙。

2. 人工牙的颜色　人工牙颜色应与邻牙或对颌牙协调，否则会影响美观。

3. 人工牙的形态　人工牙形态应与邻牙或对颌牙外形协调，若上下前牙均缺失，选牙时则应尽量使人工牙外形与面型、颌弓形协调一致。

4. 人工牙的大小　人工牙的大小取决于缺牙间隙的大小，长度应与天然牙长度协调。如前牙全部缺失，可按全口义齿选牙原则选牙，后牙一般选用𬌗面比天然牙稍小的人工牙。

（二）排列前牙

1. 排牙的要求

（1）前牙排列应满足恢复美观、切割、发音的要求。

（2）个别前牙缺失，可参照对侧同名牙或邻牙的唇舌向、近远中向倾斜度及与𬌗平面的关系，以求协调和对称。

（3）多数前牙缺失，或上下前牙全部缺失时，中切牙之间的接触点应与面部中线一致，尤其是上颌中切牙，以免影响美观。

（4）前牙应有正常的覆𬌗、覆盖关系。

（5）前牙应尽量排在牙槽嵴顶上，不要过分偏向唇、舌侧，以免形成不利的杠杆作用或妨碍唇舌的功能活动。

（6）前牙排列应能体现患者的性别、年龄、肤色、面型甚至性格特征，给人以逼真的感觉。

2. 排牙方法

（1）个别前牙缺失：排牙一般不需要在口内进行试戴。将选好的人工前牙在模型上比试：若人工牙略宽，主要磨改人工牙的邻面和舌侧轴面角；若人工牙略长，则主要磨改人工牙颈部的盖嵴部，并注意与牙槽嵴的贴合，必要时可磨改人工牙的切缘；若人工牙过厚，则主要磨改人工牙的舌面；若人工牙唇面突度不协调，也可磨改其唇面，但要边磨边调整人工牙的形态。若缺牙区牙槽嵴丰满，可不做唇基托，排牙前用小刀将模型上缺隙区唇侧的石膏刮去一薄层，可使完成后的人工牙颈部与唇侧黏膜紧密贴合。

若缺牙区牙槽嵴吸收较多，则应做唇侧基托。最后，将预备好的人工牙，用蜡固定在模型的缺牙区，并按上下颌的咬合关系及与邻牙的关系，调整人工牙至合适的位置。

（2）多数前牙缺失：排牙前先将模型在水中浸湿，以便排牙后可将人工牙连同蜡基托取下后在患者口内试戴。取一小块基托蜡片，烤软后铺于缺牙区，修去多余部分，用热蜡刀烫软基托蜡，再将调磨好的人工牙固定在上面，以中线为准，分别对称排列左右中切牙、侧切牙和尖牙，并按上下颌的咬合关系及与邻牙的关系，调整人工牙至合适的位置。最后，在患者口内试戴排好的人工牙。

3. 几种特殊情况的排牙

（1）缺隙过小：若缺隙稍窄，可考虑人工牙减径、扭转、改变倾斜度、选择略小的人工牙或者在排牙时略与邻牙重叠，以弥补间隙的不足；若缺隙过窄，可采取减径、减数、选择较窄的人工牙的方法，但应注意与中线的协调。不管采用何种方法排牙，都应征求患者的意见。

（2）缺隙过大：若缺隙稍大，可选择略大的人工牙，且应将其近远中邻面唇侧的轴面角、切角稍磨圆钝，或增大人工牙近远中向倾斜度，或使牙齿间保留小的间隙，但注意间隙要留在人工牙的远中；若缺隙过大，可加数排牙，同样，也应注意中线的位置。

（3）前牙为反𬌗：前牙轻度反𬌗者，可排成浅覆𬌗；中度者，可排成对刃𬌗；严重者，可排成反𬌗。但应注意在人工牙与相邻天然牙相接处，排成自然的弧形，使之协调一致。

（4）上颌前突下颌后缩：若为个别上前牙缺失，人工牙排列应与邻牙和对侧牙协调，若为深覆𬌗关系，则可适当磨除下前牙切缘或使用金属基托；若前牙多数或全部缺失，可将上前牙适当向腭侧排列，甚至唇侧不设基托，以减小覆盖又不至于过多影响面容，也可加厚人工牙的舌面或腭侧基托，以保证上下前牙咬合关系。如上颌前突严重，可在牙槽骨修整术后再进行修复。

在模型上排好前牙后，在患者口内试戴，检查人工牙位置、大小、形态、颜色及咬合关系是否符合功能及美观的要求，并征求患者的意见，然后进行适当的调整。

（三）排列后牙

1. 排牙的要求

（1）后牙排列的主要目的为恢复咀嚼功能，要求与对颌牙有正常的咬合关系。

（2）后牙尽量排列在牙槽嵴顶上，使𬌗力直接传递到牙槽嵴顶，有利于义齿的稳定，减少牙槽嵴的吸收。

（3）适当减小人工后牙的颊舌径和牙尖斜度，以减轻𬌗力，保护牙槽嵴。

（4）前磨牙的排列应兼顾到美观的要求。如第一前磨牙缺失，人工牙牙冠的𬌗龈高度应与尖牙牙冠的𬌗龈高度协调一致。

（5）人工后牙应尽可能排成正常的覆𬌗、覆盖关系，不能排成对刃𬌗，以免出现咬颊或咬舌现象。

（6）上下颌双侧后牙均缺失，应按照全口义齿的排牙原则进行排牙，𬌗平面要平分颌间距离，有适当纵𬌗曲线和横𬌗曲线，达到前伸𬌗与侧方𬌗平衡。

（7）若缺隙不便排列人工牙，可雕刻蜡牙，再填胶置换成塑料牙。若𬌗力较大者，用金属𬌗面牙。

2. 排牙方法

（1）单个后牙缺失：取一小块蜡片烤软后，铺置于模型上的缺隙区形成基托。根据缺隙的大小，选择一合适的成品塑料牙，经适当磨改，以避开𬌗支托和卡环连接体，并与对颌牙建立良好的咬合关系，最后用蜡固定于缺隙内，不足之处用蜡填补并雕刻成型。也可采用雕牙的方法，根据缺隙的大小，取一段软蜡块放入缺隙内，趁蜡软时与对颌模型做正中咬合。蜡块硬固后，雕刻出缺失牙的轴面外形和外展隙，并形成与邻牙协调的颈缘线，然后按照蜡牙𬌗面的咬合印迹，适当加深窝沟并雕刻出缺失牙的解剖形态。

若缺隙的𬌗龈径或近远中径较小时，可连同𬌗支托一起先制作金属𬌗面，然后将其连接体部分与卡环的连接体用焊接法固定。再用滴蜡法封闭金属殆面之下的牙冠部分，并雕刻出颊、舌面和颈缘线的外形。

（2）单颌多数后牙缺失：若缺牙间隙正常，对颌牙位置也正常，可选用合适的成品塑料牙，必要时适当磨改塑料牙的殆面和盖嵴部以获得良好的咬合关系。若对颌牙伸长或排列不齐，成品牙排列困难，可雕刻蜡牙，再置换成塑料牙。

（3）上下颌多数后牙缺失：可按全口义齿的排牙原则排列成品塑料牙。

3. 排列成品牙与雕刻蜡牙的比较　成品牙型号多、硬度大、耐磨、色泽好、排牙操作简单，应尽量选择成品牙。雕刻蜡牙的优点是适应范围广，咬合关系好，能在各种不同情况下雕刻出良好的形态。缺点是硬度差、不耐磨，色泽差，操作复杂，不能满足患者的美观要求。

4. 几种异常情况的排牙

（1）缺隙过小：缺隙小于原天然牙时，可将人工牙减径、减数、选择略小的人工牙。还可考虑用解剖形态较小的牙代替较大的牙来排牙，如磨牙缺失使用前磨牙代替。亦可采用雕刻蜡牙，但要注意增减人工后牙的外展隙。

（2）缺隙过大：缺隙大于原天然牙时，可选择略大的人工牙、增加牙数进行排牙，也可考虑用解剖形态较大的牙来进行排列，如前磨牙缺失用磨牙代替。还可采用雕刻蜡牙的方法。

（3）反殆关系：轻度者，可将上后人工牙稍排向颊侧或下后人工牙稍排向舌侧，以建立正常的咬合关系；中度者，可适当磨改下后牙的颊面，或将上后牙颊面加蜡，以建立一定的覆殆、覆盖关系，避免排成对刃殆而发生咬颊、舌的现象；严重者，可排列成反殆，但应保证后牙排列在牙槽嵴顶上。

四、完成可摘局部义齿

（一）完成基托蜡型

人工牙排好后，经口内试戴修改合适，再将蜡型放回模型上，完成基托蜡型。

1. 基托蜡型制作的要求　详见本章第四节中基托的要求。

2. 基托蜡型的完成　取大小合适的基托蜡，烤软后用手指轻轻将其压于模型上，使之密合。根据模型上所画的基托范围，用蜡刀将多余的蜡片修去，基托边缘应烫软封闭，以免装盒时石膏流入蜡基托和模型之间，影响基托边缘的形态和密合度。用蜡刀修整基托的厚薄与外形，雕刻出人工牙的颈缘线，并与相邻天然牙的颈缘线相协调。最后，用喷灯火焰光滑蜡型。在制作基托蜡型的过程中，注意不能改变金属支架和人工牙的位置。

（二）装盒

装盒的目的是在型盒内形成蜡型的阴模，以便填塞塑料，经热处理后用塑料代替蜡型。

1. 装盒的要求　卡环、支架、人工牙必须牢固包埋，不能移位；蜡型充分暴露，下层型盒与模型包埋后，不能有倒凹和气泡，使上下型盒容易分开。

2. 装盒方法

（1）正装法：将模型、卡环、支架、人工牙的唇面用石膏包埋固定于下层型盒，只暴露人工前牙的舌腭面和蜡基托。此法的优点是人工牙和支架不易移位，咬合关系稳定，便于在下层型盒内填塞塑料，适用于前牙缺失且唇侧无基托的可摘局部义齿。

（2）反装法：修整模型时将石膏基牙修除，卡环悬空，并暴露支架、人工牙和蜡基托，装下层型盒时仅将模型用石膏包埋起来，涂分离剂后装上层型盒。开盒去蜡，人工牙、卡环和支架都被翻置于上层型盒内，填塞塑料在上层型盒内进行。此法的优点是便于涂分离剂和在上层型盒填塞塑料，缺点是支架容易移位。此法适用于卡环在下层型盒不便操作的义齿，缺牙多而余留牙少的局部义齿和全口义齿。

（3）混装法：是可摘局部义齿最常用的一种装盒方法。将模型、卡环、支架包埋固定于下层型盒，暴露人工牙和蜡基托。开盒去蜡，人工牙被翻置于上层型盒内，填塞塑料在上、下层型盒内进行。此法的优点是卡环、支架和模型被包埋在一起，填胶时不易移位；人工牙颈缘线可做修剪，故与基托的分界清楚。

可摘局部义齿的装盒方法根据义齿的设计来确定，无唇侧基托的前牙义齿多用正装法；前牙或后牙缺失时，为保证卡环、支架不移位，多采用混装法；而对缺牙多、基牙少的义齿可以采用反装法。

3. 装盒步骤

（1）选择大小合适的型盒，先用模型修整机修整模型，要求模型与型盒顶应有 10mm 以上距离，与型盒边缘应有 5mm 以上距离。装盒前将模型浸泡在冷水中约 5 分钟，吸足水分，以免装盒时吸收装盒石膏中的水分，使石膏凝固加快，膨胀加大，造成装盒时石膏包埋不实。

（2）包埋固定时先将调拌好的石膏倒入下层型盒内（占 1/2 ~ 2/3），再将义齿蜡型按设计确定的位置和方向压入石膏中。趁石膏流动性较好时，将模型、支架、前牙及义齿蜡型的唇、颊、舌、腭侧的基托边缘迅速包埋固定。包埋一定要实在，卡环和基托附近不应有空隙。石膏牙过高的牙尖在装盒前用石膏剪刀剪去，以免堆放的石膏过高；前牙的舌面无需石膏包埋，予以暴露可较好地保全基托牙颈部的原有形态。

（3）当包埋固定已初步具有轮廓时，立即将后牙颊、舌两侧及前牙舌腭侧基托蜡型尽可能暴露，以利于冲蜡和填塞塑料。

（4）装下层型盒时应力求迅速，当石膏处于半凝固状态时，置型盒于水龙头下，以水徐徐冲洗，用手指轻轻摩擦石膏表面，使之光滑。黏附在蜡型上的石膏用毛笔刷去。

（5）下层型盒装好后，将上层型盒罩上，进行检查，务必使上、下两层型盒的周边直接接触。待下层型盒石膏凝固 30 分钟后方可灌注上层型盒。灌注前在下层型盒石膏表面涂肥皂水做分离剂，灌注上层型盒的石膏勿太稠，灌注时震动型盒，排除气泡，石膏灌满后加盖，放在液压机或压榨机上压紧。

4. 注意事项

（1）模型修整时注意不能伤及义齿蜡型、卡环和支架。

（2）在装盒中必须避免倒凹形成，尤其是对一些设计复杂的可摘局部义齿，卡环和支架均是弯制法制作或者几个简单可摘局部义齿装在一个型盒中，在包埋卡环、支架和人工牙时石膏堆积过多或包埋不合理都会造成倒凹，此时灌注上层型盒后就有可能无法将型盒打开，即使勉强打开，倒凹处石膏也可能被折断。另外，各类义齿蜡型根据不同的装盒方法，需要做向前、向后或向颊侧方向的倾斜，以避开倒凹，暴露基托蜡型和利于前牙的包埋固定。若将几个蜡型同时装在一个型盒内，则更要妥善安排，合理布局。

（3）装下层型盒时一定要将模型、卡环和支架等包埋牢固。

（4）装上层型盒时要防止产生气泡。

（三）去蜡、填塞塑料和热处理

1. 去蜡　待型盒内石膏充分凝固后，将型盒浸泡于热水（80℃以上）中数分钟，使蜡型受热变软，便于分离型盒，将余蜡冲走。用小刀在上下层型盒间轻轻撬动，使之分开。取出已软化的蜡，用沸水将余蜡清除干净后，修去石膏腔的尖锐边缘。在石膏表面涂布藻酸钠分离剂，以防石膏吸收塑料单体，保证义齿表面光滑易与石膏分离。但分离剂不应涂得过多，支架和人工牙上不能涂分离剂，以免影响支架、人工牙与塑料的结合或连接。

2. 填塞塑料　又称填胶，是指将塑料填入型盒去蜡后的型腔内的整个过程。

根据义齿蜡型的大小，将适量的牙托粉置于干净的调拌杯内，按粉液比例滴入牙托水，直到牙托粉完全湿润，调拌均匀，加盖，使粉液产生聚合反应。洗净双手，取适量的面团期的塑料，捏揉均匀压入基托部分的石膏空腔内，特别注意应使塑料进入支架下方及基托边缘处。填塞的量应较实际需要量稍多一些，填塞完毕，在上下型盒之间衬一层湿玻璃纸，置型盒于压榨机上逐渐加压，使塑料在压力下填紧、填满。打开上下型盒，去除玻璃纸，检查塑料用量是否足够，卡环有无移位，人工牙位置是否改变等。然后去除周围溢出的多余塑料，若有不足之处，可再添加少许塑料，必要时应滴入少许单体。再盖上玻璃纸，关盒加压，直至上下型盒边缘完全密合。试压后，切记要将玻璃纸取出，并注意不要遗失卡环或人工牙等义齿部件，不要将石膏碎屑掉入塑料中。最后将型盒放在弹簧夹内夹紧，进行热处理。

后牙用雕刻蜡牙时，可先调白色塑料，达到面团期后填入型腔的牙冠凹中，注意要将牙冠的颈缘线修剪的清晰完整，然后再按上述方法填塞基托塑料，避免基托塑料进入牙冠表面，影响美观。

3. 热处理 热处理的目的是使塑料在一定的压力和温度下逐渐完成聚合作用。将固定好的型盒置于盛有温水的锅内，水面淹没型盒，慢慢加热，在 1.5 ~ 2 小时内达到沸点，保持 0.5 ~ 1 小时，也可将型盒放入 70 ~ 75℃ 的水中恒温 1.5 小时，然后升温至沸点，保持 0.5 ~ 1 小时，待其自然冷却后开盒。

4. 注意事项

（1）烫盒和冲蜡时间不宜过长，以免烫熔的蜡浸入石膏，而影响分离剂的附着。

（2）填塞塑料用具、手和桌面均应清洁，以免污染塑料，影响义齿美观效果。

（3）一定要在面团期填塞塑料。若填塞过早，塑料聚合后可出现散的小气泡；而填塞过迟，塑料变硬，可塑性变差，易压坏模型或造成人工牙和支架移位。

（4）填塞塑料牙冠时，注意修剪牙冠的颈缘线，不能使其红白相杂，影响美观。

（5）塑料用量应合适。填塞的塑料可稍多于实际用量，但不能过多，否则，会压坏模型，导致基托增厚、咬合升高；塑料过少则可造成基托质地松软、强度下降，基托内出现散的小气泡或缺损。

（6）用型盒夹固定型盒时，上下型盒的边缘必须压紧，密合固定后再进行热处理，否则会使义齿变形、咬合升高。

（7）热处理时切忌升温过快、过高，以免在基托内形成气泡，影响义齿的质量。热处理后让型盒继续浸泡在热水中，待自然冷却后再打开，不能骤然冷却，也不能在型盒冷却前开盒，否则温度收缩大，易引起义齿变形。

5. 填塞塑料中常见的问题及原因

（1）气泡：①填塞过早或过迟；②热处理升温过快、过高；③牙托水过多或过少；④压力不足。

（2）卡环、支架等移位：①由于包埋所用的石膏强度不够所致；②未将卡环、支架等包埋牢固；③开盒时石膏折断；④填塞时塑料量过多或塑料过硬。

（3）咬合增高：①填塞塑料过硬、过多；②型盒未压紧；③型盒内石膏的强度不够。

（4）基托颜色不一致：①塑料调拌不均匀；②塑料过硬；③单体挥发；④操作者的手不干净；⑤反复多次添加塑料。

（5）人工牙与基托结合不牢固：①填塞人工牙和基托时，两者先后相隔时间太长，单体挥发；②填塞时未压紧；③关盒时在人工牙及基托间未滴单体；④分离剂涂在人工牙上未去除干净。

（四）开盒和磨光

1. 开盒 待型盒完全冷却后，用小刀轻轻撬开型盒。用小锤敲打型盒底周围，使石膏和型盒脱离，用石膏剪剪掉石膏，将义齿从石膏中分离出来，剪石膏时要先剪义齿外围包埋的石膏，后剪模型石膏。剪石膏时注意剪切力的分力方向，防止基托折断或支架变形。特别是对于下颌义齿，不能从舌侧中间剪切，防止使塑料基托折断。

2. 去除石膏 用蜡刀刮除，并用流水冲刷。若仍有石膏去除不尽，可将义齿浸泡于 30% 枸橼酸钠溶液内数小时至 24 小时，石膏被溶解，极易洗刷干净。

3. 磨光 详见第十四章磨光抛光技术。

第七节 可摘局部义齿初戴

可摘局部义齿制作完成后，要求患者能在口内顺利戴入和取出，且固位良好，基托伸展适度，咬合正常，能较快适应并恢复功能。有些复杂的义齿，需做必要的修改才能就位，然后要调整卡环，磨改边缘和调𬌗，义齿才能发挥满意的效果。因此，在可摘局部义齿制作过程中，设计要合理，每一操作步骤要严格、细致进行，这样既可缩短戴牙时间，又可达到满意的修复效果。

一、初戴注意事项

（1）初戴时，将基托近龈缘处及进入基牙和组织倒凹的基托（如唇侧基托、近基牙、上颌结节、下颌舌骨嵴等部位的基托）适当缓冲，以免妨碍义齿就位或压迫牙龈。

（2）戴入时，如遇有阻碍不易就位时，不应强行戴入，以免造成患者疼痛和摘取时困难。

（3）有前后牙缺失的义齿，可先使前牙就位或半就位，然后再使后牙就位，这样可使人工前牙与邻牙间的间隙尽量减小。后牙缺失的义齿可按设计的就位道就位。

（4）戴义齿时若就位困难，应找出原因，加以修改。如卡环臂过紧，多因制作卡环时磨损了模型所致，可稍使之放松；如因卡环体进入倒凹区，不能磨改卡环，只能磨改对应部位的牙体组织；若基托进入倒凹区，致使义齿不能戴入，可用红蓝咬合纸进行检查，确定出阻碍部位，取出义齿，用刚钻或小轮状石磨除阻碍处的着色点，即可磨去进入倒凹区的塑料基托，经反复戴入和调改，直到完全就位。但每次调改不能过多，以免使义齿与基牙间形成间隙，而造成食物嵌塞。

（5）铸造支架式义齿就位困难和发生翘动的原因如下

1）支架变形

①琼脂印模材料质量不好，在翻制模型过程中造成阴模收缩变形。

②高温包埋材料的热膨胀系数不够，不能补偿铸造后金属的收缩，而使支架变形。

③脱模铸造过程中，未能很好地控制熔模的变形因素。

④铸道设计不合理，铸件未避开热中心区，造成支架各部分不均匀收缩。

⑤模型有缺损，特别是支托凹、牙冠轴面外形高点等部位缺损，或在铸造过程中支托、卡环体部有黏砂、瘤块，都会影响义齿就位。

⑥开盒去除包埋石膏时，用力过大或方向不当，造成支架变形。

⑦打磨过程中支架被磨损，或被抛出，造成支架变形。

2）设计不当：模型设计时，共同就位道的选择不当；不利倒凹填补不够；缓冲区未处理，致使卡环体、连接体进入倒凹区，造成义齿就位困难。

若义齿变形，不能完全就位时，可根据造成变形的原因和变形程度做不同的处理，若仍不能完全就位，则需取印模重做。

二、初戴的检查及处理

（一）卡环和支托

卡环与牙面密合，卡环臂尖在倒凹区，卡环体在非倒凹区；支托与支托凹密合，支托、卡环体不影响咬合。若卡环在基牙上的位置不合适，可用技工钳加以调整；支托过高时，可磨改早接触点，但不能磨改过多，以免造成支托折断，必要时可少量磨改对𬌗牙。

（二）基托

基托与黏膜组织密合，边缘伸展适度，平稳无翘动、无压痛。若基托边缘过长，应予以磨除；若有翘动现象，应查出支点予以消除；若有压痛，应采用义齿压力指示剂检查，将指示剂均匀涂在基托的组织面，戴上义齿，嘱患者做正中、前伸及侧向咬合动作后，取下义齿，观察基托组织面，有指示剂被挤掉的部分即基托的早接触部分，需进行磨改。

（三）连接杆

连接杆与黏膜接触应适当。若接触过紧，则会压迫黏膜产生疼痛；若两者之间有较大间隙，可能造成食物嵌塞而引起不适，并影响舌的运动和正常的发音。

（四）颌位及咬合

缺牙过多，上下颌牙无正常殆接触，需要确定颌位关系的患者，应检查其垂直距离是否过高或过低，正中关系是否正常；若颌位正常，亦应检查人工牙有无早接触或无接触，对早接触者需调殆，使人工牙和天然牙都有均匀接触，若个别牙无接触，可用自凝塑料加高恢复咬合关系。

三、戴牙指导

在患者离开之前，必须向患者解释可能遇到的困难以及修复体和基牙的维护，指导患者借助基托而不是用手指重复推拉卡环臂离开基牙的方式取下可摘局部义齿，以避免卡环的折断，并相信自己能取戴义齿。同时，告诉患者发生疼痛及做必要的调整的可能性。

（1）初戴义齿时，口内可能暂时会有异物感、影响发音、恶心或呕吐、咀嚼不便等不良反应，一般经耐心戴用 1~2 周后即可改善。

（2）摘戴义齿不熟练，需要耐心练习。不要用力过大，戴义齿时不要用牙咬合就位，以防止卡环变形或义齿折断。

（3）初戴义齿，一般不宜吃硬食。若是前牙义齿，也不应咬切食物，暂用后牙咀嚼食物，最好先吃软的小块食物。

（4）初戴义齿后，若有黏膜压痛，可取下义齿泡在冷水中，复诊前 2~3 小时戴上义齿，以便能准确地找到压痛点，便于对义齿进行修改。

（5）饭后和睡前应取下义齿刷洗干净，用清水蘸牙膏刷洗。

（6）为减轻支持组织负担，使之有一定时间休息，最好夜间不戴义齿，取下义齿浸泡在冷水中或义齿清洁液中，但切忌放在开水或酒精溶液中。

（7）如感觉戴义齿有不适的地方，应及时复诊，不要自己动手修改。

（8）若义齿发生损坏或折断时，应将折断的部分带来复诊，及时修理。

四、随访

除了给予患者正确的维护义齿指导外，还须建议患者今后对口腔进行维护，以确保余留牙及牙槽骨的健康持久。义齿戴多长时间应该再次复诊，取决于患者的口腔和身体状况。如果条件正常，最好每半年至一年复诊一次。易患龋者、牙周病患者及牙槽嵴萎缩患者检查频率应更高。

第八节　可摘局部义齿戴入后常见问题及处理

一、疼痛

（一）基牙疼痛

基牙疼痛原因不一，应仔细检查基牙有无牙体牙髓病或牙周病后做相应处理。

由于殆面磨耗或殆支托凹预备过深、卡环与基牙过敏区产生摩擦引起基牙酸痛，一般可采用脱敏治疗。

卡环体或基托过紧，对基牙产生持续性的推力，可引起基牙的胀痛，可将过紧部分稍加磨松，若为铸造卡环，可少量磨改卡环，若为不锈钢丝卡环，原则上不磨改卡环体部以免折断，可少量磨去对应部位的牙体组织，必要时取模重做。

由于咬合过高，可将义齿咬合过高的部分磨低一些或将对殆牙尖或切缘稍加磨改。若出现过敏可做脱敏处理。

（二）软组织疼痛

基托边缘过长过锐、组织面有多余的塑料小瘤、进入组织倒凹区或硬区缓冲不够，对软组织造成刺激、压迫和擦伤，黏膜发生炎症和溃疡。应磨改基托，缓冲基托组织面，同时辅以药物治疗。

义齿的殆支托未起到支持作用。殆支托折断引起义齿下沉所致的疼痛，应重新放置殆支托。

咬合压力过大或过于集中，尤其是游离端义齿，造成黏膜负担过重引起疼痛，应调整咬合减小殆力，加大基托面积以分散殆力。

牙槽嵴较窄，黏膜较薄，耐受力低，都可引起较大面积黏膜压痛及黏膜红肿。可采用软衬材料加衬，以减轻黏膜负担。

咬合时义齿发生移动，致使基托摩擦软组织而发生疼痛，应找出义齿不稳定的原因，改进义齿的稳定性。

卡环臂过低刺激牙龈，舌侧卡环臂过高或过于突出而刺激舌缘引起疼痛，应调整卡环臂的位置或改变卡环设计。

二、固位不良

（一）卡环不密合、弹跳或数量分布不当

卡环不密合，未合理利用倒凹，导致卡环不能充分发挥卡抱作用，应调整卡环改善固位。

卡环臂尖未进入基牙的倒凹区，而是抵住了邻牙，咬合时基托与黏膜贴合，开口时卡环的弹力使基托又离开黏膜，应修改卡环臂。

卡环数量分布不当，对抗义齿转动移位的间接固位体设计不当，应改善义齿设计和加强抗转动、移位的措施。

（二）基托与组织不密合，边缘伸展过长

基托与组织不密合，边缘封闭不好，常发生于修复缺牙数目较多的义齿以及游离端缺失的义齿，没有充分利用基托的吸附力和大气压力的作用而影响义齿的固位、稳定，可进行基托重衬处理。

基托边缘伸展过长，影响唇、颊、舌系带及周围肌的活动，也可导致义齿固位不好，可将基托边缘磨短，并使基托避让开各系带处。

（三）基牙固位形差

基牙固位形差如牙冠短小、畸形牙等，影响义齿固位，应增加基牙或另设固位力强的固位体。

（四）存在支点

义齿某一区域或部件与基牙、牙槽嵴之间存在支点，使义齿发生翘动等不稳定现象，如支托、间隙卡环的体部与基牙有早接触点。

上颌硬区基托缓冲不够，除了容易造成固位、稳定不良外，还易导致义齿的折裂。

人工牙的排列不当，如前牙排列覆殆过大，在前伸时上颌义齿前后翘动。后牙若排在牙槽嵴顶颊侧，咬合时以牙槽嵴顶为支点发生翘动；若排在牙槽嵴顶舌侧，影响舌的运动。可以按选磨调殆的原则进行磨改，如无法改善，应重新排列人工牙。

找出原因后，通过消除支点，缓冲硬区，调整人工牙的排列等方法，对义齿加以修改，达到改善义齿的稳定性。

三、义齿咀嚼功能差

咬合关系不正确，人工牙𬌗面过低、过小与对𬌗牙接触不良，𬌗面平坦，无适当的牙尖斜度或沟窝不明显，或义齿恢复的垂直距离过低，都可能降低咀嚼效能。可升高咬合，加大𬌗面，改变𬌗面形态，在𬌗面增加食物排溢道，增加牙尖斜度。如为基牙和牙槽嵴支持不够造成的，可增加基牙和加大基托面积，以提高基牙及牙槽嵴的支持力。

四、义齿取戴困难

卡环过紧、基托紧贴牙面，倒凹区基托缓冲不够，患者没有掌握义齿取戴的方向和方法，都可造成义齿取戴困难。需调改卡环，磨改基托，教会患者正确取戴义齿。

五、食物嵌塞

义齿戴入后出现食物嵌塞和滞留，主要是由于基托与天然牙之间有间隙，卡环与基牙不贴合或基托与组织不密合等原因所造成。改善方法是义齿制作时选择适当的就位道，尽量减小不利倒凹，如倒凹填补过多或基托磨除过多造成不应有的空隙，可用自凝塑料局部衬垫，并嘱患者加强口腔卫生和义齿的清洗，防止天然牙发生龋病和牙周病。

六、咬颊黏膜、咬舌

由于上下颌后牙的覆盖过小或缺牙后，颊部软组织向内凹陷，锐利的牙尖都会造成咬颊黏膜。应加大后牙覆盖，调磨过锐的牙尖，加厚基托推开颊肌。

咬舌多因下颌后牙排列偏向舌侧或因𬌗平面过低而造成的，可适当升高下颌𬌗平面，磨改下颌人工牙的舌面或重排后牙。

七、发音不清晰

由于戴上义齿后，口腔空间变小，舌运动受限，有暂时性的不适应与异物感，常产生发音障碍，经过一段时间适应与练习，多能自行适应与改善。

由于基托过厚、过大或人工牙排列过于偏向舌侧引起的发音障碍，应将基托磨薄、磨小或调磨人工牙的舌面，以改善发音，必要时重新排列人工牙。

八、恶心和唾液增多

戴入上颌可摘局部义齿后，由于基托后缘伸展过多、过厚，或基托后缘与黏膜不贴合，两者之间有唾液刺激而引起恶心，应适当磨改基托或进行重衬。如唾液分泌多、味觉降低，只要坚持戴用义齿，逐渐习惯后，这些现象自然消失。

九、咀嚼肌和颞下颌关节不适

由于垂直距离恢复的过低或过高，改变了咀嚼肌张力和颞下颌关节的正常状态，患者常感到肌疲劳、酸痛和张口受限等颞下颌关节病症状，可通过增高或降低垂直距离以及调𬌗来解决。

十、戴义齿后的美观问题

人工牙的排列不当，中线不齐，过于偏向唇侧或舌侧，唇部外形过突或凹陷；人工前牙的选择不当，如形态不协调、牙冠太长或太短、颜色差别较大，可根据情况酌情进行修改，必要时重做。

第九节　可摘局部义齿的修理

可摘局部义齿戴用后，如条件正常，一般每半年至一年复诊一次。患者也可因基托、卡环、𬌗支托折断，人工牙折断或脱落，余留牙拔除，需增加人工牙，基托与黏膜组织不密合等原因前来复诊，如果义齿没有变形，可经修理后继续使用。如果多次折断、塑料老化、义齿基托翘动以及余留牙拔除过多等无法再修理，则义齿需重做。

一、基托折裂、折断

1. 基托折裂、折断的原因　由于基托强度不够，如基托过薄、过窄、无金属加固设计，塑料内有气泡，连接体位置不当，使基托产生薄弱环节。也可由于患者使用不当被咬断、压断或跌断等原因造成。

2. 基托折裂、折断的修理方法　如果基托折断处的断面较大且清晰，可以正确拼对者，可用蜡黏固在正确位置上，必要时可横置数根火柴梗于裂缝两侧的基托上并用蜡固定，断裂面对位良好，无任何移位。然后在基托组织面灌注石膏，翻制石膏模型，待石膏硬固后，在基托折断处两侧各磨成约5mm的斜坡，注意不要损坏石膏模型。弯制加强丝横跨裂缝，滴少许自凝塑料单体在折断处基托表面，使其表面溶胀，调拌自凝基托塑料，充填折断处。待塑料固化后取下义齿，磨平抛光。

如果基托折断面不清楚，无法正确拼对者，可将折断义齿戴入口内，连印模取下灌模，再在石膏模型上修理。

如果仅为裂缝，可直接在基托组织面灌注石膏进行修理。如基托过薄者应在修理时适当加厚。义齿修好后，应戴入口内检查，如基托与黏膜不密合或咬合不平衡，应进行重衬和调𬌗。

二、卡环、𬌗支托折断

1. 卡环、𬌗支托折断的原因　隙卡沟、𬌗支托凹预备不够，卡环、𬌗支托弯制不当，经过磨改过细、过薄，铸造卡环、𬌗支托内部形成缺陷，患者使用暴力等均可引起卡环、𬌗支托断裂。

2. 卡环、𬌗支托折断的修理方法　首先应仔细检查隙卡沟及𬌗支托凹的深度、宽度是否足够，是否应加深加宽，或适当磨改对𬌗牙尖，然后将残留的卡环、𬌗支托和连接体磨除，磨除的地方用蜡暂封，将义齿戴入口内取模，将义齿翻到模型上。用热水冲去软蜡，在模型上弯制或铸造制作卡环、𬌗支托，用自凝塑料或热凝塑料固定。

三、人工牙折断、脱落或增添

1. 人工牙折断、脱落或增添的原因　充填塑料时人工牙未得到充分溶胀，分离剂涂在人工牙上或溶蜡未去除干净，人工牙排列不当等因素均可造成其折断、脱落；义齿修复后，又拔除了余留牙，需要增添人工牙。

2. 人工牙折断、脱落或增添的修理方法　磨除残留牙冠及舌侧基托，但注意保存基托唇、颊侧龈缘，以免自凝塑料与原基托颜色不一致的部分暴露过多而影响美观。选择大小、形态、颜色合适的人工牙，或利用脱落的原人工牙，磨改其盖嵴部使之粗糙，或预备出固位倒凹。在人工牙的盖嵴部和相应的基托部分滴单体，按咬合关系，用自凝塑料固定，待其完全固化后修形磨光。修理前牙时应注意尽量少暴露自凝塑料。如果是另有余留牙被拔除，可以直接在口内以自凝塑料添加人工牙。除人工牙之外还需增加卡环和基托等，则需取印模翻制模型后，在口外修理。若余留牙拔除较多，义齿使用时间较长，则应取模重做。

四、义齿𬌗面磨耗或咬合过低

1. 义齿𬌗面磨耗或咬合过低的原因　义齿在使用过程中，由于人工牙𬌗面磨耗，或牙槽嵴吸收萎缩而造成义齿下沉，使上下颌牙齿无咬合接触或接触的不紧，致使咀嚼效率降低。

2. 义齿𬌗面磨耗或咬合过低的修理方法　若个别后牙𬌗低，可用自凝塑料在口内直接加高，恢复正常咬合关系。若人工牙较多且磨耗严重，则应在人工牙𬌗面上加烤软的蜡，在口内做正中咬合，必要时利用蜡𬌗记录上𬌗架，在模型上雕刻人工牙外形，按常规装盒，用热凝塑料恢复正常咬合关系，或重新排牙，按常规完成义齿制作。

五、重衬

义齿戴用一段时间后，由于牙槽嵴的吸收，使基托组织面与黏膜不密合，嵌塞食物，基托翘动，咬合不平衡，甚至造成基托折断。此外，对游离端缺失的义齿，为使基托组织面与黏膜更贴合，亦采用重衬处理。

（一）直接法重衬

将义齿刷洗干净，擦干，将基托组织面均匀磨除一层，使之粗糙。用小棉球蘸单体涂在基托组织面上，调拌自凝塑料，在黏丝早期时涂布于基托组织面上，用棉球蘸液状石蜡或甘油涂于需做重衬区的黏膜上。将义齿戴入口内就位，嘱患者自然咬合。同时检查卡环及𬌗支托是否与隙卡沟和𬌗支托凹密合。让患者做功能性整塑，使多余的塑料从基托边缘挤出，形成良好的边缘封闭。在塑料尚未硬固之前，从口内取出义齿，置于温水中浸泡，加速完成聚合反应，待塑料完全硬固后，去除倒凹区塑料，磨光。

注意，必须在塑料未硬固之前，将义齿从口内取出，否则塑料进入倒凹区的部分变硬后，义齿将无法从口内取出。

（二）间接法重衬

适用于义齿需要重衬的范围较大时。此法是在基托组织面上放印模材料，在口内取咬合印模，灌模，装盒，去除印模材料，按常规进行填胶、热处理、打磨和抛光。

思考题

1. 可摘局部义齿的适应证及非适应证是什么？
2. 可摘局部义齿的类型有哪些？
3. 牙列缺损的 Kennedy 分类法是什么？
4. 什么是观测线？观测线的类型有哪些？
5. 可摘局部义齿的组成及其主要作用是什么？
6. 基托的种类和要求是什么？
7. 卡环的分类及各种类型卡环的特点是什么？
8. RPI 卡环组的组成和优点是什么？
9. 可摘局部义齿设计的原则和基本要求是什么？
10. 可摘局部义齿的固位力及其影响因素有哪些？
11. 什么是就位道？确定就位道的方法有哪些？

12. 可摘局部义齿发生不稳定现象的原因和处理方法有哪些？

13. 可摘局部义齿基牙的选择原则有哪些？

14. 支托凹和隙卡沟的预备原则是什么？

15. 如何选择印模托盘？

16. 如何确定颌位关系？

17. 弯制卡环的要求是什么？

18. 前牙和后牙的排列要求有哪些？

19. 可摘局部义齿初戴的注意事项有哪些？

20. 可摘局部义齿的戴牙指导有哪些？

21. 可摘局部义齿基托折裂、折断如何修理？

参考文献

1. 巢永烈. 口腔修复学. 第 1 版. 北京：人民卫生出版社，2011.

2. 赵铱民. 口腔修复学. 第 7 版. 北京：人民卫生出版社，2012.

3. 姚江武. 口腔修复学. 第 3 版. 北京：人民卫生出版社，2014.

4. 于海洋. 口腔活动修复工艺学. 第 1 版. 北京：人民卫生出版社，2014.

5. （美）卡尔（Carr，A. B.），（美）布朗（Brown，D. T.）编者. 罗云，王敏，楼北雁主译，McCracken 可摘局部义齿修复学. 第 12 版. 北京：人民军医出版社，2013.

第六章　牙列缺失的全口义齿修复

思维导图

```
牙列缺失的
全口义齿修复
├─ 概述
│   ├─ 定义
│   ├─ 牙列缺失的病因和危害
│   └─ 牙列缺失的修复方法及义齿分类
├─ 全口义齿修复的生理基础
│   ├─ 无牙颌的解剖标志
│   ├─ 牙列缺失后的口腔组织改变
│   └─ 无牙颌组织结构特点与全口义齿修复的关系
├─ 全口义齿的固位与稳定
│   ├─ 全口义齿的固位原理
│   └─ 影响全口义齿固位和稳定的相关因素
├─ 全口义齿修复前的准备
│   ├─ 病史采集
│   ├─ 修复前的口腔检查
│   ├─ 修复前的外科手术准备
│   └─ 全口义齿与种植全口义齿的选择
├─ 全口义齿制作
│   ├─ 印模与模型
│   ├─ 颌位关系记录与转移
│   ├─ 无𬌗颌人工牙的排列与调整咬合
│   ├─ 试戴
│   └─ 完成
├─ 全口义齿初戴
│   ├─ 义齿检查和调磨
│   ├─ 给病患戴牙指导
│   └─ 义齿戴入后美观度检查
├─ 戴用义齿后可能出现的问题及处理
│   ├─ 戴用义齿一年内出现的问题及处理
│   └─ 戴用义齿一年后出现的问题及处理
├─ 全口义齿出现问题的修理
│   ├─ 人工牙折断或脱落
│   ├─ 基托折裂和折断的修理
│   └─ 全口义齿重衬
└─ 单颌全口义齿
    ├─ 影响单颌全口义齿修复的相关因素
    ├─ 单颌全口义齿的修复注意事项
    ├─ 上颌单颌全口义齿的修复方法
    └─ 下颌单颌全口义齿的修复方法
```

本节内容电子资源——云板书（新型数字化教材）

云板书由高清文字、图片，以及教学视频链接组成，可在各类电子终端上观看学习。

http：//txt. xlybook. com/？ img＝kouqiangxiufuxue/yaleiqueshi1

牙列缺失的全口义齿修复1

随堂笔记

云板书

导学视频

电子书

考试系统

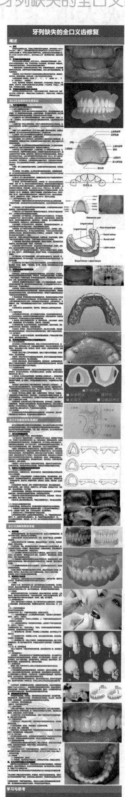

本节内容电子资源——云板书（新型数字化教材）

云板书由高清文字、图片，以及教学视频链接组成，可在各类电子终端上观看学习。

http：//txt. xlybook. com/？img = kouqiangxiufuxue/yaleiqueshi2

牙列缺失的全口义齿修复2

云板书

导学视频

电子书

考试系统

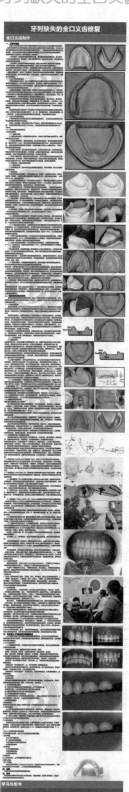

随堂笔记

本节内容电子资源——云板书（新型数字化教材）

云板书由高清文字、图片，以及教学视频链接组成，可在各类电子终端上观看学习。

http：//txt. xlybook. com/？ img = kouqiangxiufuxue/yaleiqueshi3

牙列缺失的全口义齿修复3

云板书

导学视频

电子书

考试系统

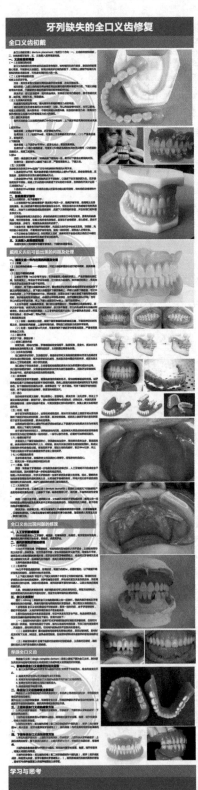

第一节 概　述

一、定义

牙列缺失是指患者上颌、下颌或上下颌的天然牙全部缺失，又称无牙颌（edentulous jaw）（图6－1）。为无牙颌患者制作的义齿称全口义齿（complete denture），又称总义齿（图6－2）。如只是上颌或者下颌牙列缺失，为其制作的义齿称为单颌全口义齿（single complete denture）。全口义齿由人工牙、基托两部分组成，属黏膜支持式义齿。

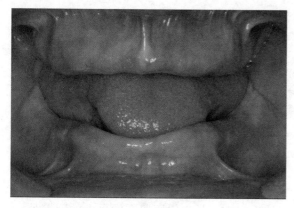

图6－1　牙列缺失

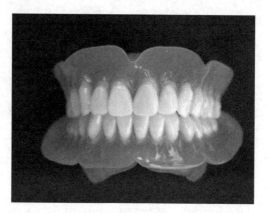

图6－2　全口义齿

二、牙列缺失的病因和危害

牙列缺失是临床上的常见病，多见于老年人。主要病因是牙周病和龋病。此外，老年人生理退行性改变、外伤、不良修复体及一些全身疾患、遗传性疾病，如放射病，梅毒病也可导致牙列缺失。牙列缺失对患者造成的危害如下。

1. 咀嚼功能丧失　无牙颌患者对食物丧失了切咬、咀嚼和研磨的功能，从而增加胃肠消化系统的负担。长期不修复将导致胃肠功能紊乱，影响人体对营养物质的吸收，影响全身健康。

2. 面容改变　失去了牙齿对面下1/3高度的维持和对唇颊部软组织支持，唇颊组织向内凹陷，面部皱褶增加，鼻唇沟加深，口角下垂等面容衰老的改变。

3. 语音功能障碍　牙齿缺失，如齿音"z""c""s"，唇齿音"m""f""p"特别受影响，"说话漏风"。

4. 心理、精神受刺激　无牙颌患者，咀嚼功能丧失，影响全身健康；面容衰老；说话漏风、发音不清；这些变化肯定影响到人的心理健康，产生自卑感，不愿见人，不想说话，不愿参加社交活动，性格孤僻。

三、牙列缺失的修复方法及义齿分类

为牙列缺失患者制作的全口义齿，一般分为常规全口义齿、即刻全口义齿、覆盖全口义齿（参见第八章）、种植全口义齿（参见第九章）、单颌全口义齿。本章重点介绍常规全口义齿。

第二节　全口义齿修复的生理基础

一、无牙颌的解剖标志

全口义齿的制作与无牙颌的解剖标志有着密切的关系。

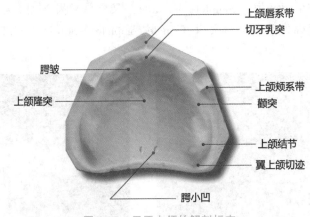

图6-3　无牙上颌的解剖标志

（一）. 无牙上颌的解剖标志（图6-3）

1. 上颌唇系带　位于原上颌中切牙近中交界线的延长线上，是口轮匝肌在颌骨上的附着处，为一束扇形或线形黏膜皱襞，上唇系带较明显。随上唇运动而移动，全口义齿的唇侧基托在此区需形成相应的切迹，以免系带的运动影响义齿固位。

2. 上颌颊系带　位于上颌前磨牙牙槽嵴的颊侧，是提口角肌的附着部，呈扇形，有一束、二束或多束。全口义齿的颊侧基托在此需制成相应的切迹，以免系带的运动影响义齿固位。

3. 上颌前弓区　又称为上颌唇侧前庭，指位于上颌唇系带和颊系带之间的部分。此区无肌肉直接附着，在不影响上唇运动的原则下，义齿基托边缘可伸展至黏膜反折皱襞处。

4. 颧突　位于上颌颊系带的远中，相当于左右上颌第一磨牙根部的骨突，表面覆盖黏膜较薄。全口义齿基托在相应的组织面需做缓冲，以免造成压痛。

5. 上颌结节　位于上颌牙槽嵴两侧远端的圆形骨突，其与颊黏膜之间形成颊间隙。全口义齿的颊侧翼缘需充满此间隙内，以增强义齿固位。

6. 翼上颌切迹　位于上颌结节之后，为蝶骨翼突与上颌结节后缘之间的骨间隙。表面有黏膜覆盖，形成软组织凹陷，是口腔前庭与口腔本部的交界处，也是上颌全口义齿两侧后缘的边界。

7. 上颌牙槽嵴　是上颌牙列缺失后牙槽突逐渐吸收改建形成的。其上覆盖有高度角化的鳞状上皮，黏膜下层与骨膜相连紧密，能承担较大咀嚼压力。

8. 切牙乳突　位于上颌腭中缝前端，上中切牙腭侧，为一卵圆形的软组织突起。乳突下方是切牙孔，鼻腭神经和血管从其通过。义齿基托在该区的组织面应适当缓冲，防止压迫切牙乳突产生疼痛。在天然牙列，切牙乳突与中切牙的位置比较稳定。是排列上颌中切牙的参考标志：上颌中切牙唇面位于切牙乳突中点前8~10mm（图6-4）；两个上颌中切牙近中交界线以切牙乳突为准；上颌两侧尖牙牙尖顶的连线通过切牙乳突中点前后1mm范围内。当牙列缺失后，上颌骨唇侧骨板吸收比舌侧多，切牙乳突会平均向前移约1.6mm。所以上颌前部缺牙较多的病患，上颌两侧尖牙牙尖顶间的连线应位于切牙乳突后缘。

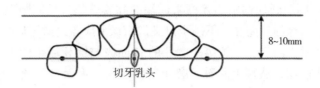

图 6 – 4　切牙乳突与上颌尖牙牙尖顶连线的关系

9. 腭皱　位于上颌腭侧前部腭中缝两侧，为软组织的不规则波浪形横嵴，有辅助发音的作用。

10. 上颌硬区　又称上颌隆突，为上腭前部腭中缝处的骨质隆起，表面覆盖的黏膜薄，全口义齿覆盖该区的基托组织面应适当缓冲，以免出现压痛或使义齿以此为支点左右翘动或折裂影响义齿固位和稳定。

11. 腭小凹　位于上腭中缝后部的两侧，软硬腭连接处后方的 2 个黏液腺导管的开口。上颌全口义齿的后缘应在腭小凹后 2mm 处。

12. 颤动线　位于软腭与硬腭交界的部位。当患者发"啊"音时此区出现轻微的颤动现象，也称"啊"线。颤动线分前颤动线和后颤动线。前颤动线在硬腭和软腭的连接区，大约在翼上颌切迹与腭小凹的连线上，后颤动线在软腭腱膜和软腭肌的连接区。前后颤动线之间的区域，称为后堤区，此区宽 2 – 12mm，平均 8.2mm，有一定弹性，作为上颌全口义齿后缘的封闭区。后堤区的前后向宽带取决于软腭的形态和长短，可分为三种类型：第一类，腭穹隆较高，软腭向下弯曲明显，后堤区宽度小于 3mm，不利于固位；第二类，软腭与水平面的角度接近 45°，后堤区宽为 3 ~ 5mm，有利于义齿固位；第三类，腭穹隆较平坦，软腭长，后堤区宽 5 ~ 10mm，有利于义齿固位。

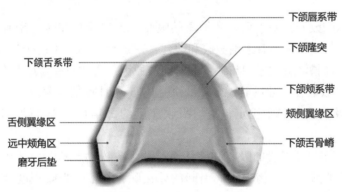

图 6 – 5　无牙下颌的解剖标志

（二）无牙下颌的解剖标志（图 6 – 5）

1. 下颌唇系带　下颌唇系带是位于原下颌中切牙近中交界线延长线上的黏膜皱襞，下唇系带不明显。义齿基托边缘在此区需形成相应的切迹，以免系带的运动影响义齿固位。

2. 下颌颊系带　位于下颌前磨牙牙根部的颊侧黏膜皱襞，义齿基托边缘在此区成相应的切迹，以免系带的运动影响义齿固位。

3. 下颌前弓区　位于下颌唇系带和下颌颊系带之间的区域，在不影响下唇运动的原则下，义齿基托边缘可伸展至黏膜反折皱襞处。

4. 颊侧翼缘区　位于下颌后弓区，在下颌颊系带与咬肌下段前缘之间。当下颌后部牙槽嵴吸收平坦时，该区又称为颊棚区。前缘是颊系带，后缘是磨牙后垫，外界是下颌骨外缘，内侧是牙槽嵴的颊侧斜坡。此区面积较大，骨质致密。全口义齿基托在此区内可较大范围伸展，承受较大𬌗力，起支持和稳定义齿作用。

5. 远中颊角区　位于颊侧翼缘区后方，咬肌前缘处。因受咬肌前缘活动的影响，全口义齿基托边缘在此区不能过多伸展，以防引起疼痛或义齿脱位。

6. 磨牙后垫 位于下颌第三磨牙远中的牙槽嵴远端的黏膜软垫，呈卵圆形、圆形、或梨形，覆盖在磨牙后三角上，是下颌义齿后缘的封闭区。下颌全口义齿后缘前应盖过磨牙后垫1/2或全部。磨牙后垫可作为排列人工牙的标志：从垂直向看，下颌第一磨牙的𬌗面应与磨牙后垫的1/2等高；从前后向看，下颌第二磨牙应位于磨牙后垫前缘；从颊舌向看，磨牙后垫颊面、舌面与下颌尖牙的近中面形成一个三角形，下颌后牙的舌尖应位于此三角形内。

7. 下颌牙槽嵴 其形态结构同上颌牙槽嵴相似，易发生严重吸收，使牙槽成呈刀状或低平状，造成下颌义齿固位、稳定差，易出现压痛。

8. 下颌舌系带 位于口底中线部位，是连接舌腹与口底的黏膜皱襞，呈扇形，活动度大。全口义齿舌侧基托在此区形成切迹，防止影响和限制舌活动。

9. 下颌隆突 位于下颌前磨牙区舌侧的骨突。下颌隆突有显著的个体差异，隆起程度、形状、大小不一。表面覆盖的黏膜薄，易受压产生疼痛，与之相应的基托组织面应做缓冲。

10. 下颌舌骨嵴 位于下颌骨后部舌面，从第三磨牙斜向前磨牙区，由宽变窄。其表面覆盖的黏膜较薄，其下方多有倒凹。全口义齿基托在此区的组织面应适当缓冲，以防产生压痛。

11. 舌侧翼缘区 是与下颌全口义齿舌侧基托接触的部位，从后向前的解剖标志包括咽上缩肌、翼内肌、舌腭肌、下颌舌骨肌、舌下腺、舌系带。舌侧翼缘区后部全口义齿基托应有足够伸展。

二、牙列缺失后的口腔组织改变

(一) 颌骨的改变

牙列缺失后，骨组织的改变主要表现在牙槽嵴的吸收。天然牙存在时，牙槽骨随着牙的生长和行使功能而发育和保持。牙缺失后，牙槽骨逐渐吸收和改建，形成牙槽嵴。不同个体或同一个体的不同部位，牙槽嵴吸收的程度不同。牙槽嵴吸收速度与缺牙的时间、原因、骨质致密程度及全身健康状况有关。

1. 缺牙时间 牙槽嵴吸收在拔牙后前3个月最快，3~5个月吸收速度减慢，大约6个月后吸收速度明显下降，拔牙后2年吸收速度趋于稳定，平均吸收速度约每年0.5mm，缺牙时间越长，牙槽嵴吸收越多。

2. 缺牙原因 牙周病多以牙槽骨的吸收和破坏而导致牙齿松动脱落，由牙周病引起的牙列缺失其牙槽嵴吸收往往在初期就很明显；由龋齿根尖病引起的牙拔除，牙槽嵴吸收程度因病程持续时间长短、拔牙难易程度不同而变化；单纯拔牙引起的骨吸收显著少于拔牙后又做牙槽嵴修整术者。

3. 骨质致密程度 牙槽嵴吸收还与骨质致密程度有关，骨质疏松部位吸收大于骨质致密部位。上颌骨外侧骨板较内侧骨板疏松，而下颌内侧骨板较外侧骨板疏松。因此，上颌牙槽嵴吸收的方向呈向上向内，外侧骨板较内侧骨板吸收多，上颌弓逐渐变小，牙槽嵴变窄、变低。下颌牙槽嵴的吸收方向是向下向外，结果使下颌弓逐渐变大，牙槽嵴变窄、变低。

4. 全身健康状况 全身健康状况差、营养不良、骨质疏松病人的牙槽嵴吸收较快、较多。

(二) 软组织的改变

1. 系带位置改变 牙列缺失后，由于牙槽嵴的不断吸收，与之相关联的软组织也发生了相应的位置改变，如唇颊系带与牙槽嵴顶的距离变短，甚至与嵴顶平齐；前庭沟与口底深度变浅，严重者口腔前庭与口腔本部无明显界限。

2. 衰老面容 因失去软硬组织的支持，唇、颊部向内凹陷，上唇丰满度差，鼻唇沟加深，面部皱褶增加。面下1/3距离变短，口角下陷，呈衰老面容。

3. 口腔黏膜的变化 失去正常的功能刺激，造成组织的萎缩，黏膜变平变薄，没有正常的光泽和湿润，敏感性增强，易患疼痛和压伤。

4. 舌体变大 牙列缺失，舌体失去牙的限制而变大，如久不做义齿修复，可造成舌体形态的改变和功能失常，导致舌与颊部内陷的软组织接触，使整个口腔为舌所充满。

（三）颞下颌关节

牙列缺失后，病人面下1/3距离变短，髁状突位置出现后移，严重者出现颞下颌关节疾病，影响病患的正常生活。

三、无牙颌组织结构特点与全口义齿修复的关系

（一）全口义齿表面结构

全口义齿由人工牙和基托两部分组成，利用人工牙恢复缺失的天然牙列外形、咬合和辅助发音。基托则连接人工牙，恢复缺损的软硬组织，并使义齿分别固位于上下无牙颌上。形成义齿的三个表面，即咬合面、组织面、磨光面，分别对义齿的稳定、固位、舒适起着重要作用。

1. 咬合面　是指上下颌人工牙咬合接触的面。要求上下颌牙之间紧密接触，并具有平衡𬌗，使义齿保持稳定。

2. 组织面　是指义齿基托与口腔黏膜组织接触的面，要求与口腔黏膜组织紧密贴合，二者间形成负压和吸附力，使义齿获得固位。

3. 磨光面　是指义齿与唇、颊和舌肌接触的部分。要求倾斜度、义齿周围边缘的宽度和人工牙的颊舌位置正常，舌和颊才有帮助义齿稳定和抵抗脱位力的作用。使口腔内舌与口外的唇颊肌肉力量处于动态平衡状态。

（二）无牙颌的功能分区

无牙颌各部分组织的结构不同，对全口义齿修复所起的作用也不同。根据无牙颌结构特点，及与全口义齿的关系，将无牙颌分为主承托区、副承托区、缓冲区与边缘封闭区等四个区（图6-6）。

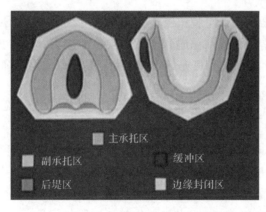

图6-6　无牙颌的功能分区

1. 主承托区　主承托区包括牙槽嵴顶、腭部穹隆区（除硬区之外）、颊棚区等垂直于𬌗力受力方向的区域。该区域骨组织上覆盖着高度角化的复层鳞状上皮，其下有致密的黏膜下层附着，有一定弹性，是承担主要咀嚼压力的区域。义齿基托应与主承托区黏膜密贴。

2. 副承托区　副承托区包括上下颌牙槽嵴顶的唇、颊和舌腭侧（不包括硬区）。主要指与𬌗力受力方向成角度的区域。在此区骨面有黏膜、黏膜下层、脂肪和腺体组织，下颌还包括肌附着点和疏松的黏膜下组织，不能承担过大咀嚼压力，只能协助主承托区承担咀嚼压力。义齿基托也应与副承托区黏膜密贴

3. 缓冲区　缓冲区包括上颌隆突、颧突、上颌结节的颊侧、切牙乳突、下颌隆突、下颌舌骨嵴以及牙槽嵴上的骨尖、骨棱等部位。主要指需要缓冲咀嚼压力的区域。其区覆盖的黏膜较薄，不能承受咀嚼压力，义齿基托在相应的组织面应磨除少许，做缓冲处理，以免组织受压产生疼痛。

4. 边缘封闭区　边缘封闭区包括上下颌口腔前庭沟底、系带附着部、上颌后堤区、下颌磨牙后垫、

下颌舌侧口底黏膜返折处等，即义齿边缘接触的区域。此区有大量疏松结缔组织，不能承担咀嚼压力（除后堤区外），但这些组织可以紧密地与义齿边缘贴合，防止空气进入基托与组织之间，产生良好的边缘封闭作用。

（三）义齿间隙

义齿间隙是指原自然牙列及其相关组织所占据的空间，又称为中性区，指义齿和周围软组织处于平衡的区域。是口腔内容纳义齿的潜在空间（图6-7）。

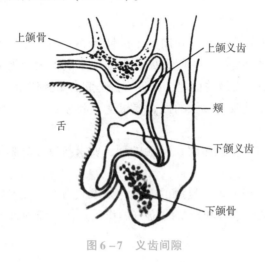

图6-7　义齿间隙

第三节　全口义齿的固位与稳定

全口义齿的固位是指义齿抵抗垂直向脱位的能力，即义齿在行使功能过程中不发生𬌗向或就位道相反方向脱位；全口义齿的稳定指义齿抵抗侧向和前后向脱位的能力，即义齿在行使功能过程中不发生翘动、下沉、旋转、摆动等运动。全口义齿良好的固位和稳定是全口义齿发挥功能的基础。

一、全口义齿的固位原理

全口义齿的固位力主要有大气压力、吸附力和表面张力。

1. 大气压力作用　根据物理学原理——当两物体之间产生负压，而周围空气不能进入时，外界的大气压力将两物体紧压在一起，只有负压破坏，两物体才能分开。基托边缘与周围的软组织始终紧密地接触，形成良好的封闭，空气不能进入基托与黏膜之间，在基托黏膜之间形成负压，在大气压力作用下，基托和组织密贴而使义齿获得固位。大气压力与义齿基托边缘封闭性、面积、密合度正相关。为全口义齿的主要固位力。

2. 吸附力　指两种物体分子之间的相互吸引力，包括内聚力和附着力。内聚力是指相同分子之间的相互吸引力。附着力是指不同分子之间的相互吸引力。全口义齿基托组织面与黏膜紧密贴合，其间有薄层的唾液，唾液本身分子之间产生内聚力，基托组织面与唾液、唾液与黏膜之间产生了附着力，使全口义齿获得固位。吸附力的大小与基托和黏膜之间的接触面积和密合程度正相关，接触面积越大、越密合，其吸附力也就越大。吸附力的大小与唾液的质和量有关，唾液的黏稠度适中，流动性较小，则可以增加内聚力和附着力，增强义齿固位。

3. 表面张力（surface tension）　指液体表面收缩的力，是液体分子之间相互吸引形成的内聚作用，是指抵抗使液体分层的力量；表面张力与唾液的表面张力正相关。

二、影响全口义齿固位和稳定的相关因素

（一）影响全口义齿固位的相关因素

颌骨的解剖形态、口腔黏膜的性质、基托边缘的特点、唾液的性质和重力作用等都会影响全口义齿的固位。

1. 颌骨解剖形态　影响义齿基托面积，从而影响义齿固位力。如牙槽嵴高而宽，腭穹隆高而深，系带附着距牙槽嵴顶较远，则义齿基托面积大，固位作用好。腭穹隆低平型，牙槽嵴吸收严重，固位不利；腭穹隆平顶型，固位有利，圆顶型，固位较好，尖顶型，固位差（图6-8）。

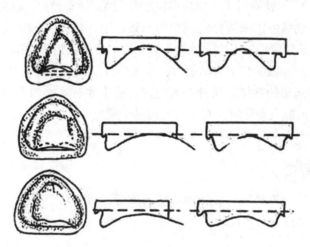

图6-8　腭穹隆形态

2. 口腔黏膜性质　厚度适宜，具有一定的弹性和韧性的黏膜，基托与黏膜易贴合，有利于义齿固位。过薄，封闭性差，对固位不利，易产生疼痛。过厚或过于松软，活动度大，受力时基托移位，不利于固位

3. 基托边缘伸展范围、厚度和形状　在不影响组织正常活动的情况下，应尽可能伸展基托边缘，保持与移行黏膜皱襞紧密接触，获得良好的封闭作用。

4. 唾液的性质　特别需注意的是帕金森病患由于共济失调、吞咽功能差，导致口内寄存大量唾液，影响下颌全口义齿固位。

5. 重力作用　上颌义齿的重量应减轻，下颌义齿的重量可加大，可加强义齿的固位。

（二）影响全口义齿稳定的相关因素

人工牙排列的位置、良好的咬合关系、基托磨光面的形态都会影响全口义齿的稳定。

1. 准确的排牙　形成合适的纵𬌗曲线和横𬌗曲线；人工牙应排在牙槽嵴顶线上；ICO时，尖窝应最广泛接触，前伸、侧方𬌗运动时，应达到平衡𬌗。

2. 良好的咬合关系　上下牙列间要有最广泛的咬合接触。

3. 正确的基托磨光面形态　上颌基托颊面应成凹面向上、外，下颌基托颊面应成凹面向下、外，上颌基托舌面应成凹面向上、内，下颌基托舌面应成凹面向下、内。

全口义齿的固位和稳定，相辅相成，缺一不可，因此良好的固位和稳定是全口义齿修复成功的基础。

第四节　全口义齿修复前的准备

一、病史采集

面对面与病患采集病史，便于建立良好的医患关系。通过行之有效的沟通交流，有助于正确引导病

患，提高对全口义齿的满意度。

1. 病患的主观要求　病患对义齿修复的过程、价格、效果的了解程度。病患的期望值很重要。

2. 病患的既往牙科治疗史　是否修复过，既往义齿使用情况，缺牙原因、缺牙时间的长短，是否有治疗史。

3. 病患的职业、年龄、性别和全身健康状况　特殊职业对全口义齿有特殊要求。要告知病患内容应包括：年龄愈大，骨的愈合就愈慢；口腔组织愈敏感，牙槽骨萎缩愈多，耐受力差；不易适应新的情况，调节能力也差。

（1）更年期病患：更年期内分泌失调女性多于男性发生，因内分泌的改变，身体发生变化，发生骨质疏松，骨质吸收比正常人要快，易出现口干、烧灼感和疼痛，情绪波动较大，耐受力和适应能力较差等。

（2）糖尿病病患：糖尿病病患因唾液分泌减少而导致口干。软组织易受损伤，黏膜破溃后愈合慢和易发炎。佩戴义齿后更应给予注意口腔卫生、饮食习惯、夜间不戴义齿等医嘱。

（3）脑血管病后遗症病患：因无自主活动能力，也无维持口腔卫生的能力，需有家属协助维护。

4. 病患心理情况　了解病患的性格和精神心理情况，医生才有足够的心理准备。积极乐观、富有耐心、持之以恒的人对全口义齿能主动适应，对全口义齿易于满意。

综合评估，对全口义齿的成功与否起决定作用。

二、修复前的口腔检查

当牙列缺失后，口颌系统会随之发生形态和功能的改变，咀嚼功能下降，故制作全口义齿前，需对患者进行系统检查后综合评估进行方案设计。

（一）牙槽嵴

拔牙后 2~3 个月，就可开始制作义齿，最快可做即刻全口义齿暂时修复。当牙槽嵴呈刃状时，戴义齿会出现组织压痛，解决方法在选牙时需选颊舌径窄的、牙尖斜度小的或者改良𬌗面形态的人工牙，减小牙槽嵴的负重。高而宽的牙槽嵴修复效果最好。

（二）颌面部

颌面部冠状面左右是否对称，有无缺损畸形，面部比例是否协调。唇丰满度，上唇的长度。颌面部矢状面侧脸型形态。下颌运动是否正常，张闭口有无偏斜和前伸。颞下颌关节有无颞下颌关节紊乱综合征的症状，如弹响、疼痛、张口受限等。

（三）颌弓的形状和大小

注意上下颌弓形状和大小是否协调。如上下颌弓形状和大小相差较多时，会给排列人工牙造成困难。颌弓形状有方圆形、卵圆形和尖圆形三种，颌弓大小有大、中、小三类。

（四）上下颌弓的位置关系

分为水平关系和垂直关系。

1. 矢状面水平关系　指上、下颌颌弓的前后关系，通常分三种关系（图6-9）。

（1）下颌前突的位置关系：人工牙的排列也带来困难。下颌弓位于上颌弓的前方和侧方，上颌弓小，下颌弓大。

（2）正常的位置关系：有利于人工牙的排列。上、下颌颌弓的前后位置关系正常，形状和大小大致相同。

（3）上颌前突的位置关系：前牙的排列比较困难。上颌弓位于下颌弓的前方和侧方，上颌弓大，下颌弓小。

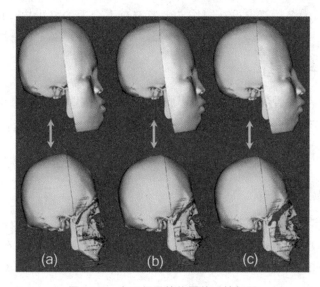

图 6 - 9　上下颌弓的位置关系简析图

(a) 下颌前突；(b) 上下颌弓关系正常；(c) 上颌前突

2. 冠状面垂直关系　指上、下颌弓之间的上、下关系。与牙的长度及拔牙后牙槽嵴吸收的程度有关。颌间距离通常分为三种情况。

(1) 颌间距离过小者：排牙困难，常需磨除人工牙的盖嵴部，临床表现为上下牙槽嵴丰满。

(2) 颌间距离中等者：方便排列人工牙及，有利义齿的支持和固位，临床表现为牙槽嵴有一定高度和宽度。

(3) 颌间距离过大者：方便人工牙排列，但咀嚼时易引起义齿翘动，因人工牙离牙槽嵴顶较远，易产生不利的杠杆作用。多数因为长期缺牙未及时修复，牙槽嵴吸收严重所致。

（五）唇、颊、舌系带的位置

检查上下颌唇系带，下颌舌系带的形状和位置，是否与面部中线一致，颊系带的大小和位置。

（六）舌的位置和大小

正常情况下，舌的前部边缘约停在下颌前牙的切缘或牙槽嵴顶处，使口底组织与义齿舌侧边缘之间形成良好的边缘封闭。牙缺失后，由于没有牙的限制，舌会变大。全口义齿修复后，经过一段时间适应，舌恢复正常形状。如果舌后缩，接触下颌后牙，使下颌义齿不易固位。如舌的活动度太强，也影响义齿固位。

（七）腭穹隆的形状

腭穹隆（腭盖）的形状高低与上颌全口义齿的固位和支持作用有很大的关系。

（八）对旧义齿的检查

(1) 了解病患戴用旧义齿时间和使用的情况，病患的要求，检查旧义齿的固位、稳定情况，以及义齿基托与组织密合情况，边缘伸展情况。垂直距离和正中关系是否正确，人工牙排列位置和人工牙的材料，义齿的𬌗型，口腔黏膜有无黏膜破溃、炎症性增生等情况。充分评估旧义齿，使重新修复时尽可能给予修正。

(2) 如患者只是因为戴用多年需换新义齿，制作时可复制旧义齿，使患者尽快适应新义齿。最适用于老年患者（有研究认为，65 岁以上老年人对新义齿适应能力明显下降）。

(3) 黏膜不正常，常规嘱停戴义齿 1 周后，炎症恢复再重新修复。新方法可使用组织调整剂（tissue conditioner），帮助病患尽快恢复黏膜的正常状态。如复诊时发现黏膜还未完全恢复，可增加新的材料，直到黏膜恢复健康。据统计，大多数要求重新制作义齿者都有不合适的义齿史，因此常规应用组织调整剂非常有效。

三、修复前的外科手术准备

牙槽骨的修整要慎重。尖锐骨尖、明显骨突形成过大的组织倒凹，松软的牙槽嵴，增生的软组织等，需要进行外科修整。手术时需结合拔牙的时间、病人年龄、剩余牙槽骨骨量、全身健康状况以及义齿的就位和固位情况综合考虑评估。

（一）尖锐的骨尖、骨突和骨嵴的去除

需要手术，但应尽量保存骨皮质。

（二）上颌结节的修整

（1）两侧上颌结节都较大，同时牙槽嵴唇侧有明显的倒凹时，影响上颌义齿的就位，可选择结节较大的一侧做外科修整，另一侧则基托组织面进行适当缓冲，或者改变义齿就位道，方便义齿就位，并且不产生疼痛。

（2）上颌结节下垂，并与下颌磨牙后垫接近，为使上下颌牙槽嵴间有足够的垂直间隙，需将上颌结节的高度减低。

（三）下颌隆突的修整

（1）下颌隆突过大，并形成较大倒凹，不能采用缓冲基托组织面来解决者，在修复前需做外科修整。

（2）下颌舌骨嵴过锐、倒凹大、明显触痛时，也需做外科修整。

（四）加深唇、颊沟，增高牙槽嵴

如唇颊沟过浅，影响基托边缘伸展，常因唇颊肌活动而造成义齿脱位，可做唇颊沟加深术，相对增高牙槽嵴，增加义齿固位。

（五）唇、颊系带成形

当牙槽嵴过度吸收呈低平者，系带附着点与牙槽嵴顶平齐，不易形成边缘封闭而造成义齿脱位，并常发生此处的基托过窄折断。在修复之前最好做系带成形术。

（六）增生的黏膜组织修复

上颌唇侧前庭发生口腔黏膜炎症性增生时，嘱病人停戴义齿，等组织恢复正常后重新修复。若增生组织不能消退，需要手术切除，恢复后重新修复。

（七）处理松软牙槽嵴

当上颌为单颌全口义齿，下颌前部是天然牙时，下颌天然牙产生的较大𬌗力，造成牙槽嵴压迫性吸收，形成移动性较大的纤维组织，称为松软牙槽嵴（flabby ridge）。不主张手术切除。

（八）残根处理

（1）牙根Ⅲ度松动时，需拔除。

（2）牙根稳固，X线示骨吸收不超过2/3，可根管治疗后保留，行覆盖义齿修复。

四、全口义齿与种植全口义齿的选择

随着种植义齿技术的日趋完善，种植义齿的优点是可减缓牙槽骨的吸收，咀嚼功能可恢复更多，接近天然牙的水平。所以在为无牙病患修复前，需介绍和帮助病人分析和选择。根据以下几个方面综合考虑。

1. 病人的全身情况　病人的全身状况及年龄能经受种植义齿手术及反复多次就诊的需要。

2. 病人的要求　种植义齿制作过程复杂，价格较贵，戴用义齿后随访要求较高。需要在病人有充分

知情的情况下选择，也是保证病人有良好合作、有满意修复效果的基本条件。

3. 病患的口腔条件　下颌牙槽嵴低平病人、普通全口义齿难以满足病患对咀嚼食物的要求者，或口腔黏膜对义齿基托材料过敏者，可优先推荐选择种植义齿。

第五节　全口义齿制作

一、印模与模型

在全口义齿制作过程中印模与模型的质量可谓是决定全口义齿质量的决定性因素，其准确的印模可以清晰地反映出患者口腔内软硬组织的形态和活动范围。对于全口义齿印模的理解通常是用可塑性印模材料取得的无牙上、下颌牙槽嵴和周围软硬组织形态的印模。与其对应的模型则是灌注模型材料石膏或人造石于印模内形成的物体原型。

印模常用的方法通常有一次印模法和二次印模法。

一次印模法：是选择合适的成品整体托盘，用海藻酸盐弹性印模材料，在口腔内一次完成印模的方法。取印模时，医生与患者的体位、操作步骤及方法，与可摘局部义齿取印模的要求相同。

二次印模法：用红色印模膏先取初印模，制作出适合患者口腔情况的个别托盘，再用个别托盘，盛托海藻酸盐弹性印模材料，取第二次印模即终印模的方法。

全口义齿的印模应采用二次印模法（图6-10）。先用海藻酸印模材料制取初印模，并用石膏灌注形成初模型，在其上制作个别托盘，进行托盘边缘整塑，然后再用流动性好的印模材料，如海藻盐印模材料、氧化锌丁香油糊剂、硅橡胶等取得精确度高的终印模，用超硬石膏灌注形成终模型（图6-11）。这种方法操作复杂，但容易掌握，所取的印模与模型比较准确，在临床上应用普遍。

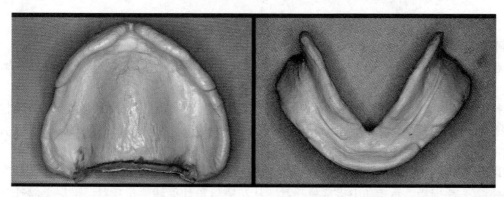

图6-10　全口义齿的印模

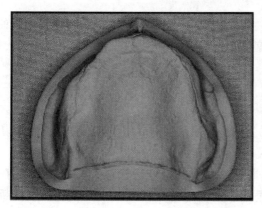
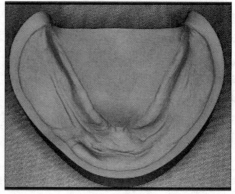

图6-11　全口义齿的模型

（一）全口义齿印模的要求

1. 精确的组织解剖形态　全口义齿制取印模时应根据不同患者的情况使用正确的印模材料和制取方法，操作过程中应用力均匀。在有骨突、骨脊等部位进行缓冲，对于一些松软组织应避免压力过大所带来的移位，最终充分保障义齿与其相应的支持组织密合。最大限度减少在印模时所带来的误差。

2. 适度的伸展范围　印模的范围在一定程度上决定成品义齿基托的大小，在不妨碍义齿唇颊系带以及各软组织活动的基础上应充分延伸基托的印模边缘，以扩大基托面积。义齿的固位力与基托的接触面积成正比，即基托面积越大，固位力也越大。另外，基托接触面积越大，无牙颌单位面积上所承受的咀嚼压力越小。

无牙颌印模的边缘不能妨碍唇、颊和舌系带的功能运动，要让开系带，并与运动时的唇、颊和舌侧黏膜皱襞相贴合。印模边缘圆钝，有一定的厚度，一般为 2 ~ 3mm。上颌后缘两侧要盖过上颌结节到翼上颌切迹，后缘的伸展到腭小凹后 2mm；下颌后缘盖过磨牙后垫的 1/2 或全部，远中舌侧边缘伸展到下颌舌骨后间隙，不应妨碍舌和口底运动。

3. 反映周围组织的功能形态　在印模材料可塑期内进行肌肉功能整塑以制取功能性印模。由患者自行进行或在医生帮助下，唇、颊、舌做各种动作，塑造出印模的唇、颊、舌侧边缘，与功能运动时的黏膜皱襞和系带相吻合。并形成良好边缘封闭。

（二）全口义齿模型的要求

1. 清晰准确显示无牙颌的解剖标志及黏膜皱襞的形态，边缘形态也应清晰显示出肌功能修整后的精细形态和宽度。

2. 具有一定的强度　模型最薄处不能少于 10mm，模型边缘围堤厚度以 3 ~ 5mm 为宜。上颌模型后缘在腭小凹后不少于 2mm，下颌模型在磨牙后垫自其前缘起不少于 10mm。

（三）印模与模型制取的方法

1. 初印模及模型

（1）制取初印模

1）调整患者的椅位：椅位保持直立的状态，使患者下颌牙槽嵴与地面平行。并使患者感到舒适和放松。

2）选择无牙颌托盘：选取椭圆形底、无孔的无牙颌托盘。要求托盘宽度比牙槽嵴颊、舌侧各宽出 2 ~ 3mm，翼缘距唇颊舌沟黏膜皱襞处低约 2mm，各系带处有相应切迹。上颌托盘后缘两侧盖过翼上颌切迹，中部盖过腭小凹后 2mm（颤动区）处。下颌托盘后缘盖过磨牙后垫区。

3）制取上颌印模：医生站在患者的右后方，左手绕过患者头部，左手示指或者口镜牵拉左侧的口角和邻近的嘴唇，右手拇指、示指和中指拿稳托盘，从左侧口角处旋转就位托盘，确保下颌托盘放置在正中的位置，并做肌功能修整。

4）制取下颌初印模：医生站在患者的右前方，左手示指或者口镜牵拉左侧的口角和邻近的嘴唇，右手拇指、示指和中指拿稳托盘，从左侧口角处旋转就位托盘。并用左手或者口镜牵拉开下唇，确保下颌托盘放置在正中的位置，并做肌功能修整。

5）检查印模：检查印模的完整性。

（2）制取初模型

1）初印模的处理：流水冲洗印模上的唾液和黏蛋白，喷涂杀菌剂。用小刀修整多余的印模材料。

2）模型灌注：

①灌注模型的方法和要求：同可摘局部义齿。脱模后，对模型进行检查：模型边缘应有一定宽度，以便反映出唇颊黏膜移行皱襞处的外形；模型要有适当厚度，一般不少于 10mm，防止模型折断。

②上颌模型后堤区的处理：在修整好的上颌模型上，用铅笔画出两侧翼上颌切迹和腭小凹后 2mm 的

连线。用雕刻刀沿着连线刻一深 1~1.5mm 的沟，再沿此沟向前逐渐变浅呈楔形刮除石膏，最宽处约 5mm，形成弓形后堤区。

③上颌后堤区的检查：用口镜柄沿腭小凹探压两侧腭黏膜，一直压至翼上颌切迹的黏膜沟处，有弹性部位即为后堤区。后堤区呈弓形，有的因腭中缝隆起明显而使其中断为两个小弓形。依照检查结果，用有色铅笔在黏膜上画出后堤区的范围。在取得的终印模上即有铅笔印记，用变色笔描记清楚，灌注工作模型时，后堤区的范围即可印在模型上。石膏完全结固，再分离印模。

3）修整初模型：用修整机修整模型，边缘有宽度为 4~5mm 的石膏围堤，边缘沟槽部深度均为 2mm。以下的区域需要衬垫一层薄蜡进行局部缓冲，以便在制取终印模时减少组织的移位变形：上颌切牙唇侧和腭皱的区域；下颌磨牙后垫；移动性较大的软组织部位；尖锐的、突出的骨性部位，例如狭窄牙槽嵴顶、突出的下颌舌骨嵴或者是颊侧的骨性突起。

4）模型画线：在模型上先画出基托最大伸展边缘线，然后再画出个别托盘的范围，通常比基托最大伸展范围缩小 2mm，但上颌后缘向后延长 2~3mm（图 6-12）。

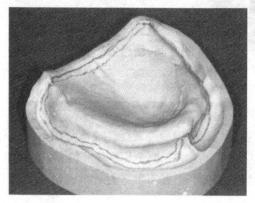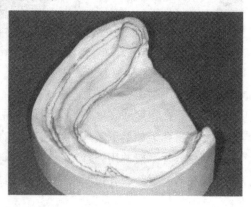

图 6-12　模型画线

2. 制取终印模及模型

（1）丙烯酸树脂个别托盘制作：在初模型上均匀涂一层分离液。调拌托盘专用丙烯酸树脂至呈均匀的奶油状形态，待面团期进行操作（图 6-13）。待树脂完全结固后，将托盘小心取下，修整托盘边缘唇、颊系带的部位磨出较多的空隙。制作完成的托盘应干净、光滑。个别托盘也可采用光固化树脂材料制作。

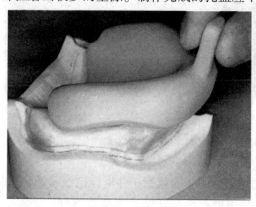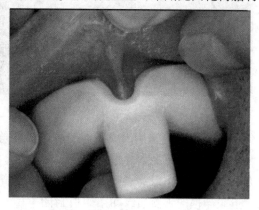

图 6-13　个别托盘制作

（2）个别托盘的边缘整塑：边缘整塑的目的是利用整塑材料在结固前具有很好成形性的特点，对个别托盘的伸展范围、边缘形态进行比较准确的成形，为终印模制取无牙颌唇、颊、舌侧边缘的功能形态提供合适的托盘。边缘整塑材料包括边缘整塑蜡、重体加成形硅橡胶和聚醚材料等。边缘整塑材料的高度一般为 1~2mm。以下采用边缘整塑蜡进行边缘整塑。

1) 下颌个别托盘的边缘整塑：口内检查下颌个别托盘的边缘伸展和外形。托盘边缘要比前庭沟底短 1~2mm，系带的部分要留有 2mm 的空间，使患者做任何运动时系带都不受影响。依照图 6-14 所示的分区进行边缘整塑。

2) 上颌个别托盘边缘整塑：在口内检查上颌个别托盘，后部延伸至颤动线后 2~3mm，边缘应比唇、颊前庭沟底深度短 1~2mm，系带的部分要留有 2mm 的空间。

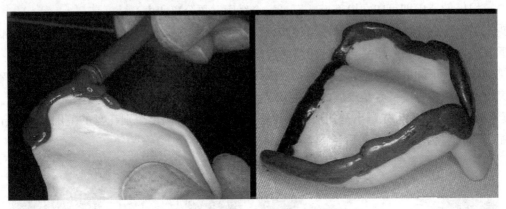

图 6-14　个别托盘的边缘整塑

（3）制取终印模

个别托盘的准备：在宽度和高度上均匀回切 1mm 的边缘整塑材料，为印模材料留出空间；在上颌中央腭皱区磨出圆形溢出孔。如果下颌牙槽嵴顶有活动性强的软组织，则需要在此部位制备溢出孔。

选择终印模的材料：一般选用弹性流动性好的印模材料，如聚硫轻体印模材料、氧化锌丁香油印模材料或者轻体硅橡胶印模材料。并做肌功能修整。取出结固的印模并对其进行冲洗，消毒，检查（图 6-15）。

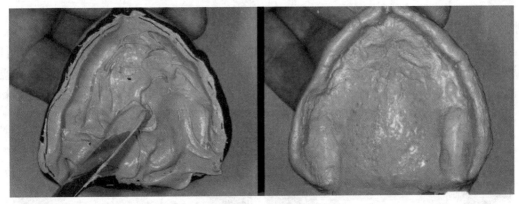

图 6-15　上颌终印模

（4）制取终模型：可采用围模灌注的方法，能够在模型中看到精细的边缘形态，可以对义齿基托边缘厚度以及形态起到有效的指导作用。

操作方法：①印模边缘高点以下 3mm 处用标记笔标记出围模的范围。并沿标记线黏着一条约 5mm 宽的黏蜡条，下颌印模的舌侧边缘间用蜡板封闭空隙。②用铅板或基托蜡片包绕在围好的印模周围，形成型盒。型盒上缘比印模高出 10mm。所有的连接处必须用热蜡封闭。③在印模最高处堆放少量调好的超硬石，边加材料边震动，直到灌满为止。石膏结固后将模型放入热水中 5 分钟，使边缘整塑材料软化，小心将托盘从模型上分离，用蜡刀去除所有多余的印模材料，注意在此过程中不要损伤模型（图 6-16）。

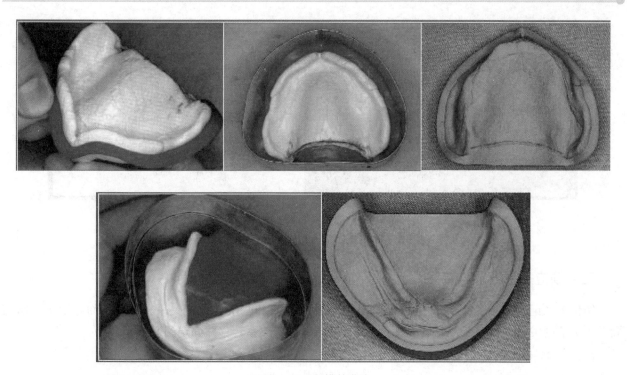

图 6 – 16　围模并灌注

（5）修整终模型：用模型修整器修平底座，使底座和牙槽平面平行，模型最薄的地方的厚度至少为 10mm。用工作刀将整模型边缘的围堤边缘修成小斜面，尽量消除的倒凹（图 6 – 17）。

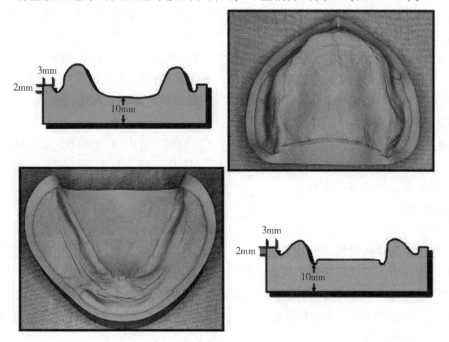

图 6 – 17　终模型的修整

模型后堤区的处理：临床上医生用口镜柄或"T"形充填器按压患者后堤区（图 6 – 18），以确定后堤区的范围和深度。在石膏模型上，用雕刻刀在颤动线处切一深度 1 ~ 1.5mm 的切迹，沿此切迹向前约 5mm 的范围内，将石膏模型轻轻刮去一层，愈向前刮除得愈少，使与上腭的黏膜面移行。

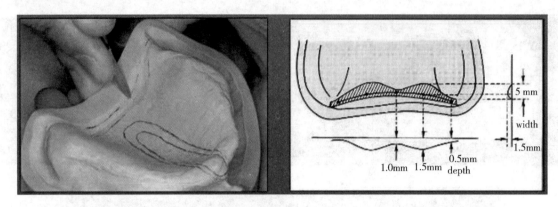

图 6 - 18　后堤区的形式和刮除法

A. 后堤区呈弓形；B. 模型上后堤区的处理（箭头间为后堤区最宽处）

二、颌位关系记录与转移

颌位关系记录与转移包含两种关系，即上、下颌在垂直和水平向位置关系，可采用面弓记录上颌与颞下颌关节的关系，并将上、下颌及颞下颌关节的三者位置关系转移并固定到𬌗架上。

（一）颌位关系记录

颌位关系记录（recording maxillomandibular relations）是指运用𬌗托来确定并且记录患者在面部下 1/3 的适宜高度和两侧髁突在下颌关节凹生理后位时的上下颌位置关系，以便在这个上下颌骨的位置关系上，用全口义齿来重建无牙颌患者的正中𬌗关系。

自然牙列存在时，由紧密接触的上下牙列来保持上下颌骨的位置关系。当下颌髁突位于关节凹居中偏后，周围组织不受限的生理后位时称正中关系位。有自然牙列的正常𬌗者，牙尖交错位位于正中关系位前约 1mm 的范围内或两个位置相同。自然牙列缺失以后，丧失原有的牙尖交错位，下颌没有牙列的支持和牙尖的锁结，下颌便会向各种位置移动，常见的出现下颌前伸以及面部下 1/3 距离变短。对无牙颌患者来说，上下颌关系的唯一稳定参考位是正中关系位。因此要确定并记录在适宜面下 1/3 高度情况下的关节生理后位，也就是正中关系位。

1. 𬌗托的制作　𬌗托主要由两部分组成，即基托以及𬌗堤。𬌗托主要用于记录与转移上、下颌的垂直和水平关系，也常用于指导人工前牙以及后牙的选择与排列。𬌗托与无牙颌应紧密贴合，并有一定的固位能力，在颌位关系记录时不产生形变。

（1）上𬌗托的制作

1）基托的制作

①蜡基托的作法：烤软两层蜡片并使其黏合在一起，将蜡片轻压到模型上并使之密贴，并在舌、腭侧基托当中埋入增力丝中，形状与牙槽嵴的舌、腭侧组织面大体一致。

②室温固化树脂暂基托的作法：用烤软蜡片填满模型的唇、颊、舌侧的倒凹区域。调拌至胶黏期（或黏丝期）的室温固化树脂按于模型上形成基托，其厚度约 2mm。待树脂固化之后，从模型上将暂时基托取下并将其边缘打磨圆钝备用。

③光固化树脂暂基托的做法：首先用蜡填满最终模型上的倒凹部位，将预先制备而成的光固化塑料基托板放置在模型上，按压成形，用蜡刀去除多余部分，再进行光照使其固化，硬化后取下打磨光滑备用。

2）上颌𬌗堤的制作：参照上颌的解剖标志，蜡𬌗堤尽可能的位于原来天然牙存在的位置。将蜡片烤软卷成 8 ~ 10mm 直径的蜡条，按牙槽嵴形状黏着于基托上，引入口中，趁蜡和堤还软的时候，以𬌗平面规按压表面，形成𬌗平面。也可事先预制上𬌗堤，再放入口内调改𬌗平面。𬌗平面的前部要求在上唇下缘以下露出约2mm，并与瞳孔连线平行，𬌗平面的后部，从侧面观要与鼻翼耳屏线平行（图6-19）。𬌗堤的唇面充分衬托出上唇，使上唇丰满而自然。修整𬌗平面宽度，前牙区约为6mm，后牙区8～10mm，𬌗堤后端修整成斜坡状（图6-20）。在𬌗平面上相当于后牙处，左右侧分别削出前后两条不平行的沟，沟深约3mm，用于做上下堤咬合时的标记。最后可在上颌𬌗托后缘的中央处黏着一个直径约5mm的蜡球。

（2）下𬌗托的制作：下颌暂基托及𬌗堤的基本制作方法同上颌。尽量将下颌𬌗堤位于原天然牙所在的位置。𬌗堤的高度与磨牙后垫中部的高度平齐。𬌗堤的上缘与下唇上缘平齐。检查上、下𬌗堤的关系时可将下𬌗堤表面用热的蜡刀烫软，放入口内，让患者慢慢咬"牙"，同时用右手拇指和示指扶住颏部并引导下颌后退，同时用另一只手拇指和示指固定下𬌗堤，咬合接触后，检查上下𬌗堤的协调性，是否均匀接触。最后根据垂直距离记录来确定下𬌗堤的高度（图6-21）。

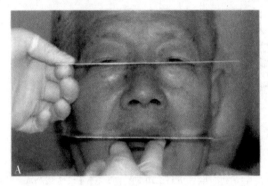
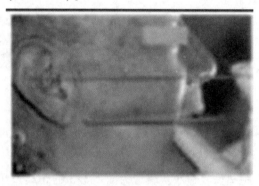

图6-19 𬌗平面与瞳孔连线、鼻翼耳屏线的关系

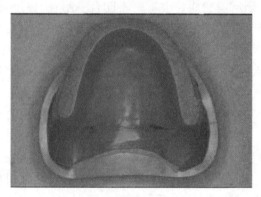
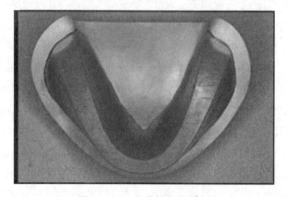

图6-20 完成的上颌𬌗托　　　　　　　图6-21 完成的下颌𬌗托

2. 垂直距离的记录　确定垂直颌位关系即确定垂直距离。垂直距离（vertical dimension）为自然牙列呈正中时，鼻底至颏底的距离，也就是面部下1/3的距离。牙列缺失和牙周组织吸收后，上下无牙颌牙槽嵴顶形成的间隙名为颌间距离。

（1）确定垂直距离的方法有下列四种。

第一种方法是利用下颌息止颌位测定法：天然牙列存在时，患者端坐，全身放松，头部直立，口腔在不咀嚼、不说话、不吞咽时，下颌处于生理性休息状态，称息止颌位。此时上、下颌天然牙自然分开，其间有一个由前向后的楔形间隙，称为息止𬌗间隙。在前牙切嵴间此间隙均值为2～4mm。

可以先测得息止颌位时鼻底至颏底的距离，减去息止𬌗间隙的均值，即可得咬合位垂直距离的高度。

第二种方法是面部比例测定法：当两眼平视，下颌处在正中𬌗位时，两眼瞳孔连线至口裂距离约等于鼻底至颏底的距离即垂直距离。因此，牙列缺失后，可利用眼外眦到口裂的距离来确定垂直距离（图6-22）。

第三种方法是面部外形观察法：天然牙列存在时，面部下1/3高度与面部总高度的比例是协调的。因而面部表情自然，上、下唇能自然闭合，鼻唇沟和颏唇沟深度适宜。测定垂直距离时，可利用上述面部特点，作为垂直距离是否正确的参考。

第四种方法是利用旧义齿做参考：将原来的全口义齿戴在患者口腔内，检查垂直距离是否合适。再根据检查结果，进行适当增减，以恢复面部应有的高度。

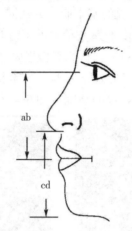

图6-22 瞳孔至口裂的距离（ab）约等于垂直距离（cd）

（2）垂直距离恢复不正确的临床表现

垂直距离恢复过小：表现为面下1/3的距离过小，口角下垂，唇红部显窄，鼻唇沟变深，颏部前突，患者仍呈"缺牙面容"，息止颌间隙偏大，咀嚼肌的张力变低。

垂直距离恢复过大：表现为面部下1/3距离过大，颏唇沟变浅，上下唇不能自主闭合，两侧肌肉酸胀。说话时上、下颌人工牙经常发出撞击声，常需大张口进食，易使义齿脱位。髁突在颞下颌关节窝内的位置异常，可发生颞下颌关节功能紊乱病。

3. 水平颌位关系的记录 确定水平颌位关系即确定正中关系位。正中关系位指下颌髁突位于关节凹居中，下颌关节不紧张、舒适、咀嚼肌力大，咀嚼效能也高。临床上为无牙颌患者确定正中关系位的方法主要有两种：一种是哥特式弓描记法，另外一种是直接咬合法。前者比较客观准确，但要借助特殊的装置，后者简便易行，但医师要有丰富的经验。

（1）哥特式弓（Gothic arch）描记法：Gysi（1908）介绍了哥特式弓口外描记法，即确定颌位关系时于上下𬌗托前方各装一约2mm长的柄，上颌的柄端有一与之垂直的描记针，下颌柄上有一与针相对的盘（图6-23）。下颌前伸，侧向运动时，固定在上颌的描记针在下颌的盘上描绘出近似"∧"形的图形，也就是当描记针指向该图形顶点时下颌恰好处于正中关系位。这个图形与当时流行于欧洲的哥特式建筑的尖顶类似，因此取名为哥特式弓。

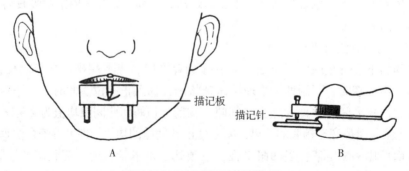

图6-23 哥特氏弓口外描记法

（2）直接咬合（check bite）法：直接咬合法是指利用𬌗堤及𬌗间记录材料，医师嘱患者自行或协助患者下颌后退并直接咬合在一起的方法。帮助患者下颌退回至正中关系位的方法有

1）卷舌后舔法：在上𬌗托后缘中部黏一直径约5mm的小蜡球，嘱患者卷舌向后上舔抵蜡球，然后慢慢咬合至合适的垂直距离。当舌卷向后上方努力舔抵蜡球时，舌向后上方牵拉舌骨牵拉下颌后退，可使下颌后退至正中关系位。

2）吞咽咬合法：嘱患者吞咽唾液的同时咬合至合适的垂直距离，也可以在吞咽过程中，医生以手轻推患者颏部向后，帮助下颌后退至正中关系位。

3）后牙咬合法：将上𬌗托就位，置两示指于下颌牙槽嵴的第二前磨牙和第一磨牙处，嘱患者轻咬几下，直到患者觉得咬合时能用上力量时，将黏有烤软蜡卷的下𬌗托就位于口中，先试咬医师示指，觉的用上力量时手指滑向颊侧，可使下颌回到正中关系位。

4）肌监控仪（Myo-monitor）法：Jankeson发明的肌监控仪可放出微量直流电，通过贴在耳垂前方上下约$4cm^2$范围的皮肤电极作用于三叉神经运动支，使咀嚼肌有节律地收缩，可使肌肉解除疲劳和紧张，处于自然状况，对于长期全口无牙并有不良咬合习惯者，经过肌监控仪治疗，再用直接咬合法，可使下颌自然的退至生理后位。

4. 校对颌位关系

（1）检查垂直距离是否合适：用确定垂直距离的前述方法进一步核对。或用发音法进一步验证垂直距离是否合适，如发"S"音确定最小音间隙；发"M"音确定下颌息止颌位。

（2）检查正中关系是否正确：嘱患者反复咬合，观察𬌗托是否有前移或扭动；医生还可将两小指插入患者外耳道，比较咬合时两侧髁突向后撞的力是否等量；或将两示指放于颞部，比较咬合时两侧颞肌是否等量收缩。

（3）检查𬌗平面是否合适：𬌗平面两侧应等高，后牙区𬌗平面应等于或略低于舌背的粗糙面和侧缘的移行部舌侧缘处。远中延长线应约等于磨牙后垫1/2高度。

5. 在𬌗堤唇面画标志线：将上下𬌗托就位于口中。用蜡刀在𬌗托唇面刻画标志线。如面部中线、口角线、唇高线、唇低线等标志线。

（1）中线：与面部中线一致，作为上颌两个中切牙近中面邻界的标志线，划在蜡𬌗堤前部的唇面上。

（2）口角线：上、下唇闭拢时，划出口角在蜡𬌗堤上的位置，是尖牙远中面的标志线。

（3）唇高线和唇低线：又称笑线。是患者微笑和大笑时，上唇下缘和下唇上缘在𬌗堤唇面上所划出的弧线。微笑时，唇高线（上唇下缘）在上颌中切牙的切2/3，唇低线（下唇上缘）在下颌中切牙的切1/2。大笑时，唇高线及唇低线分别为上、下颌中切牙的全长。

标志线划好后，将𬌗托从口腔内取出，用冷水冲洗后放回模型上。修整𬌗堤，去除多余的蜡。再戴入患者口腔内，嘱患者反复做几次正中关系位咬合，上、下𬌗堤上的中线及口角线应对合无误。如果不能对合，可在下颌的𬌗堤上另划线，与上颌𬌗堤上的口角线对合。并嘱患者反复做正中关系位咬合，重复最多的位置，即可作为中线和口角线。

（二）颌位关系转移

颌位关系的转移，又称上𬌗架（mounting articulator），将带有上下𬌗托的上下模型用石膏固定在𬌗架上，以便保持上下模型间的高度和颌位关系。

𬌗架是一种具备有与人体上、下颌体相似结构，用以固定上、下颌模型和颌位关系的仪器。根据𬌗架的结构和能模仿下颌运动的程度，将𬌗架分为不可调𬌗架、半可调𬌗架及全可调𬌗架。

1. 简单𬌗架

1）组成：简单𬌗架由上颌体、下颌体、穿钉、调节螺丝、固定上颌体的螺丝组成。上、下颌体：用以固定上、下颌模型。穿钉：连接上、下颌体，使上颌体可做开闭运动。调节螺丝：调节和固定上、下

颌体间的垂直高度。固定上颌体螺丝：固定上颌体。

简单𬌗架只能做开闭运动，不能做前伸及侧方运动。因而不能在𬌗架上调整咬合，只有义齿完成后在口腔内进行选磨。

2）上𬌗架的方法

首先调紧连接上、下颌体的穿钉，使上颌体只能做开闭运动，不能有左、右移动。调节固定上颌体的螺丝，使上、下颌体前缘位于同一竖直的平面上。将附有蜡𬌗托的上、下颌模型整体放置于下颌体上，检查上、下颌体间的垂直高度能否容纳下模型。若不能容纳，应调节𬌗架后部的调节螺丝，以增大上、下颌体间的距离。若模型过厚，可将模型底部适当磨薄，直至能容纳下为止。

用小刀在上、下颌模型的底部和边缘做刻痕后浸入水中。将𬌗架放在玻璃板上，打开上颌体，放少许调拌好的石膏放在下颌体上，再将浸湿的上下颌模型放于下颌体的石膏上。调整模型的位置，使𬌗平面与下颌体平行，𬌗堤上的中线与𬌗架中线一致，然后用石膏将下颌模型固定在下颌体上。

待固定下颌模型的石膏初凝后，再调拌石膏将上颌模型固定在𬌗架的上颌体上。此时务必注意：使上颌体与固定𬌗架垂直高度的调节螺丝接触。

石膏凝固后，将𬌗架由玻璃板上取下。检查固定验架垂直高度的调节螺丝是否与上颌体保持接触。若无接触，应调节螺丝使之接触，以免造成义齿垂直高度改变。

2.74－1型平均值𬌗架　74－1型𬌗架是我国上海手术器械厂出产的解剖式咬合器，它具有固定的髁导斜度25°和切导斜度10°。扭紧螺钉，上、下颌体只能做开闭运动。若将固定髁导的螺钉放松，上颌体可在固定的范围内做前后、左右移动。因为颌架髁导斜度和切导斜度采用平均值，所以多数患者可适应。排列人工牙后，可以在𬌗架上部分调整前伸和侧向平衡。

3.Hanau 可调节𬌗架　由上、下颌体和侧柱组成的。上𬌗架需用面弓转移颞下颌关节与上𬌗托的关系。此𬌗架结构和操作程序较复杂，国内目前临床较少使用。

三、无𬌗颌人工牙的排列与调整咬合

人工牙排列是全口义齿恢复功能和美容的重要部分。对于全口义齿的制作来说，排牙要达到的基本目的有：尽可能恢复患者的自然外观，保存剩余组织结构，达到咀嚼和发音的功能要求。

（一）人工牙的种类

人工牙根据制作材料、𬌗面形态的不同分为不同的种类。临床上应根据患者的口腔条件进行选择。

1.根据制作材料分类　根据制作材料分为塑料牙、瓷牙。

塑料牙：色泽谐调，韧性好，与基托连接牢固，但耐磨性差，易变色。

瓷牙：色泽协调，质硬耐磨，但脆性大，不易磨改，与基托连接不如塑料牙牢固。为加强瓷牙与基托的连接，在前牙舌面设置有固位钉，后牙的组织面和邻面有固位孔。

2.根据𬌗面形态分类　根据𬌗面形态分为解剖式、半解剖式、非解剖式牙。

解剖式牙：牙尖斜度为33°或30°。正中𬌗时，上、下颌牙的𬌗面尖窝锁结关系好，咀嚼效能高。

半解剖式牙：牙尖斜度为20°，上、下𬌗牙间有一定的锁结关系。

解剖式牙与半解剖式牙又称有尖牙。有尖牙穿透力强，但产生的侧向力大。牙尖斜度愈陡，产生的侧向力愈大，对义齿的固位不利。

非解剖式牙：牙尖斜度为0°，又称无尖牙。𬌗面只有排溢沟，对牙槽嵴损害小，但咀嚼效能低。

（二）排牙原则

1.前牙的排列　前牙的排列最重要的是美观问题。要尽可能与患者的面形、性别等相协调，兼顾口腔咀嚼发音等功能的恢复，同时，注意与嘴唇、舌的关系。

（1）前牙排列的基本要求

①左右中切牙接触点应位于面部中线上，上下中线保持一致。

②轻度开口时，上中切牙切缘应在上唇下 2mm 的位置。

③上颌前牙切缘连线与微笑时下唇的弧线相近。

④上下颌有轻度的覆𬌗覆盖关系。

（2）前牙排列的顺序　牙齿排列的循序比较多，一般从上颌左右中切牙开始排列，其次左右侧切牙、左右尖牙，上颌前牙排好后排列下前牙。

（3）前牙排列的位置如图 6-24。

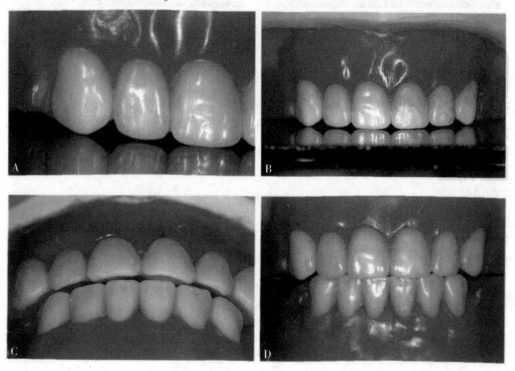

图 6-24　前牙位置

2. 后牙的排列　后牙排牙以功能为主，根据上下颌颌间距离牙槽嵴的情况等进行后牙的选择和排列。

（1）后牙的选择

①后牙形态按照牙尖斜度可分为解剖式牙、半解剖式牙、非解剖式牙。解剖式牙咀嚼功能强，美观性好，但侧向力大，不利于义齿稳定。非解剖式牙排牙时更容易达到平衡𬌗，咀嚼时义齿所受侧向力较小。有利于保护牙槽嵴，避免其受压吸收。

②后牙大小选择：下颌后牙第一前磨牙到第二磨牙 4 颗牙齿的近远中总和与模型上从下颌尖牙远中到磨牙后垫前缘的距离。

（2）后牙的排列：后牙排列的方法有上颌法和下颌法。上颌法是指先从上颌后牙开始排列，再排列下颌后牙。下颌法是指先从下颌后牙开始排列，再排列上和后牙。国内一般采用上颌法排列后牙。排列的顺序为：先排列上颌 4、5、6、7，后按照咬合关系排列下颌 6、7、5、4。

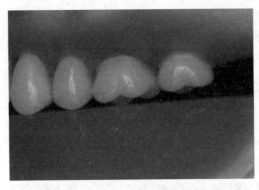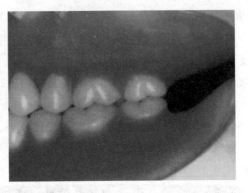

图 6 - 25　后牙位置

（三）人工牙排列的检查与调整

上下牙齿排列完成后，从以下几点分别进行检查与调整。

1. 从𬌗面观

（1）上下牙弓的形态。

（2）后牙的颊舌向位置。

（3）前牙部分与后牙部分的过渡。

（4）舌的活动空间。

2. 从侧面观

（1）补偿曲线的曲度。

（2）前后牙的过渡。

（3）牙齿长轴方向。

3. 咬合关系

（1）正中关系时，上下对应牙齿的尖窝关系。

（2）覆𬌗关系。

（四）平衡𬌗

全口义齿的平衡𬌗（balanced occlusion）是指在正中𬌗及下颌做前伸𬌗、侧方𬌗运动等非正中𬌗运动时，上下颌相关的牙都能同时接触。

四、试戴

检查后牙咬合关系、前牙美观和颌位关系。

五、完成

基托的磨光面形态不仅与全口义齿的美观、舌感及咀嚼、发音等功能有关，而且对义齿的固位和稳定有很大的影响。

第六节　全口义齿初戴

全口义齿的初戴（denture placement）包括三个方向：义齿的检查和调磨；对病患戴牙指导；义齿戴入后美观度检查。

一、义齿检查和调磨

（一）义齿就位的检查

全口义齿的就位应检查基托局部是否有倒凹，如有倒凹应进行磨改，磨改的程度要细心掌握，不能影响义齿固位。在需注意保护边缘的前提下，对两侧上颌结节区基托均有倒凹而影响就位者，可先磨去倒凹较大的一侧。

（二）义齿平稳度的检查

检查义齿是否平稳。

方法：用双手示指分别放在两侧前磨牙区咬合面，左右交替加压。

翘动原因：上颌义齿的翘动常由硬区相应的基托组织面未做缓冲引起，下颌义齿翘动常由外斜嵴、下颌隆突区相应的基托组织面未做缓冲引起。

解决方法：经过适当缓冲，翘动就会消失。如果经过缓冲仍有翘动，要考虑基托变形，或印模、模型不准，常需重做。

（三）义齿基托的检查

检查基托包括边缘长短、磨光面形态和组织面压力点的检查。

基托边缘过长应磨去基托过长的部分；过短，可以用自凝塑料加长，也可以重做。检查义齿组织面、磨光面情况：不能有突起尖锐塑料瘤。检查组织面压力点：使用压力指示剂检查义齿基托对牙槽嵴压力过大的部位。

（四）颌位关系检查

制作无误的全口义齿戴在病患口中做正中咬合时，上下颌牙列应有良好的咬合关系。

1. 前牙开𬌗

临床表现：义齿前牙不接触，后牙接触为开𬌗。

处理方法：①轻度开𬌗者，可重新上𬌗架磨改后牙牙尖；②严重者应返工，重排后牙。

2. 下颌后退

临床表现：上下前牙水平开𬌗，后牙尖对尖，垂直距离增高。

处理方法：①很小范围后退，可重新上𬌗架适当调改有关的牙尖即可；②后退的范围较大，需返工或重做。

3. 偏𬌗

原因：确定颌位关系时，如果病患下颌偏向一侧，戴牙时下颌会出现偏向对侧。

处理方法：重新制作上颌或下颌义齿，严重者需重做上、下颌义齿。

（五）义齿调磨

选磨的目的是使正中𬌗达到广泛均匀的接触和稳定的尖窝关系。

1. 选磨侧方𬌗干扰　每次选磨单颌少数非功能尖上的𬌗干扰点，换咬合纸检查，反复选磨，直到所有非支持尖都有接触点为止。

2. 选磨前伸𬌗干扰　前牙接触而后牙不接触时，以选磨下前牙唇斜面为主。后牙接触而前牙不接触，选磨上牙尖的远中斜面或下牙尖的近中斜面，直到前后牙至少达到"三点接触为止"。

3. 选磨正中𬌗早接触　分清是功能尖还是非功能尖的早接触，做出相应边缘嵴和中央窝的选磨。

二、给病患戴牙指导

全口义齿戴好后，给予医嘱如下。

1. 义齿的保护与口腔健康维护　清洁至少每天一次，需用牙膏牙刷，定期用义齿清洁剂浸泡。晚上睡觉或不戴时应将其浸泡在冷水中。饭后应用冷水冲洗或用牙刷刷洗后再戴上，如由于义齿刺激造成黏膜破损时，应摘下义齿使组织恢复，并及时请口腔科医生修改义齿。

2. 增强病患使用义齿的信心　多鼓励病患将义齿戴在口中练习使用。要事先和病患沟通，做好思想准备，初戴义齿时会有异物感，甚至有不会咽唾液、恶心欲呕、发音不清楚等现象，多练习，慢慢就会很适应和自然了。

3. 进食方法　嘱患者在刚开始初戴时，先适应义齿做正中咬合及发音。习惯后，先吃软的小块的食物，不要用前牙咬切食物。锻炼一段时间后，渐渐进入正常饮食。

4. 不正确咬合习惯的纠正　在初戴新义齿时，病患常常不容易咬到正确的正中颌位。需教会病患先做吞咽动作后用后牙咬合的动作。

三、义齿戴入后美观度检查

检查微笑和大笑时露牙和露牙龈情况；下唇的协调度情况。

第七节　戴用义齿后可能出现的问题及处理

一、戴用义齿一年内出现的问题及处理

（一）疼痛

1. 定位明确的疼痛——根据部位，对应义齿组织面部分进行缓冲调磨，直到疼痛消失。

2. 定位不明确的疼痛

（1）咬合不平衡：𬌗力分布不均匀，在牙槽嵴顶上或嵴的斜面上，产生弥散的黏膜红肿。如在嵴顶上，常是由于牙尖早接触，过大的压力造成的。如在嵴的侧面上，常是由于侧方𬌗运动时牙尖的干扰所致。

检查时，将下颌义齿戴在病患口中，医生用右手的拇指和示指或两手的示指放在下颌义齿两颊侧基托上，使下颌义齿固定在下颌牙槽嵴上，然后让病患下颌后退，在正中关系位闭合，上下牙有接触时不动，然后咬紧，如医生发现下颌义齿或下颌有滑动或扭动时，表示咬合时有早接触点，必须找出早接触点部位，给予磨除达到𬌗平衡。也可在口内取正中𬌗记录，将上下颌义齿固定在𬌗架上，进行选磨调𬌗。

（2）义齿不稳定：当病患在说话、张口时义齿有固位力，而咀嚼时义齿发生移位，表示义齿不稳定。表现为在义齿行使功能时，因义齿不稳定，在口内形成很多处压痛点和破溃处。造成义齿不稳定的原因：人工牙排列的位置不正确；正中颌关系有误差，并且有早接触点；侧方𬌗时，有𬌗干扰。

（3）垂直距离过高

1）表现：病患戴义齿后，感到下颌牙槽嵴普遍疼痛或压痛，不能坚持较长时间戴义齿，面颊部肌肉酸痛，上腭部有烧灼感。而检查口腔黏膜无局部异常表现。

2）处理：当前牙覆𬌗不大时，可重新排列下颌后牙降低垂直距离，严重者需重新做全口义齿。

（二）固位不良

多见于下颌，原因分析。

1. 病患口腔条件差　表现为唇、颊向内凹陷，牙槽嵴因吸收变得低平，黏膜较薄，舌变大。解决方法为需要病患坚持戴用义齿，习惯和适应后，义齿的固位程度会加强。

2. 义齿本身的问题 当口腔休息状态时，义齿固位好，但运动状态时义齿易脱位的解决方法为应磨改基托过长或过厚的边缘，缓冲系带部位的基托，形成基托磨光面应有的外形，或适当磨去部分人工牙的颊舌面，减小牙的宽度。

当口腔处于休息状态时，义齿容易松动脱落的解决方法为采用重衬或加长边缘。

当口腔在咀嚼食物时，义齿容易脱位的解决方法为进行选磨调𬌗，消除牙过早接触和牙尖的干扰，或将基托边缘适当磨短或磨薄。

（三）发音障碍

初戴时发音常不清楚的，需要病患坚持佩戴和练习，很快就能够适应和克服。

如牙排列的位置不正确就会使发音不清或有哨音。需将上颌基托前部形成腭皱和切牙乳突的形态。如下颌前部舌侧基托太厚，会使患者发"S"音不清楚。可将下颌前牙稍向唇侧倾斜，将下颌舌侧基托磨薄些，使舌活动间隙加大。

（四）恶心

部分病患在初戴义齿时，常出现恶心，甚至呕吐。解决方法：及托过厚，修改上下颌义齿基托的厚度；接触不好，调𬌗法消除前伸𬌗早接触点；后缘过长，将基托后缘磨短至颤动线；后缘与黏膜不密合，可用室温固化塑料局部重衬，加强上颌义齿后缘封闭作用。

（五）咬颊、咬舌

由于后牙排列覆盖过小，出现咬颊或咬舌的，解决方法为磨改上颌后牙颊尖舌侧斜面和下颌后牙颊尖颊侧斜面，加大覆盖，解决咬颊现象。或磨改上颌后牙舌尖舌侧斜面和下后牙舌尖颊侧斜面，解决咬舌现象。

出现颊部软组织被上颌结节和磨牙后垫部位的上下颌基托夹住的解决方法为将基托磨薄，增加上下基托之间间隙。

由于后牙缺失时间过久，使两颊部向内凹陷，或舌体变大而造成咬颊或咬舌现象的解决方法为经过坚持戴用一段时间后，一般可以自行改善。必要时可加厚颊侧基托。

（六）咀嚼功能不好

多是因为上下颌牙接触面积小，在调磨咬合过程中，解剖形态丢失过多，垂直距离低，病患感到在吃饭时用不上力，吃饭慢。解决方法通过调𬌗增加接触面积，形成尖凹解剖外形和食物溢出道。垂直距离不够，增加义齿的高度时，取正中𬌗记录，将上下颌义齿按正中𬌗记录固定在𬌗架上重新排牙。

（七）心理因素的影响

应多和患者沟通，加强患者义齿佩戴的心理辅导，增强患者的自信心。

二、戴用义齿一年后出现的问题及处理

（一）疼痛、松动

原因：常是由于牙槽嵴进一步吸收造成基托边缘过长，人工牙磨耗不均造成咬合干扰等引起的。这时需要做进一步的检查和相应调改。

随着人均寿命的延长，许多无牙颌病患一生需不断更换多副义齿使用。因此，要明确告知病患要定期复查并适时更换义齿，从而减缓牙槽嵴的吸收，并减少因义齿不适造成的错误颌位关系的出现，维护口颌系统的健康口腔功能状态。

（二）义齿性口炎

多发生在女性，义齿性口炎（denture stomatitis）是指在义齿基托下的黏膜所产生的局部或弥漫性炎

症，上颌多于下颌。病患自觉有口干、烧灼感，不敢吃刺激性食物。

病因：口腔卫生不良，夜间戴义齿，义齿基托与组织不密贴或过紧；戴用义齿一段时间后易出现的问题及处理关系不正常造成的黏膜创伤，使黏膜抵抗力降低，易于导致白色念珠菌的感染。

解决方法：先停戴义齿，将义齿浸泡在 2.5% 碳酸氢钠溶液中消毒；口含制霉菌素，口服维生素 B 族。口角用克霉唑软膏和金霉素软膏交替涂敷，督促病患认真清洁义齿，保持口腔卫生。

第八节 全口义齿出现问题的修理

一、人工牙折断或脱落

修补时按要求将人工牙排好，蜡固定，石膏做模型，除蜡后，将牙固定在型盒内，用热固化塑料常规方法处理，调磨后，试戴调拾。

二、基托折裂和折断的修理

（一）分析原因

1. 拾力不平衡造成　牙槽嵴吸收，使基托组织面与组织之间不密合，义齿翘动而导致义齿折裂；前伸拾、侧方拾不平衡，牙尖早接触和牙尖的干扰，使咬合不平衡，进而造成义齿基托的折断或折裂；后牙没有排在牙槽嵴顶线上，咬合时以牙槽嵴为支点或上颌硬区为支点，造成基托左右翘动，造成义齿基托的纵裂。

2. 摔坏或咬硬食物造成

（二）处理方法

拾力不平衡造成的折断，修理好后，常规口内调拾，必要时重衬。以下根据不同折裂情况和部位，采取针对的方法修理。

1. 上下颌义齿纵折　常见于上下颌义齿在两个中切牙之间裂纹或折断。修理时先将折断的义齿对合黏接成整体，调拌石膏灌注模型，并检查位置及关系是否正确，然后用室温固化塑料修理。注意对位要准确，基托组织面不要有塑料进入，以防义齿就位困难和固位差。

2. 唇、颊侧基托折断的修理　如折断的基托可以和总基托对位，修复方法同纵折。如折断的基托和总基托不能对位时，修复方法用常规热处理法修复。

三、全口义齿重衬

重衬（relining）是指在全口义齿的组织面上加一层塑料，使其充满牙槽嵴及牙槽嵴被吸收部分的间隙，使基托组织面与周围的组织紧密贴合，用以增加义齿的固位力。

1. 适用范围　全口义齿初戴固位不好的病患；戴用一段时间后，由于牙槽嵴吸收，固位不好的病患；义齿折断修理后基托不密合的病患。

2. 重衬前应检查正中关系是否正确，非正中关系有无拾干扰，先选磨调拾后，在没有压痛和黏膜破溃的情况下重衬。修理方法如下。

（1）自凝软衬材料重衬：适用于刃状牙槽嵴和黏膜较薄的无拾病患。自凝软衬材料是一种柔韧、有弹性的高分子材料，能与义齿基托牢固连接，可在口腔内直接重衬，无刺激性，具有弹性柔软性。软衬材料的缺点是不宜抛光和易老化。

（2）自凝塑料重衬：重衬前需询问病患有无药物过敏史，是否过敏体质。重衬时应及时取下义齿，如过迟，放热会烧伤黏膜。自凝塑料的缺点是易放热和容易至病患过敏。

（3）热凝塑料重衬：适用于病患对自凝塑料过敏的病患，义齿基托边缘短，组织面和组织之间不密合面积大的病患。

第九节　单颌全口义齿

单颌全口义齿（single complete denture）是指上颌或下颌为全口义齿，其对颌为天然牙列或用可摘局部义齿或固定义齿或种植义齿修复的牙列缺损（如图6－26）。

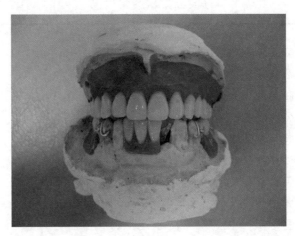

图6－26　单颌全口义齿

一、影响单颌全口义齿修复的相关因素

（1）全口义齿平衡𬌗和天然牙列𬌗曲线不匹配天然牙个体差异大，咬合终身变化不止。
（2）病患天然牙与对𬌗无牙颌颌弓变化不匹配。
（3）天然牙列与对颌单颌全口义齿的𬌗关系不利于全口义齿的固位。
（4）天然牙和无牙颌的负荷能力相差较大。
（5）病患保持原有咀嚼习惯。

二、单颌全口义齿的修复注意事项

单颌全口义齿修复的制作和修改难度较大，在临床上修改的次数较多，常有固位欠佳或牙槽嵴压痛等。

要符合全口义齿的修复要求，切忌覆𬌗过深，排除前伸颌侧方𬌗运动中的障碍，上颌后牙不能排列偏颊侧，基托需采用增加强度的方法。

三、上颌单颌全口义齿的修复方法

1. 常见对颌牙情况　下颌后牙游离缺失，仅余前牙；下颌仅余尖牙和前磨牙；下颌仅余两侧磨牙。
2. 制作前准备需改善𬌗平面和𬌗曲线　即调磨对颌牙咬合面、轴面，制作修复体，增强义齿固位与稳定。
3. 制作时步骤　取功能性印模（取二次印模或制作个别托盘），排牙（减小前牙覆𬌗，增大覆盖，后牙尽量排在牙槽嵴顶上），基托增强（内衬金属网或腭侧金属基托）。

四、下颌单颌全口义齿的修复方法

1. 常见对颌牙情况　上颌后牙游离缺失，仅余前牙；上颌仅余尖牙和前磨牙；上颌仅余两侧磨牙。

因下颌承托面积小，上颌天然牙殆力大，修复的义齿固位差，容易疼痛。

2. 制作前准备需改善殆平面和殆曲线　即调磨对颌牙咬合面、轴面，制作修复体，增强义齿固位与稳定。

3. 制作时步骤　取功能性印模（取二次印模或制作个别托盘），排牙（后牙减数减径，降低牙尖斜度，后牙尽量排在牙槽嵴顶上,），基托形成浅凹形磨光面形态增强，重者可考虑种植覆盖义齿或种植固定义齿修复。

思考题

1. 牙列缺失后的组织改变是什么？
2. 与全口义齿有关的无牙颌解剖标志有哪些？
3. 影响全口义齿固位和稳定的因素有哪些？
4. 全口义齿修复前要做哪些准备？
5. 全口义齿的固位原理包括哪几个方面？
6. 试戴全口义齿要检查哪些项目？
7. 初戴全口义齿时要如何检查和处理？
8. 全口义齿戴牙后出现哪些问题及如何处理？
9. 如何进行全口义齿的重衬？

▶ **参考文献**

1. 赵铱民，陈吉华. 口腔修复学. 第7版. 北京：人民卫生出版社，2012.
2. 赵铱民，陈吉华. 口腔修复学. 第6版. 北京：人民卫生出版社，2008.
3. 欧阳官. 全口义齿学. 北京：人民卫生出版社，1956.
4. 孙廉. 全口义齿学. 北京：人民卫生出版社，1983.
5. 冯海兰，李健慧，樊星，译. 全口义齿的设计. 北京：中国科学技术出版社，1995.
6. 张震康，樊明文，傅民魁. 现代口腔医学. 北京：科学出版社，2003.
7. 姚江武，麻健丰，丁存善，等. 口腔修复学. 第3版. 北京：人民卫生出版社，2015.
8. 吴国峰. 全口义齿临床修复规范. 人民军医出版社，2011.
9. Neill DJ，Naim RI. Complete Denture Prosthetics. 3rd ed. London；Boston：Wright，1990.
10. Geering AH，Kundert M，Kelsey CC. Complete Denture and Overdenture Prosthetic. New York：Thieme，1993.
11. Zarb GA. Bolender CL，Carlsson CE. Boucher's Prosthodontic Treatment for Edentulous Patiets. 11thed. London：Mosby，1997.
12. 冯海兰，译. 全口义齿教科书. 北京：人民卫生出版社，2011.
13. 冯海兰，徐军. 口腔修复. 北京：北京大学医学出版社，2005.
14. 巢永烈，口腔修复学. 北京：人民卫生出版社，2006.
15. 黄成才，霍平，杨朝晖，等. 改良复制义齿技术用于全口义齿修复及疗效评价. 现代口腔医学杂志，2011，25（5）：324-326.

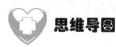
思维导图

```
                                    ┌─ 附着体的优缺点
                    附着体义齿修复 ──┤
                                    └─ 附着体的分类

                                    ┌─ 机械式附着体义齿的优缺点
                                    ├─ 机械式附着体义齿的适应证和禁忌证
                    机械式附着体义齿 ─┤─ 机械式附着体义齿的组成
                                    ├─ 机械式附着体义齿的设计
                                    └─ 机械式附着体义齿的修复治疗步骤

                                    ┌─ 磁性附着体的优缺点
                                    ├─ 磁性附着体义齿的适应证
牙列缺损/缺失的固定 –              │─ 磁性附着体义齿的组成
活动义齿修复        ───磁性附着体义齿─┤─ 磁性附着体义齿的设计
                                    ├─ 磁性附着体修复治疗步骤
                                    └─ 戴用后可能出现的问题及处理

                                    ┌─ 套筒冠义齿的优缺点
                                    ├─ 套筒冠义齿的适应证和禁忌证
                    套筒冠义齿 ─────┤─ 套筒冠义齿的组成
                                    ├─ 套筒冠义齿的设计
                                    └─ 套筒冠义齿修复治疗步骤
```

本节内容电子资源——云板书（新型数字化教材）

云板书由高清文字、图片，以及教学视频链接组成，可在各类电子终端上观看学习。

http：//txt. xlybook. com/？ img＝kouqiangxiufuxue/yaliequesun

牙列缺损/缺失的固定 – 活动义齿修复

随堂笔记

云板书

导学视频

电子书

考试系统

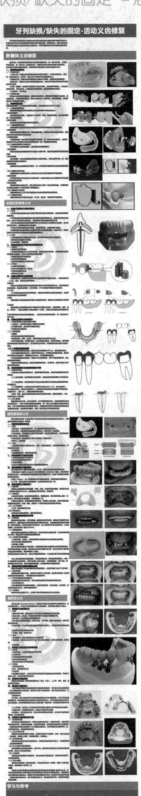

　　牙列缺损/缺失的固定－活动联合修复是指利用附着体或套筒冠等装置将单基牙或多基牙固定修复与缺牙区的活动修复有机地结合起来的一种修复方式。固定－活动联合修复体兼有固定义齿和可摘局部义齿的优点，对牙列缺损和牙列缺失有良好的修复效果。

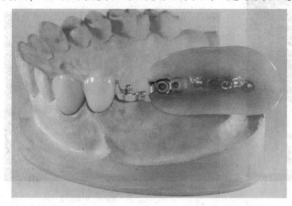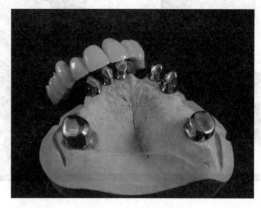

第一节　附着体义齿修复

　　附着体是一类由阴型和阳型两部分组成的精密嵌合体。其中一部分与牙齿、牙根或种植体结合，另一部分与人工修复体结合，利用匹配部件间的机械摩擦力或磁引力，使修复体获得良好固位和稳定。利用附着体作固位体的义齿称为附着体义齿。

一、附着体的优缺点

（一）附着体优点

1. 固位力好　附着体义齿靠阴性和阳性结合形成固位力，如机械嵌合力、锁结力、弹性珠球式力、磁力等，这些力较卡环和牙齿之间的摩擦力大。

2. 咀嚼效率佳　附着体义齿在咀嚼黏性食物时不会脱位，提高患者的咀嚼效率。

3. 保护基牙　附着体义齿减少基牙所受的侧向力，使合力尽可能沿牙长轴方向传递从而保护基牙。

4. 美观　附着体一般安置于基牙的近中或远中部位，或者基牙牙根面上，在义齿修复牙列缺损、牙列缺失后，从颊面观无固位体暴露，能达到极佳的美观要求。

5. 方便排牙，便于修理

（二）附着体缺点

　　附着体义齿制作要求精度高，使用材料要求较高，受牙齿和牙槽嵴条件的影响，基牙磨除量大，有些还需专用设备，因此义齿的制作工艺要求高，制作周期略长，所需费用也较卡环固位体义齿高。

二、附着体的分类

　　附着体类型很多，为了方便临床选择附着体，常把附着体分为以下几个类型。

（一）根据固位原理分类

　　根据附着体固位原理可将附着体分为机械式附着体和磁性附着体。

1. 机械式附着体　通过机械固位力固位，主要有以下几种形式：制锁、摩擦式附着体；定位锁式附着体；球铰链式附着体（图7－1）。

2. 磁性附着体　通过衔铁与永磁体间的磁引力形成固位力（图7-2）。

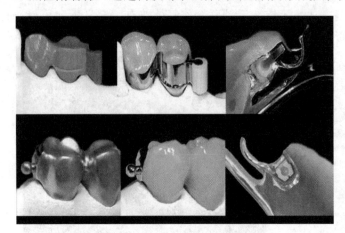

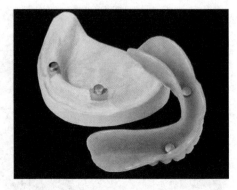

图7-1　机械式附着体　　　　　　　　　　图7-2　磁性附着体

（二）根据精密程度分类

根据附着体阴性和阳性结构的精密程度可分为精密附着体和半精密附着体。

1. 精密附着体　精密附着体阴性和阳性结构一般是金属预成品，附着体的两部分能密切吻合，通过焊接方式将金属预成品与义齿相连（图7-3）。

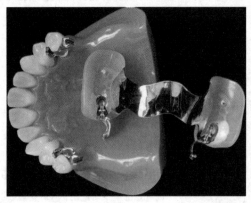

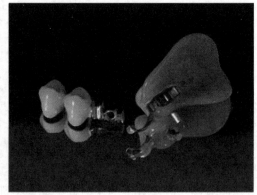

图7-3　精密附着体

2. 半精密附着体　半精密附着体一部分结构为树脂熔模件预成品，另一部分为金属成品件，这种树脂熔模件可与全冠蜡型或义齿支架蜡型连接在一起，然后整体包埋铸造。

（三）根据安放在基牙上位置分类

可将附着体分为冠内附着体，冠外附着体和根面附着体。

1. 冠内附着体　附着体的阴性结构镶嵌在基牙牙冠的近中或远中面，阳性结构放置在缺牙区的义齿颌面（图7-4）。

2. 冠外附着体　冠外附着体一部分结构放置在基牙的近中或远中面上，其突出基牙牙冠，另一部分放置在缺牙区的义齿结构中（图7-5）。

3. 根面附着体　附着体阳性结构放置在基牙根面内，另一部分阴性结构放置在对应的基托组织面内（图7-5）。

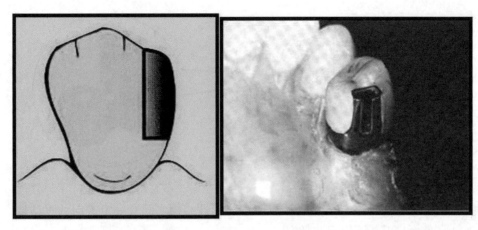

图 7 － 4　冠内附着体

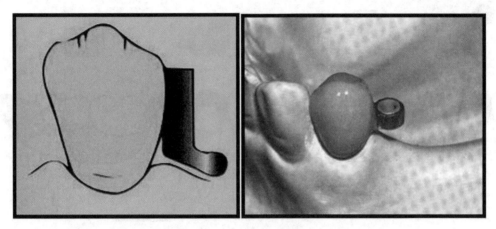

图 7 － 5　冠外附着体

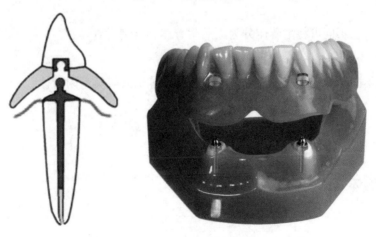

图 7 － 5　根面附着体

（四）根据结合形式分类

根据附着体阴性和阳性结构之间结合形式可分为刚性附着体和弹性附着体。

1. 刚性附着体　即附着体两部分结构连接方式呈刚性连接，除就位相反方向外无任何方向的可动度，有较强的支持作用（图 7 － 6）。

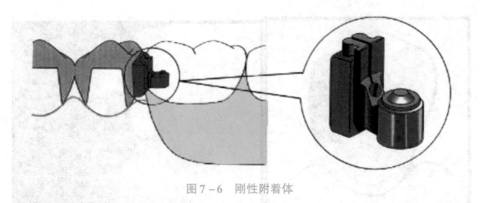

图 7－6　刚性附着体

2. 弹性附着体　附着体两部分结构结合后，阴性与阳性结构之间有一定方向的可动度，可减轻基牙承受的负荷但加大了缺牙区基托下组织的受力（图 7－7）。

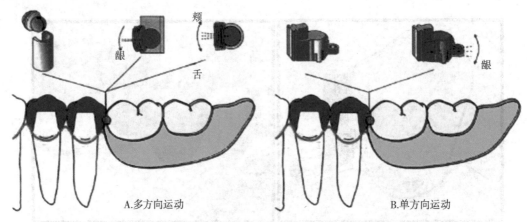

A.多方向运动　　　　　　　　　　　　B.单方向运动

图 7－7　弹性附着体

（五）根据制作工艺分类

根据附着体制作工艺不同可将附着体分为成品附着体和自制附着体。

（六）根据形态分类

根据附着体形态不同分为栓道式、杆卡式、按扣式、球窝式等类型附着体。

第二节　机械式附着体义齿

一、机械式附着体义齿的优缺点

（一）优点

1. 义齿美观舒适　附着体部件多设置于基牙和义齿的非暴露部位，使义齿获得满意的美观效果。

2. 可靠的固位和稳定　精密附着体部件间具有精确的匹配关系，就位后可以形成内锁结构，由此产生足够的机械摩擦力，使得固位体有更好的固位稳定作用。

3. 利于基牙健康　精密附着体的设置可使义齿所受咬合力沿基牙的长轴传递，减少基牙所受侧向力，从而能够有效地保存基牙。

4. 口腔卫生较容易保持　减少继发龋，义齿稳定性好，食物残渣不易附着。

5. 咀嚼效能较高　精密附着体义齿具有较传统义齿更好的固位、稳定和支持，因此使用时可以获得较传统可摘局部义齿更高的咀嚼效能。

（二）缺点

（1）对患者的基牙及口腔条件要求较高，基牙预备时磨除的牙体组织较多。

（2）临床及技工室制作工艺复杂。

（3）治疗时间长，费用较高。

二、机械式附着体义齿的适应证和禁忌证

（一）适应证

（1）适用于各类牙列缺损。

（2）牙列缺失修复传统全口义齿修复固位、稳定和支持作用较差，选用附着体固位的种植覆盖义齿修复，可使义齿获得良好的固位效果。

（3）轻度牙周炎伴牙列缺损修复。

（4）先天性牙列缺损修复。

（5）颌骨部分切除伴牙列缺损修复者。

（二）禁忌证

（1）中重度牙周炎患者。

（2）有活力的过度伸长牙、倾斜牙。

（3）缺牙区合龈距过小者。

（4）龋患未经治疗者。

三、机械式附着体义齿的组成

由固定在基牙上的固定部分和缺牙区可自行摘戴的可摘部分组成，一般包括固位体、人工牙、桥体、基托和连接体等部件（图7–8）。

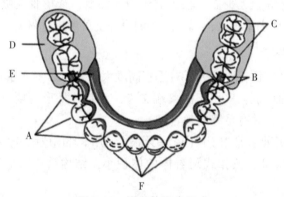

图7–8　附着体义齿组成

A. 基牙；B. 固位体；C. 人工牙；D. 基托；E. 大连接体；F. 桥体

1. 固位体　附着体义齿的固位体是各类精密附着体或是以各类精密附着体为主，附加其他形式的固位装置，包括冠内附着体、冠外附着体、杆卡式附着体和按扣式附着体等。

2. 人工牙　人工牙用来恢复缺失牙的功能和形态，根据设计需要可以采用成品树脂牙，也可采用金属树脂牙或金属烤瓷牙。

3. 基托　精密附着体义齿的基托起到分散合力及稳定的作用，基托种类与可摘局部义齿相同。

4. 连接体　精密附着体义齿的连接体类似于可摘局部义齿的大连接体，主要有腭板、腭杆、舌板、舌杆等，一起将义齿的各个部分连接成一个整体、分散合力及增加义齿强度的作用。

5. 桥体　是修复缺失牙形态和功能的部分。一部分结构与桥体形成整体，另一部分结构与基牙连接

（图 7 - 9）。

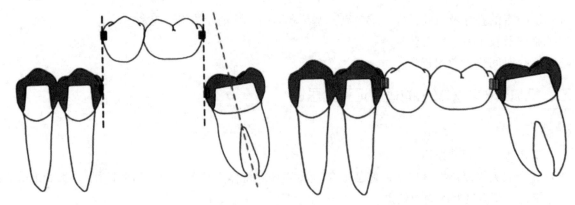

图 7 - 9　桥体式附着体义齿

四、机械式附着体义齿的设计

（一）机械式附着体义齿设计的基本原则

（1）分散合力，保护基牙及基托下软硬组织的健康。

（2）采用联合基牙，防止基牙牙周组织创伤。

（3）合理控制义齿固位力。

（二）基牙的选择

（1）活髓牙。

（2）经完善的根管治疗的残冠或残根。

（3）牙根应粗长、稳固，以尖牙、前磨牙和磨牙作为基牙较为合适。

（4）基牙牙龈应健康，牙周膜无炎症，根尖周组织无病变，牙槽骨无吸收。若牙根周围牙槽骨吸收不超过根长的1/3，并为停滞性水平吸收，如采用双侧设计仍可考虑选做基牙。

（三）附着体类型的选择

（1）冠内精密附着体的适应证：要求为牙冠垂直高度大于4mm，有足够的颊舌径。

（2）冠外精密附着体的适应证：多用于游离端义齿，对基牙外形的要求较低，要求基牙无明显松动和骨吸收，合龈距应大于6mm，并有足够的颊舌径。

（3）杆式精密附着体的适应证：常用于口内余留牙很少，用卡环固位稳定性差，且会损伤余留牙的情况。

（4）按扣式附着体的适应证：按扣式附着体的体积小，结构简单，适用于多数口内有残根存在的情况。

五、机械式附着体义齿的修复治疗步骤

（一）临床牙体制备

（1）基牙经过去龋充填或根管治疗，消除牙龈及牙周炎症，具体预备量根据附着体类型而定。

1）冠外附着体：基牙预备量与全冠相似，金属全冠牙体预备量略少于烤瓷全冠。

2）冠内附着体：基牙预备时除了留出全冠的间隙外还应修整出放置附着体阴性结构的空间。

3）根面附着体：①根管桩的牙体预备为根长的2/3～3/4，根尖部保留3～5mm的充填材料，桩直径为根径的1/3；②靠近牙颈部的根面牙体预备成平面或凹面，与龈缘平齐（图7－10），预留安放附着体的空间。

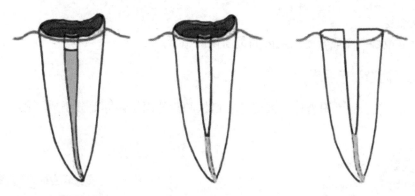

图 7–10 根面附着体牙体预备量

（2）印模、模型、颌位关系转移选用硅橡胶类印模材料取模，超硬石膏灌模，殆架和面弓转移上下颌关系。

（二）技工室制作

根据附着体种类不同，制作方法各异，对于精密附着体来说，其阴性和阳性部分均为金属成品件，一部分与基牙金属冠连接成整体，另一部分义齿金属支架或基托连接成整体；对于半精密附着体和根面附着体来说，其树脂预成品结构与基牙的金属基底层或金属冠蜡型连接，通过铸造形成整体，而另一部分结构与义齿的基托连接。

第三节 磁性附着体义齿

磁性附着体是利用一对异极磁铁产生的磁力将修复体吸附到基牙或种植体上，使修复体获得固位和稳定的一种装置。

一、磁性附着体的优缺点

（一）优点

（1）固位力好：采用闭合磁路设计，极大提高磁性附着体的固位力。

（2）操作简单：只需要将衔铁部分固定在牙根上，操作简单，容易掌握。

（3）可自动复位，不传递侧向力而利于基牙健康：当出现轻度移位时，义齿可由磁力作用自动复位，避免基牙损伤。

（4）对机体无害：闭合磁路设计消除了外磁场，对机体无害。

（5）体积小，方便安置

（二）缺点

（1）选择磁性附着体作为固位方式时，基牙一般需去髓去冠，仅保留其牙根部分，牙体组织丧失较多。

（2）价格较高。

（3）磁铁易腐蚀生锈，需要做防腐处理。

二、磁性附着体义齿的适应证

（1）伴有残根残冠的牙列缺损修复。

（2）少数牙剩余的牙列缺损修复。

（3）牙科种植修复。

（4）适用于对美观要求高或者要求义齿摘戴简便的患者。

三、磁性附着体义齿的组成

磁性附着体义齿一般由磁性附着体、人工牙、衔铁和其他固位体等部分组成（图7-11）。

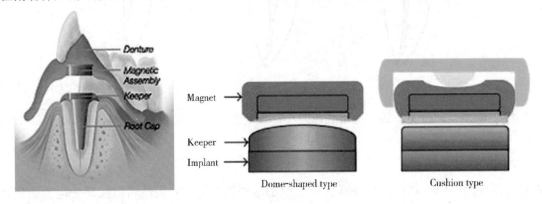

图7-11 磁性附着体义齿的组成

1. 磁性附着体 由磁石（magnet）和不诱钢外壳（container）组成，磁石多选用钦铁硼合金材料，并被包裹在具有良好密闭性的不锈钢外壳中，避免了磁场的外泄并提高其抗腐蚀能力。

2. 衔铁（keeper） 由一种低矫形力的不锈钢合金制成，具有很强的耐腐蚀能力。

3. 人工牙，基托连接体和其他固位体 与传统可摘局部义齿一致。

四、磁性附着体义齿的设计

（一）选择基牙

选择经过完善根管治疗的死髓牙、残根、残冠，确保牙周组织健康，经根管治疗后，将根面降至龈缘下0.5mm，颌间距离大者降至齐龈，根面磨平。

（二）制备衔铁

1. 成品式钉帽衔铁 为最常见的应用形式，用树脂包埋，将钉帽衔铁插入根管，调整方向，使钉帽衔铁与根面密合，与根面外形一致。

2. 铸造式钉帽衔铁 经常规根备后制取印模，在模型上制作蜡型，并将半成品的衔铁镶嵌在蜡型顶端，包埋，铸造，即形成一个嵌有软磁合金衔铁的钉帽衔铁。

（三）人工牙的设计

人工牙一般选择塑料牙为宜。

（四）基托的设计

必要时设计金属加强结构，避免基托的折断。

五、磁性附着体修复治疗步骤

（一）基牙预备

临床操作时首先截冠，基牙预备的一般原则在此同样适用。根面应尽可能维持与咬合平面平行；根面高度应与牙龈同高或稍低，根面形成内凹，让根面帽有足够的空间和强度；边缘修成斜角，以确保根面帽与边缘密合；进入根管的开口处修成圆角形，以利包埋铸造；桩钉的深度一般应大于4mm。

（二）根面帽的形成

磁性附着体的根面帽有三种制作方法：全部由软磁合金铸造形成；由成品衔铁直接黏入牙根；将成品衔铁与根面帽金属铸接而成。

（三）义齿制作及磁体的置入

（1）义齿的取模、𬌗关系、试牙和初戴等步骤的注意点与局部可摘义齿相同。

（2）在义齿基托内预留磁体空间。

（3）磁体置入义齿内。

时机：若将磁体直接黏入新义齿内，则可能因为患者口腔黏膜与义齿组织面的密合不良而造成磁体置入的偏差。因此建议让患者先试戴义齿几周，待义齿与患者口腔软组织密合良好且稳定后，再将磁体置入义齿内。

磁体固定准备：黏入磁体之前，先在义齿组织面舌侧钻一个溢出道以便于多余树脂的流出。

（4）黏入磁体：磁体非吸收面先喷砂，再涂金属活化剂，将磁体放在根面帽上；同时，义齿组织面中放自凝塑料，并将义齿戴入患者口腔中，当树脂硬固后，取下义齿，磁体即被固定在义齿内。喷砂切勿损伤吸附面，以免破坏磁体与衔铁的吸附。

六、戴用后可能出现的问题及处理

戴磁性附着体除了有可摘局部义齿共同的问题外，其还有可能产生以下几种情况。

（一）固位体脱落

磁体的脱落主要由于喷砂、黏附等环节操作不当所引起，或者在义齿戴用一段时间后该处的基托破裂造成。一般可进行重新黏接和修补。

（二）基牙松动度增加的可能原因

（1）选用的基牙为牙周炎牙齿，磁性附着体修复后牙周情况没有得到控制。

（2）对颌牙咬合力大。

（3）磁性附着体没有正确设计和安放，对基牙造成创伤。可去除病因，治疗基牙。如果基牙损伤难以治愈，有时只能拔除基牙。

（三）义齿翘动

磁体安装时机或操作不当、义齿疏于重衬等原因都容易引起义齿翘动。

第四节　套筒冠义齿

套筒冠义齿（telescope denture）是指由内冠和外冠为固位体构成的双重冠，内冠黏固在基牙上，外冠与义齿其他组成部分连接成整体，依靠摩擦力镶嵌于内冠上（如图7-12）。

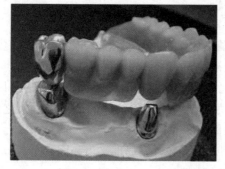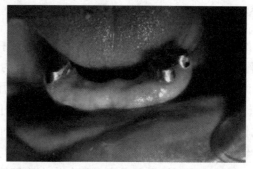

图7-12　套筒冠义齿

一、套筒冠义齿的优缺点

（一）优点

（1）固位力便于调节：固位力的大小可以通过内冠的锥度的改变而调整。

（2）固位力持久：其内冠、外冠之间的摩擦力不会因反复摘戴而下降。

（3）保护基牙：可以有效防止继发龋和牙折。

（4）利于基牙牙周组织的健康：口腔卫生好，易于清洁，菌斑不容易附着。并具有牙周夹板的作用。

（5）保存牙槽骨：𬌗力通过基牙分散到牙周膜和牙槽骨上，有效地减缓牙槽骨的吸收。

（6）恢复符合患者自身的咬合关系。

（7）异物感、味觉、发音影响小。

（二）缺点

（1）牙体预备大：基牙预备的量要大于全冠修复。

（2）美观问题：当套筒冠义齿从口内摘下时内冠金属暴露，颈缘金属线暴露，影响美观。

（3）价格昂贵。

二、套筒冠义齿的适应证和禁忌证

（一）适应证

（1）多数牙缺失、少数牙余留的牙列缺损修复。

（2）𬌗重建修复。

（3）牙周病及牙周病伴牙列缺损。

（4）先天性牙列缺损修复。

（5）颌骨部分切除伴牙列缺损修复。

（二）禁忌证

（1）牙周病未治疗者。

（2）伸长、倾斜的有活力牙。

（3）年轻恒牙。

（4）其他龋齿未经治疗，义齿承托区及其周围组织有黏膜疾患或其他疾病，不利于义齿戴入者等，均不宜采用该修复方法。

三、套筒冠义齿的组成

套筒冠义齿的组成一般由套筒冠固位体（内冠、外冠）、人工牙、桥体、基托、连接体等部件组成（图7-13）。

四、套筒冠义齿的设计

1. 基牙的选择　牙周组织较健康的基牙为固位支持型基牙，可以设计非缓冲型固位体，为义齿提供固位与支持作用；除此以外均属于支持型基牙，设计为缓冲型固位体，为义齿提供支持作用。

2. 固位体设计　为了美观，前牙与前磨牙区可选用烤瓷或烤塑冠作为外冠固位体，后牙区可选用金属冠固位体。通过调整内冠聚合度获得义齿所需的固位力。非缓冲型固位体的内冠与外冠之间应密合；缓冲型固位体的内冠与外冠应保持一定的间隙，保证固位体有缓冲作用。

3. 人工牙设计　缺牙区人工牙的排牙及其他要求与固定义齿和可摘局部义齿相同。

4. 连接体设计　同可摘局部义齿，可分为大连接体和小连接。

5. 基托设计　同可摘局部义齿，可分为塑料基托和金属基托，应力集中区应用金属网加强，防止基托折断。

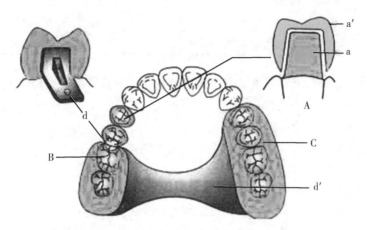

图7－13　圆锥型套筒冠义齿的组成

A. 固位体；a. 内冠；a′. 外冠；B. 人工牙；C. 基托连接体；d. 小连接体；d′. 大连接体

五、套筒冠义齿修复治疗步骤

（一）临床基牙制备

基牙须经过完善的充填治疗、根管治疗或者牙周治疗，先取研究模型，分析各基牙倾斜和咬合状况，确定共同就位道，标记基牙制备量，套筒冠基牙磨除量比全冠基牙多，制备后的基牙颈缘必须留有0.3mm宽度的斜面肩台，牙体制备后取硅橡胶印模，要求模型清晰准确，灌注超硬石膏模型。

（二）技工室制作内冠

根据基牙内冠内聚度的设计要求，按常规方法制作内冠蜡型，包埋、铸造完成内冠。切除铸道，在模型上试戴，不能损伤模型，打磨抛光。

（三）临床黏接内冠

临床检查内冠颈缘与基牙颈缘密合性，消毒后把内冠黏固于基牙上，硅橡胶取印模，灌注超硬石膏模型。

（四）技工室制作外冠和修复体

按金属烤瓷外冠基底层的要求，制作外冠；按修复体支架的设计完成修复体的金属支架后，排列人工牙完成修复体。

（五）义齿初戴

首先检查义齿的固位力和稳定性，基托与黏膜之间的密合度，是否有咬合高点等，并做相应的调改。

（六）复诊与随访

套筒冠义齿初戴后一周应进行复诊，对咬合关系做进一步调整。初戴1个月后应再作复诊，此后每隔6个月复诊一次。

小　结

附着体义齿是以附着体为主要固位形式的可摘局部义齿或固定－活动联合义齿。附着体义齿的某些设计中兼有固定义齿和可摘局部义齿修复方式的重新组合，具有固定义齿和可摘局部义齿的特点。附着体做修复体的固位体在临床上可适用于各类的牙列缺损，颌面部缺损的修复治疗。由于附着体的种类多，而且固位原理不同，可满足不同种类的修复需要。

思考题

1. 临床上选择冠内附着体、冠外附着体及根面附着体作为固位体的依据是什么？
2. 圆锥型套筒冠义齿有哪些组成部分？
3. 机械式附着体固位体如何选择？
4. 磁性附着体的主要特点是什么？磁性附着体的应用形式有哪些？

▶ 参考文献

1. 赵铱民. 口腔修复学. 第7版. 北京：人民卫生出版社，2007.
2. 于海洋，孟玉坤. 口腔修复临床实用新技术. 北京：人民卫生出版社，2013.
3. 张富强，杨宠莹，薛淼，等. 圆锥型套筒冠义齿修复末端游离缺失的支持组织应力分析研究，医用生物力学，1999，14（2）：108－111.
4. 张富强. 附着体义齿. 上海：上海科学文献出版社，2005.
5. 姚江武. 冠内冠外精密附着体. 北京：人民卫生出版社，2001.
6. 姚江武. 口腔修复学. 第3版. 北京：人民卫生出版社，2014.

第八章　覆盖义齿修复

 思维导图

覆盖义齿修复
- 概述
  - 覆盖义齿修复的生物学基础
  - 覆盖义齿的分类
  - 覆盖义齿修复的适应证、禁忌证及优缺点
- 覆盖义齿修复的设计
  - 临床评估
  - 覆盖基牙的选择
  - 覆盖义齿附着体选择
- 覆盖义齿的治疗过程
  - 覆盖义齿治疗计划的制订
  - 覆盖基牙的准备与治疗
  - 制备覆盖基牙与顶盖
  - 即刻覆盖义齿修复
  - 印模制取与模型灌注
  - 颌位关系的记录
  - 基托设计
  - 人工牙的选择与排列、试戴、义齿完成
  - 制作时的注意事项
  - 覆盖义齿修复后护理
- 覆盖义齿戴入后可能出现的问题及护理
  - 基牙和牙槽嵴问题
  - 覆盖义齿问题

本节内容电子资源——云板书（新型数字化教材）

云板书由高清文字、图片，以及教学视频链接组成，可在各类电子终端上观看学习。

http：//txt. xlybook. com/？ img = kouqiangxiufuxue/fugaiyicixiufu

覆盖义齿修复

云板书

导学视频

电子书

考试系统

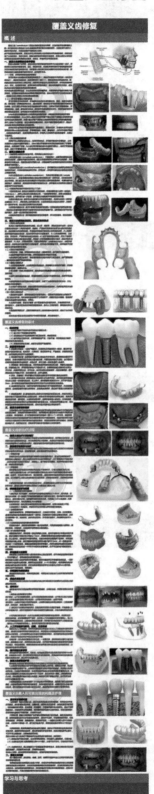

随堂笔记

<h2 style="text-align:center">第一节 概 述</h2>

覆盖义齿（overdenture）是指义齿基托覆盖在天然牙、已治疗的牙根或种植体上的一种可摘局部义齿或全口义齿，被覆盖的牙或牙根称为覆盖基牙。尤其适用于余牙少、基牙牙周条件差，不能直接制作可摘局部义齿时。

由于有覆盖基牙的保留，覆盖义齿可以有效地阻止或减缓剩余牙槽嵴的吸收，同时也增强了义齿的固位、支持与稳定。随着口腔修复材料和技术的发展，覆盖义齿已从单纯覆盖牙根发展成包括利用磁性附着体、双套冠、种植体等多种固位形式。

一、覆盖义齿修复的生物学基础

覆盖义齿保留了天然牙、经过完善治疗的牙根或种植体作为义齿支持的一部分，牙槽嵴在义齿修复中起着支持、固位、稳定的功能，保留的牙根对维持牙槽骨高度和保留牙周本体感受器有独特的作用。同时覆盖义齿的固位形式对基牙本身也有保健作用，基牙的垂直受力能改善基牙的牙周状况，延长基牙寿命。

（一）牙根、牙周膜精细的生物辨别能力

牙周膜是参与咀嚼活动的重要组织器官之一，其内有丰富的本体感受器（也称压力感受器），能接受机械刺激，形成感觉冲动（图8-1）。感受器是感受神经的末梢，能将接受到的刺激信号传入神经中枢，同时神经中枢也传出相关的信号，即可区别物体的大小、形状、负荷的方向等，调节机体相应的组织器官，做出对刺激的恰当反应，避免机体组织器官受到损伤并且提高咀嚼效率。

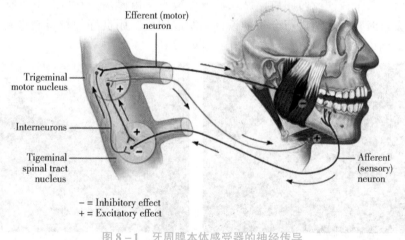

图8-1 牙周膜本体感受器的神经传导

有学者临床试验研究证实，无论是天然牙还是死髓牙根，只要牙根与牙槽骨间存在少量牙周膜，牙周膜本体感受器就依然存在并能发挥作用。因此保留天然牙应有的辨别能力，使覆盖义齿比常规义齿有更好的咀嚼功能。

（二）牙与牙槽骨之间的关系

牙与牙槽骨之间相互依存，牙槽骨在义齿修复中承担着支持、固位、稳定义齿的作用。研究表明：牙槽骨随牙的生长、萌出而发育，依赖牙及牙周组织的健康和功能而得以保持。也可以因为牙周组织发生炎症或创伤开始吸收。当牙由于某种原因被拔除，牙槽骨的吸收、改建、萎缩会更加快速，其宽度和高度随即发生变化。目前已知的预防牙槽骨丧失的最有效、最可靠的方法就是预防牙的丧失。

Loiselle 通过对佩戴覆盖义齿的患者追踪观察发现，其覆盖的基牙周围的牙槽骨 2~3 年内无明显吸收；Crum 等对上颌全口义齿和保留下颌尖牙的下颌覆盖义齿的患者进行 5 年的追踪观察发现，保留下颌尖牙的下颌覆盖义齿患者牙槽骨得以保存的量要明显高于上颌全口义齿患者。通过头颅 X 线测量法研究，同为下颌牙槽骨的情况下，戴全口义齿者的骨吸收是戴覆盖义齿者的 8 倍。

保存天然牙或牙根对牙槽骨的保存有重要意义。牙缺失初期，牙槽骨失去牙齿通过牙周膜传导力的生理性刺激，牙槽骨的吸收、改建、萎缩加快，大约半年后趋于稳定，但其吸收仍在进行，直至牙槽骨丧失殆尽。在临床上呈现低平或凹陷的颌骨，尤其以下颌多见。

（三）牙对义齿的支持作用

天然牙可以承受较大的力，当天然牙缺失后，牙周韧带的缓冲作用消失，义齿承受的力直接传递到牙槽骨上，当力超过牙槽骨所能承受的限度则加剧了牙槽骨的吸收，如果保留了牙根，力通过牙周韧带的缓冲传递到牙槽骨上，减轻了牙槽骨的负担，减缓了牙槽骨的吸收，是义齿取得良好的远期修复效果。

二、覆盖义齿的分类

（一）依据覆盖义齿制作时机的不同，可将覆盖义齿分为三类

1. 即刻覆盖义齿（immediate overdenture） 个别病例中，余留牙的牙周状况较差而尚未拔除，或患者不能有缺牙时间，或拟作为覆盖基牙的牙体尚未完成预备，为使患者早日佩戴义齿，需要预先制作好覆盖义齿，待覆盖基牙完成预备并拔除无法保留的患牙后可即时戴入。

2. 过渡性覆盖义齿（transitional overdenture） 因可摘局部义齿基牙出现病变无法保留牙冠时，可将该基牙截冠并行牙体、牙周治疗，再将原可摘局部义齿修改为覆盖义齿继续使用。

3. 永久性覆盖义齿（definitive overdenture） 又称长期性覆盖义齿（remote overdenture），患者使用即刻覆盖义齿或过渡性覆盖义齿一段时间后，已比较适应覆盖义齿修复，其口腔卫生状况及软硬组织已符合覆盖义齿修复的要求时，可重新进行合理的设计，制取印模，用良好的材料制作新的覆盖义齿，这种覆盖义齿更符合口腔的生理要求并可长时间使用（图 8-2）。

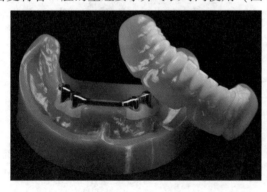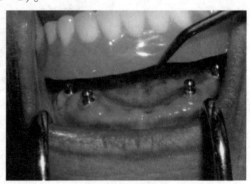

图 8-2 永久性覆盖义齿

（二）根据基牙的功能不同则可分为以下几类

1. 简单覆盖义齿 指经过完善根管治疗后的残根，如其断面在龈上留有一定高度（1.5mm 以上），就可以用以制作简单覆盖义齿。一般将牙根修整后，根管口用银汞或者树脂充填，就不再做进一步处理。这种覆盖义齿的基牙只能起到支持作用。

2. 根帽式覆盖义齿 基牙经过完善根管治疗和截冠处理后，在其外表制作一保护的金属根帽（图 8-3），然后在其上制作覆盖义齿。比起简单覆盖义齿的优点在于，对基牙有一定保护作用。防止修正后的基牙发生继发龋。

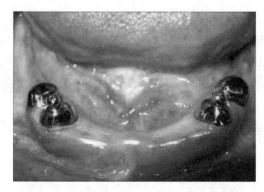
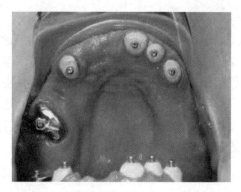

图 8 - 3　根帽式覆盖义齿

3. 套筒冠式覆盖义齿　基牙外表制作有垂直外壁或有一定聚拢度的外壁的金属内冠，相应的义齿基托组织面制作与金属内冠完全吻合的金属外冠，这种覆盖义齿不仅可以保护基牙，且有一定支持和固位稳定作用。

4. 附着体式覆盖义齿　基牙表面安放如根帽式附着体、杆卡式附着体、磁性附着体等附着体（图 8 - 4）。

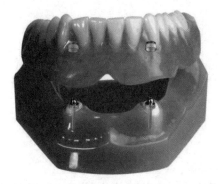
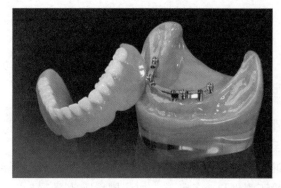

图 8 - 4　附着体式覆盖义齿

三、覆盖义齿修复的适应证、禁忌证及优缺点

（一）覆盖义齿的适应证

先天性口腔缺陷患者如先天性腭裂、过小牙、畸形牙、牙釉质发育不全等；后天性口腔疾病患者如：①牙根状况良好，因龋病、严重磨耗等原因导致牙冠大部分缺损或变短，或经根管治疗后牙冠脆弱，不宜固定修复或可摘局部义齿修复的基牙。②余留牙的牙周组织健康状况较差，经治疗后可考虑作为覆盖基牙。③口内余留牙伸长、过度倾斜、牙位异常，严重影响咬合或义齿就位。④患牙虽适宜全部拔除，但为了减缓牙槽嵴吸收及增强义齿的固位与稳定，可选择一些牙周健康稍好的少数牙，经治疗后作为覆盖基牙。⑤此外，游离端缺牙时，对颌为天然牙者，为对抗其较大的力，减轻牙槽嵴负担，如能在远中保留牙根作为覆盖基牙，则可减少游离鞍基下沉，保护鞍基下软硬组织及邻缺隙侧基牙的健康。

（二）覆盖义齿的禁忌证

（1）患有牙体、牙髓、牙周疾病而未治愈者，或残根残冠，都不能作为覆盖基牙。

（2）余留牙根起不到支持作用者，牙列缺损或缺失修复的禁忌证。

（3）丧失维护口腔卫生能力、有全身性疾病无法自行维护口腔卫生者，如严重糖尿病、癫痫病患者或有严重精神障碍者。

（三）覆盖义齿的优点

（1）义齿修复效果理想，义齿的固位和稳定性好，其咀嚼时义齿稳固不脱位，对食物的咀嚼效果好，咀嚼效率高。

（2）可以保留一些难以利用的牙根，免除患者拔牙的痛苦和缩短拔牙创愈合的时间，及时修复。

（3）保护口腔软硬组织的健康，牙根的保留防止或减少牙槽骨的吸收，保护牙周膜免受创伤。

（4）保留牙周膜本体感受器和神经传导途径，保留了义齿感觉咬合力的大小、方向、食物性状的辨别能力。

（5）义齿易于修理和调整，若覆盖基牙因某种原因必须拔除时，只需在拔牙区做衬垫术，即可改变成为常规义齿而不需重新制作。

（四）覆盖义齿的缺点

（1）覆盖基牙易龋坏、基牙周围龈组织易患牙龈炎。覆盖基牙因覆盖在义齿基托下，无口腔自洁作用，有时食物残渣会存留于义齿基托下，细菌容易生长繁殖。覆盖基牙常因此发生龋坏或者牙龈炎、牙周炎。

（2）义齿制作困难、增加治疗费用　由于覆盖基牙或牙根的存在，牙槽嵴比较丰满，颌间距较小，且基牙的唇颊侧常有较明显的骨突，影响人工牙的排列、基托的外形和义齿的美观。

（3）覆盖基牙需要治疗，还有些需要在基牙上安放附着体或套筒冠，增加了治疗时间和费用。

因此在设计覆盖义齿前必须充分考虑各方面因素，做出最佳设计。

第二节　覆盖义齿修复的设计

一、临床评估

一般情况下具有下列条件者可考虑设计覆盖义齿。

（1）至少有1个可保留的牙或牙根。

（2）通过基础治疗可达到良好的口腔卫生状况，并能保持者。

（3）由于患者口腔条件差，如牙槽嵴吸收严重、口腔干燥、对异物反应太敏感，常规修复方法效果差者。

（4）采用其他修复方法时，余留牙会受到严重损害者。

二、覆盖基牙的选择

1. 覆盖基牙的数目　一般无严格要求，较理想的是单颌保留2~4颗牙。若仅有1颗余留牙也有保留价值。先天缺牙、小牙畸形、釉质发育不全、严重磨损、多数残根残冠等，也可保留较多的牙作为覆盖基牙。

2. 覆盖基牙的位置　合理的基牙位置可以使咬合力分布均匀，最理想的位置是牙弓的前后、左右均有基牙且位于咬合力最大的位置，尽量避免斜线式支点线。全口覆盖义齿基牙的选择通常多选择前牙，首选尖牙，其次为第一前磨牙或第二前磨牙。

3. 牙周情况　牙周无明显炎症，无牙周袋或牙周袋较浅且无溢脓，牙龈无炎症或出血，牙龈附着正常。牙周骨组织吸收少于根长的1/2。如果骨吸收超过根长的1/2而小于2/3时，只要牙周无炎症，牙不松动，也可考虑作为覆盖基牙，但应定期观察。若牙周骨吸收大于根长2/3时，则无保留价值，应予以拔除。

4. 牙体、牙髓情况　牙体牙髓治疗后预后肯定的患牙方可用作覆盖义齿基牙。

5. 基牙的外形和高度　理想的覆盖义齿基牙外形为圆平顶型，圆平顶型易于取模且可允许义齿在一定范围内的运动。在上牙弓，理想的基牙高度是2mm，在下牙弓则为3mm，这个高度范围既可提供足够的支持又可给予义齿足够的侧方稳定性。

6. 金属根帽的适应证　当基牙没有足够高度或者外形不能直接修复时，均应使用金属根帽。且如覆盖基牙对颌为天然牙时，应使用金属根帽，防止摘下覆盖义齿时基牙折断。

7. 种植覆盖基牙　是以种植体及其上的附件为支持制作的覆盖义齿，种植体及其上的附件相当于覆盖基牙和其上的固位部分。其特点是可依据患者缺牙的部位、剩余牙槽嵴吸收的程度、颌间距离、义齿的设计要求等，选择种植体植入的部位、方向和数量，根据医生和患者的意愿制做出修复效果最佳的覆盖义齿。当覆盖基牙数量过少时，增加种植覆盖基牙会收到良好的修复效果。具体内容详见种植义齿相关章节。

三、覆盖义齿附着体选择

当简单覆盖义齿不能满足患者的修复要求或者原先患者就有附着体作为可摘局部义齿的固位体时，就需要采用附着体来固位。按照附着体位置及结构归纳起来可概括为根上附着体、根内附着体、杆卡式附着体和磁性附着体（图8-5至图8-7）4种类型。根据附着体阴性和阳性结构的精密程度可分为精密附着体和半精密附着体。根据附着体阴性和阳性结构之间结合形式可将附着体分为刚性附着体、非刚性附着体和弹性附着体。附着体的详细介绍，包括其适应证、优缺点等可具体参考附着体义齿相关章节。

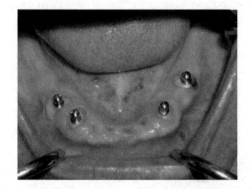

图8-5　根内附着体

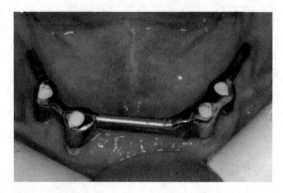

图8-6　杆卡式附着体

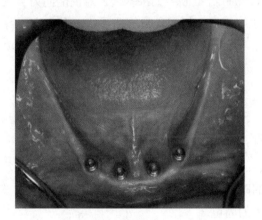

图8-7　磁性附着体

第三节　覆盖义齿的治疗过程

一、覆盖义齿治疗计划的制订

正确而完善的治疗计划的制订是覆盖义齿成功的重要保证，在修复前治疗阶段，应对患者进行全面系统的检查，对口内余留牙较少的患者，必须充分考虑确定可保留的牙和确定保留牙对义齿固位的必要性，根据患者的临床各种因素制订修复方案。

二、覆盖基牙的准备与治疗

覆盖义齿修复前应对口内余留牙进行必要的准备和彻底的治疗以改善拟作为覆盖基牙的余留牙的牙周状况，提高修复效果，延长覆盖基牙的使用寿命。

（一）修复前准备

修复前应对口内所有余留牙进行详细的检查并拍摄 X 线片，拔出无法保留的患牙；根据覆盖义齿的设计，绝大多数覆盖基牙均应进行根管治疗；对于牙周条件不好的患者，必须对其进行完善的牙周治疗，清除龈上、龈下的牙石和菌斑，根面平整消除牙周炎症，降低牙周袋深度等。

（二）修复准备

目的是使义齿承载组织和神经肌肉系统处于最佳状态，以便之后接受覆盖义齿。

1. 制作出临时覆盖义齿　对于原先佩戴的可摘局部义齿中不起作用的有害部件进行调整，如舌杆、无支持作用的卡环、部分基托等，使其得到牙根的支持而变为临时覆盖义齿。适当修整可以消除义齿对软组织造成的损伤，改善黏膜的状态，促进神经肌肉调节。

2. 基础性修复准备　对口内情况复杂的患者，采用即刻覆盖义齿等方式尽可能缩短缺牙时间，避免从自然牙列直接过渡到全口义齿或全口覆盖义齿。

三、制备覆盖基牙与顶盖

（一）简单覆盖义齿牙根预备

1. 磨短牙冠　对于死髓牙，将牙冠降低至龈缘或在龈缘上 1～3mm，若为残根，仅进行适当调磨。但一般情况下牙体预备的量取决于基牙有无活力、预计基牙所承受负荷的大小、颌间间隙大小等。如果基牙仅用来支持义齿，可在龈上 1.5mm 处截断，如果基牙要对抗侧向力，则应保留龈上 3mm 的高度。

2. 圆滑各锐边　调磨过锐边缘将根面修成光滑的圆顶状，根管口调磨成小平面。

3. 封闭根管口　可用银汞、树脂等材料封闭根管口并将根面打磨抛光。

（二）金属顶盖的制作

依据覆盖基牙牙体、牙周组织的健康状况，义齿设计对固位、支持、抗力的要求，金属顶盖的制作及其轴面聚合度也有一定差异。顶盖的制作与铸造金属全冠相同，边缘应与颈缘线一致，避免悬突、边缘过短或过长。牙周组织健康者，其轴面聚合度可小，反之则大。

（三）以直接固位的预成附着体的基牙预备

在覆盖义齿中，直接固位的附着体一般无金属顶盖，可直接黏固或旋入根管内，其操作简单、价格低廉，尤其适用于临时覆盖义齿的固位。

（四）桩－根帽的牙体预备

根据目前的观点，牙体预备一般应采用龈上边缘。这对牙龈影响少并使边缘易于清洁。要求完整的牙体组织至少在龈上 1.5mm，在根帽边缘部位应没有急性龋形成的风险，在上前牙区，同时要求不可影响美观。当因为美观原因需要龈下边缘时，可在舌侧和邻面进行龈上预备，唇侧预备体和根帽边缘可以置于龈下 0.5mm，但一定要逐渐移行达到一个完好的边缘。预备后应保留足够的牙体组织，同时为固位单位提供足够的间隙。根帽结合区域应形成一个平行于内壁的咬合面箱型，但不可过度减少根截面直径，以防根折。

四、即刻覆盖义齿修复

即刻覆盖义齿是在患者戴入最终的修复体之前过渡使用，便于患者适应最终修复体。可在牙髓治疗、基牙截断后的任何时间戴入。

即刻覆盖义齿戴入后的护理是非常重要的。戴牙初期拔牙区牙槽嵴的吸收迅速，一段时间后基托与黏膜间出现间隙，戴牙后应追踪观察，2~3个月后复诊，待牙槽嵴吸收基本稳定后进行重衬和咬合调整。但应注意保持覆盖基牙与义齿基托之间有1mm的间隙。即刻义齿不可损伤黏膜、牙周组织。

五、印模制取与模型灌注

覆盖基牙预备完成后，可参照固定冠桥、可摘局部义齿及全口义齿印模的制取印模和灌注模型。

六、颌位关系的记录

可参照可摘局部义齿或全口义齿颌位关系记录与转移的方法和要求完成覆盖义齿的颌位关系记录。

七、基托设计

基托的设计形式与覆盖基牙的牙周组织的健康、义齿的功能、美观和使用寿命有密切关系。

1. 基托设计的具体要求与原则

设计要求：①不会引起菌斑聚集；②不对边缘龈造成机械损伤；③不影响口腔卫生的保持；④不影响唇颊舌的正常生理运动；⑤不影响美观与发音；⑥便于修理。

设计原则：①基托尽可能少覆盖牙龈边缘；②邻面间隙的边缘用金属制作；③覆盖基牙越多，预后越好，开放间隙也可更大。

2. 基托设计与功能和美观的关系　因覆盖基牙牙周有丰满的牙槽嵴，不需要用人工材料恢复其外形，唇侧不放置基托不会影响唇颊的位置和功能，符合功能和美观的要求。

3. 无牙颌区基托的设计　与全口义齿基托伸展范围和形状极其相似，但也有区别：避免过度伸展；在牙槽嵴萎缩不严重时，前牙区人工牙应直接排列在牙槽嵴上，使人工牙与牙槽嵴直接相接触，以取得良好的美观效果；有时基托的伸展受制于义齿的就位道，基托应止于牙槽嵴的观测线上，否则易引起倒凹区基托的食物嵌塞。

八、人工牙的选择与排列、试戴、义齿完成

覆盖义齿人工牙的选择、排列与可摘局部义齿或全口义齿人工牙的选择与排列基本相同。其试戴方法基本同常规可摘局部义齿。但因覆盖义齿的覆盖顶部是混合支持式义齿的力承受区，口内试戴需检查义齿基托与根帽是否吻合，缓冲基托边缘过度伸展的部分，调磨正中咬合及非正中咬合直至咬合平衡。

但需注意：在为患者试戴覆盖义齿之前，一定要注意，要对患者再次进行口腔卫生宣教，摘除覆盖义齿后，基牙的清洁极为重要，有些基牙暴露根面则需要使用牙间隙刷予以清洁，带有金属顶盖、根帽或者附着体的基牙要注意黏接边缘及边缘龈的清洁，以预防基牙的龋坏和牙周疾患。

九、制作时的注意事项

基托组织面与覆盖基牙间，与长冠、短冠金属顶盖间以及双重顶盖间保持1mm间隙。初戴覆盖义齿时，缓冲覆盖基牙相应处的基托组织面。在覆盖基牙相对应的基托组织面衬垫弹性材料，使之有1mm的弹让性。

十、覆盖义齿修复后护理

戴用覆盖义齿后的护理与定期复诊是保证覆盖义齿有效使用寿命的重要措施。

1. 义齿的护理　合理的义齿护理可清除掉义齿基托上的软垢、细菌及念珠菌，防止菌斑形成及细菌释放毒性产物，从而保护覆盖基牙及其牙周组织的健康，并预防义齿性口炎的发生。义齿的护理措施包括：每日用普通牙刷或义齿专用牙刷及牙膏清洗义齿；每日将义齿浸泡在 0.2% 的氯己定溶液中 10 ~ 15分钟，氯己定可渗入基托，再缓慢释放达几小时。但长期使用可能会引起义齿变色；氟凝胶可用于暴露的牙根，也可每天使用 0.025% 的氟凝胶漱口水。

2. 定期复查覆盖义齿　患者每隔 3 ~ 6 个月应复诊做常规检查，目的是了解义齿的使用情况，检查基牙及其牙周组织的健康状况，发现问题及时处理。必要时应对义齿进行重衬处理，另外也需加强对患者的口腔卫生指导，督促患者清洗口腔和了解用药情况。

第四节　覆盖义齿戴入后可能出现的问题及护理

一、基牙和牙槽嵴问题

1. 基牙龋坏　覆盖义齿戴入后，基托与基牙及黏膜之间形成新的、特殊的生态环境和滞留区，其间的唾液流速减缓、流量降低，基牙失去自洁作用，食物残渣易滞留牙面。导致细菌在其中聚集、生长繁殖，形成菌斑，引起基牙龋坏及炎症发生。且由于牙周附着丧失，可能使基牙出现根面龋。根面龋在临床检查中以探针探出，辅助检查使用 X 线可帮助检查根帽下缺损深度，早发现早治疗。

2. 牙周问题　覆盖义齿戴用后产生牙龈炎的原因常是口腔卫生差、基托压迫龈缘过紧、基牙周围基托缓冲过多引起食物嵌塞等，若治疗不及时，可发展形成牙周炎，导致牙周袋形成、牙周溢脓、附着龈丧失，甚至基牙丧失。一般建议义齿戴入后 3 个月复诊检查，之后每 6 个月检查一次，若口腔卫生条件好，牙周特别健康者可每 12 个月检查一次。

3. 牙槽骨吸收　剩余牙槽嵴仍会发生进行性萎缩，因此水平和垂直咬合关系依旧会发生改变，复查时发现咬合异常，要注意检查缺牙区牙槽嵴，吸收处基托要予以重衬，千万不可以调整咬合，以防垂直距离降低。

覆盖义齿戴入后个别情况下覆盖基牙会出现快速牙槽骨吸收，其原因如下。

（1）患者自我护理能力较差，也未使用有效药物，导致基牙上菌斑聚集，引起炎症。

（2）义齿咬合关系差，尤其是戴用义齿 4 ~ 6 个月后，义齿下沉不均匀，导致咬合不协调。

（3）义齿存在支点，因义齿基托与个别覆盖基牙间存在支点，致使义齿咬合力首先传递到该基牙，引起基牙负荷过重，牙槽骨快速吸收。

针对以上原因，应及时采取有效预防措施，避免牙槽嵴的快速吸收。

二、覆盖义齿问题

戴入覆盖义齿后，发生固位、疼痛、发音、咀嚼等问题参考全口义齿及可摘局部义齿带牙后问题处理。

使用铸造加强支架的覆盖义齿很少折断，但是没有使用铸造加强支架的义齿在附着体附近容易发生基托折断。当检查发现附着体附近有树脂裂纹时，应及时消除基托内过大的应力。如将基托重衬或调整咬合。所有附着体在使用过程中都受到磨损，通常几年后才影响到固位，可通过更换附着体重新获得固位力。

思考题

1. 什么是覆盖义齿? 覆盖义齿修复的生物学基础是什么?
2. 覆盖义齿有何优缺点?
3. 覆盖义齿基托设计有什么要求?
4. 覆盖义齿戴入后常出现什么问题? 如何应对?

▶ 参考文献

1. 冯海兰. 口腔修复学, 第 1 版. 北京: 北京大学出版社, 2005.
2. 朱智敏. 口腔修复临床实用新技术. 第 1 版. 北京: 人民卫生出版社, 2013.
3. 马轩祥. 口腔修复学. 第 5 版. 北京: 人民卫生出版社, 2003.
4. 赵铱民. 口腔修复学. 第 6 版. 北京: 人民卫生出版社, 2008.
5. 姚江武. 口腔修复学. 第 3 版. 北京: 人民卫生出版社, 2015.
6. 张富强. 口腔修复基础与临床. 第 1 版. 上海: 上海科技出版社, 2004.

7. Alfred H. Color atlas of dental medicine: Complete denture and overdenture prosthetics. New York: Thieme, 1993.

8. Assunqao WG, Barao VA, Delben JA, et al. A comparison of patient satisfaction between treatment with conventional complete dentures and overdentures in the elderly: a literature review. Gerodontology, 2010, 27 (92): 154-162.

9. Attard NJ, Zarb CA. Long-term treatment outcomes in edentulous patients with implant overdentures: the Toronto study. Int J Prosthodont, 2004, 17 (4): 425-433.

10. Chee WW. Treatment planning: implant-supported partial overdentures, J Calif Dent Assoc, 2005, 33 (4): 313-316.

11. Hug S, Mantokondis D, Mericske-Stern R. Clinical evaluation of 3 0verdenture concepts with tooth roots and implants: 2 year results. Int J Prosthodont. 2006, 19 (3): 236-243.

12. Thayer HH, Caputo AA. Effects of overdentures upon remaining oral structures. J Prosthet Dent, 1977, 37 (4): 374-381.

第九章　种植义齿修复

 思维导图

```
                                    ┌─ 牙种植成功标准
                        ┌─ 概　述 ─┤─ 种植修复治疗的适应证
                        │          └─ 种植修复治疗适应证选择的注意事项
                        │
                        │                          ┌─ 种植义齿组成及结构
                        ├─ 种植义齿的基本结构及分类 ─┤─ 种植体的分类
                        │                          └─ 种植义齿的种类
                        │
                        ├─ 种植义齿修复原则 ─┬─ 种植义齿的修复设计原则
                        │                   └─ 牙种植体植入手术前的修复设计原则
                        │
        种植义齿修复 ────┤─ 种植义齿的制作 ─┬─ 固定式种植义齿的制作
                        │                  └─ 全口种植义齿的制作
                        │
                        │                      ┌─ 随访检查
                        ├─ 种植义齿的健康维护 ─┤─ 自我维护
                        │                      └─ 种植义齿周洁治术
                        │
                        │                        ┌─ 种植体基台、螺丝的松动和折断
                        │                        ├─ 种植修复支架的断裂
                        │                        ├─ 种植体折断
                        │                        ├─ 种植体周围龈缘炎
                        └─ 种植修复并发症及处理 ─┤─ 种植体周围炎
                                                 ├─ 种植体周围骨吸收
                                                 ├─ 美观问题
                                                 └─ 发音问题
```

本节内容电子资源——云板书（新型数字化教材）

云板书由高清文字、图片，以及教学视频链接组成，可在各类电子终端上观看学习。

http：//txt. xlybook. com/？ img＝kouqiangxiufuxue/zhongzhiyici

种植义齿修复

云板书

导学视频

电子书

考试系统

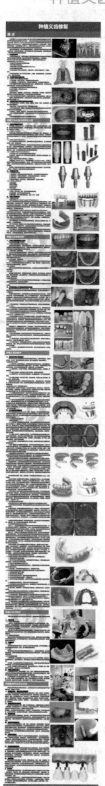

随堂笔记

第一节 概 述

口腔种植学（oral implantology）这门新兴学科的飞速发展使得种植义齿修复已成为牙列缺损或缺失的常规治疗方式之一，其所具有的功能及美学效果是传统修复方法无法比拟的。种植义齿（implant supported denture）是在缺牙区的牙槽骨内植入牙种植体（dental implant），待种植体与牙槽骨形成骨结合后，通过基台连接，在其上端制作修复体，完成种植修复（图9-1）。种植义齿感觉舒适类似于天然牙，许多常规义齿难以解决的疑难病例通过种植义齿修复往往能够取得满意的疗效。

虽然口腔种植学是一门年轻而急需发展的学科，但是有关种植义齿的修复技术已有久远的历史。纵观种植牙的历史，可以将种植牙分为自体牙移植修复、异体牙移植修复、异种牙移植修复和异质牙种植修复。

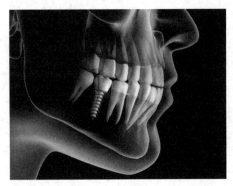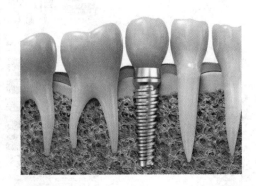

图9-1 种植义齿

一、牙种植成功标准

牙槽骨和种植体之间，黏膜和种植体之间的界面的成功愈合和保持稳定是种植成功和修复长期稳定疗效的关键。良好的骨结合是牙种植成功的标志，在此基础上，Albrektsson等1986年提出了牙种植体成功标准，得到了学术界的普遍认可。

牙种植成功标准（Albrektsson）如下。

（1）种植体在行使功能时无任何临床动度。

（2）种植体周无X线透射区。

（3）种植体修复1年后垂直骨吸收每年应小于0.2mm。

（4）种植体周黏膜组织健康。

（5）种植体成功率：5年末上颌为85%，下颌为90%，10年末上颌为80%，下颌为85%。

（6）种植后无持续和（或）不可逆的下颌管、上颌窦、鼻底组织的损伤、感染及疼痛、麻木、感觉异常等症状。

二、种植修复治疗的适应证

（一）最适于考虑作种植修复治疗的病例

（1）个别牙缺失：邻牙完好无损、不愿磨除牙体组织的患者。

（2）少数牙缺失：不习惯活动义齿、不愿磨牙做固定义齿、咬合关系正常的患者。

（3）由于牙槽嵴严重吸收以致过分低平或呈刀刃状，肌附着位置过高，舌体积过大或者活动度过大等，影响全口义齿固位的牙列缺失者。

（4）伴颌骨缺损后用常规修复方法不能获得良好的固位者。

（5）全口牙列缺失：覆盖式全口义齿。

（6）正畸治疗支抗。

具有上述情况，患者自愿，全身条件良好，并能按期复查，缺牙区软、硬组织无严重病变和无不良咬合习惯的前提下，种植修复治疗往往是最佳选择。

（二）优先考虑种植修复治疗的病例

以往曾有戴用可摘、固定修复体经验，主观上明显倾向于接受固定修复方式，但现有余牙条件不能提供足够支持（如游离端缺牙、过长的缺牙间隙等）者。

三、种植修复治疗适应证选择的注意事项

（1）患有全身性疾病，如心脏病、血液病、糖尿病、高血压、肾病、代谢障碍等，并且未得到有效控制者。

（2）医从性不好，不能忍受手术创伤、不能与医生合作者。

（3）缺牙区有颌骨囊肿、骨髓炎、鼻旁窦炎及较严重的软组织病变的患者和有严重牙周病并未做系统治疗的患者。

（4）严重错𬌗、紧咬合、夜磨牙症、偏侧咀嚼等不良咬合习惯并且未做治疗者。

（5）缺牙区骨量不足和骨密度低，并通过特殊种植外科手术仍不能满足种植体植入要求的患者。

（6）种植体周围骨组织创伤吸收所致的种植修复失败者。

第二节　种植义齿的基本结构及分类

一、种植义齿组成及结构

种植义齿（implant denture）主要由种植体、基台、上部结构三部分组成（图9-2）。种植体、基台及修复体共同承担固位、支持和负载功能。较好地恢复了咀嚼、美观及发音功能，有效保存了天然牙（图9-3至图9-8）。

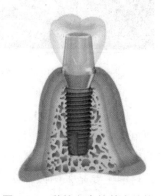

图9-2　种植义齿的基本结构

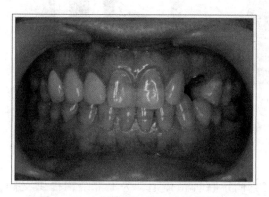

图9-3　上颌尖牙缺失，种植体植入

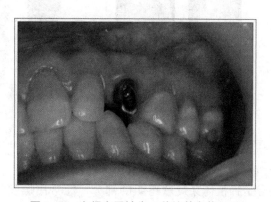

图9-4　上颌尖牙缺失，种植基台戴入后

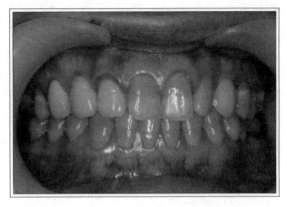

图9-5　上颌尖牙种植义齿金属烤瓷冠修复后

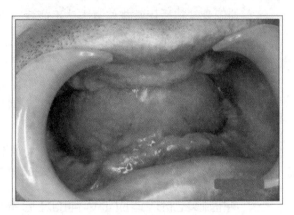

图9-6　全口无牙颌

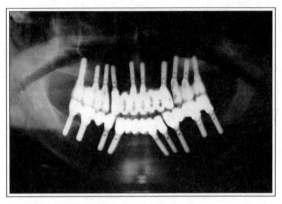

图9-7　装上种植义齿后的全口曲面断层片

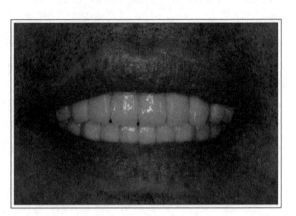

图9-8　全口种植义齿修复后

（一）种植体（implant）（图9-9）

种植体系植入骨组织内替代天然牙根的结构，是获得支持、固位、稳定的部分。种植体主要以具有良好的生物相容性的钛金属材料为主，如纯钛、钛合金等。牙种植体材料及结构设计发展经历了半个多世纪，目前主要是采用钛或钛合金加工制成的牙根型结构。

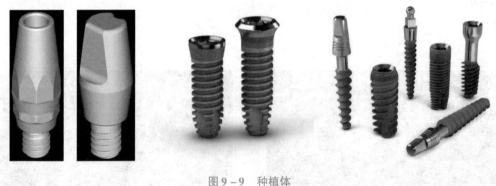

图9-9　种植体

（二）基台（implant abutment）

基台是种植体穿过软组织的部分，通常用螺丝将它固定在种植体上，为上部结构提供支持、固位、稳定的结构（图9-10）。

基台又分为愈合基台和修复基台。愈合基台是应用在种植体植入后到修复体戴入前这一过程，主要是保障软组织愈合，形成牙龈袖口。修复基台是牙种植体穿过牙龈暴露于口腔中的结构部分，通过其下端的内连接或外连接抗旋转结构与种植体上端通过中央螺丝固定、连接，是可摘或固定种植义齿修复体的附着结构。

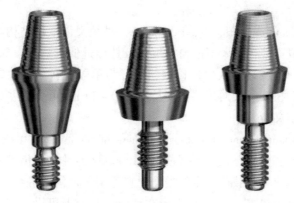

图 9 – 10　基台

（三）上部结构（implant superstructure）

1. 人造冠及人工牙　通过黏固或螺丝与基台连接固位。

2. 金属支架　与基台和（或）天然牙相连的金属结构，起到增加上部结构强度、固位及分散咬合力的作用。

3. 基托　种植义齿的基托边缘伸展少、范围较小。

4. 固定螺丝（fixation screw）　又称修复体螺丝（prosthesis screw），它是将上部结构与种植体的基台相连接的螺丝，可拆换。在杆卡式覆盖种植义齿中则称为接圈固定螺丝；在桥架式种植义齿中则称为桥接圈固定螺丝；若螺丝是水平性的固定，则称为水平螺丝。

5. 附着体　种植义齿的附着体与半固定或活动固定联合桥者相类似，可分为杆卡式、栓道式、套筒冠式、球帽状附着体以及磁性附着体等。

二、种植体的分类

（一）按照种植材料分类

1. 金属种植体　种植体由金属或合金材料制作，目前种植体在常用的是纯钛。

2. 陶瓷种植体　种植体由陶瓷制作，具有良好的生物相容性，色泽美观。

3. 复合种植体　采用两种或多种材料共同制作完成。

4. 其他材料种植体　高分子材料、玻璃碳材料等等，目前很少使用。

（二）按照植入的部位分类

1. 骨内种植体

2. 骨膜下种植体

3. 根管内种植体

4. 穿骨种植体

（三）按照种植体功能分类

1. 种植体　用于支持、固位、稳定口腔内各种修复体。

2. 支抗种植体　用于正畸治疗时支抗作用。

3. 颅面种植体　用于支持和固定义齿、义眼、义耳、义鼻等

三、种植义齿的种类

(一) 按固位方式分类

1. 固定式种植义齿 (implant-supported fixed denture) 种植义齿上部结构与基台间采用黏接剂黏固或通过固位螺钉连接固定的修复方式,患者不能自行取戴,外形近似天然牙,佩戴舒适,固位及支持力强,咀嚼功能恢复佳,用于牙列缺损或牙列缺失的修复,可分为单冠、联冠或固定桥三种方式修复。固定种植义齿可单独由种植体或者种植体与天然牙共同支持 (图9-11),可分为基桩外黏固种植义齿、基桩内黏固种植义齿、可拆卸式种植义齿。

2. 可摘式种植义齿 (implant supported or assisted removable denture) 可摘式种植义齿是依靠基桩、牙槽嵴和黏膜共同支持的局部或者全颌覆盖义齿 (图9-12)。该类种植义齿的基桩能适当增加固位、支持和稳定,并能防止种植体过载或不利载荷产生的损伤,它适用于种植基桩数目不足或者对颌为天然牙者。对于牙列缺失患者,无牙颌种植可摘 (覆盖) 义齿在种植体基台上可设计杆卡、球帽、磁性附着体、套筒冠固位体等。

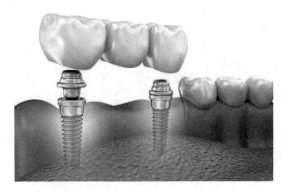

图9-11 固定式种植义齿

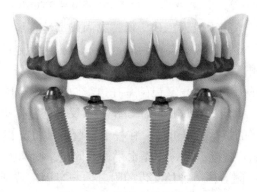

图9-12 可摘式种植义齿

(二) 按按组成牙数目和修复方式分类

1. 单个牙种植义齿 单个牙种植义齿又称种植单冠,即在基台上直接制作全冠,可黏固固位,亦可用螺丝固定。

2. 多个牙种植义齿 按固位方式分为可摘式和固定式局部种植义齿,可摘式局部种植义齿应用极少。按支持基牙不同,又将固定式局部种植义齿分为种植体支持式联冠、种植体支持式固定桥、种植体与天然牙联合支持式固定桥。

3. 全口种植义齿 按照固位方式可将其分为全口固定式种植义齿和全口覆盖式种植义齿。按照上部结构与基台的连接形式,又可分为杆卡附着式种植义齿、套筒冠附着式种植义齿、球帽附着式种植义齿、磁性固位式种植义齿等。

第三节 种植义齿修复原则

一、种植义齿的修复设计原则

种植义齿修复应遵循下列原则。

(一) 恢复牙列的完整和正常的形态功能

应遵循常规义齿的原则,恢复牙轴面的突度,维持与邻牙的接触关系,具有适当的外展隙和邻间隙以及良好的咬合关系，有效地分散种植体所受到的 验力，消除侧向力，使其加载的力方向应尽量接近于种植体的长轴。

（二）良好的固位、支持和稳定

设计种植义齿时应具备良好的固位、支持和稳定。种植义齿的固位力与基台的聚合度、龈高度及其基台与固位体的密合度、金属支架的固位方式、螺丝的紧固度及数量等密切相关。而其支持力主要受种植体与周围骨组织的骨结合程度的影响骨结合率越高，种植体周围的骨支持力越大。

（三）保护口腔软、硬组织健康

种植体周围龈沟深度应小于3mm。周围的骨组织在种植术后1年的年吸收率应小于0.2mm。口内的余留牙应健康或经过彻底的牙体、牙髓、牙周治疗，种植义齿与余留牙形成相互协调的完整牙列，功能互补。

（四）坚固耐用

种植义齿应选择有较高机械强度的修复材料，以保证种植义齿能够较长期留存，正常行使功能。

（五）美学

应根据患者的要求及牙、软硬组织缺失情况，客观分析，制订治疗计划，预测治疗效果，正确选择种植体、植入位置及深度，对软硬组织进行功能和美学的整复处理，达到和谐、美观的外形。

上部结构的力学设计

（1）上部结构能够将力沿种植体长轴传导到种植体周围的骨组织，以尽量减少种植体承受的侧向力和扭力，防止种植义齿损坏。

（2）通过增加上部结构的支持面积和在上部结构内部设置应力缓冲装置的方法可使应力分散。

二、牙种植体植入手术前的修复设计原则

随着口腔种植学及种植外科技术的发展，早期由颌骨解剖结构条件决定种植设计的原则已经转变为根据修复方案制订种植计划的现代种植模式，标志着口腔种植进入了一个新的阶段。

牙种植体的数目及尺寸，关系到种植义齿上部结构的种类及支持力的设计。在种植外科手术前，确定牙种植体的数目、尺寸，除了根据患者条件外，种植义齿的修复设计是重要因素。种植体骨内段的尺寸和表面积也与修复设计有关，骨内段越长、越粗，表面积越大，对上部结构的支持力就越大。种植体植入位点骨质应均匀致密、骨量充足。

根据修复方案制订种植计划的原则，种植义齿修复中种植体的植入设计应考虑以下五方面。

（1）为防止损伤神经，种植体的底端距下颌神经管壁上缘、颏孔的上缘骨质厚度应大于$1\sim2$mm。

（2）在种植体植入区颊舌侧骨板厚度至少要超出种植体直径2mm，即在颊侧至少要有1.5mm的骨板厚度，在舌侧至少要有0.5mm的骨板厚度，若达不到这一厚度，建议采用GBR技术以增加颊舌侧骨板厚度来保证手术的成功率和种植体的长期稳定。

（3）种植体与相邻天然牙的最佳距离应在1.5mm以上；2枚种植体轴心之间的距离应大于$6\sim8$mm；验龈间隙6mm以上。

（4）相邻种植体植入方向平行。牙种植体植入的位置、方向和分布与种植义齿上部结构的设计紧密相关，这些因素决定着义齿的人工牙排列和修复效果。为了确定理想的牙种植体的植入位置、方向和分布，准确地判断种植部位的骨量和骨质，近年来，借助计算机辅助设计制作技术和三维CT影像技术的联合应用，出现了外科导板（surgery template）设计制作CAD/CAM新技术，极大地提高了植入的精准度和临床种植修复的质量。

在相同条件下，种植体的数目越多，支持力越大，但是并非种植体越多越好。由种植体与天然牙混

合支持的种植义齿，由于两者的受力反应相差较大，有学者认为两者不宜采用刚性连接，但近年研究结果表明，由健康基牙与种植体共同支持的单位固定桥临床应用是可行的。

（5）种植义齿的美观设计　种植义齿的美观设计主要涉及牙龈乳头缺失、牙冠色泽异常等，近年来通过外科手术或特殊修复材料的应用，改善种植义齿美观效果的临床技术主要包括以下几种。

1）牙间乳头成形：对牙缺失区牙间乳头消失部位采取植骨，改善植入区龈乳头高度和形态，消除牙冠外展隙区的"黑三角"。

2）软组织成形术：采用在龈缘处转瓣可在一定程度上获得与邻近牙龈缘协调的软组织外形、高度。临床上也可采用愈合基台及暂时性修复体挤压黏骨膜瓣，使软组织的外形得到改善。

3）基台设计：通过改进基台外形和材料质地、颜色来改善修复体外观，如采用全瓷基台。

第四节　种植义齿的制作

一、固定式种植义齿的制作

固定式种植义齿上部结构的制作包括修复前的常规准备，制取印模和模型、记录咬合关系、上𬌗架、制作金属支架及上部结构、戴入上部结构等，具体步骤如下。

1. 制取印模及工作模型

（1）取初印模：选用开窗托盘，其开窗的部位与种植体相对应，以便拆卸取模柱。取模前将愈合帽从种植体顶部用六角螺丝刀卸下，旋入取模桩，在取模桩周围注入藻酸盐印模材料，取出带有取模柱的初印模。印模应完整，边缘伸展应适合。

（2）灌制初模型：口内旋下取模桩，将基桩代型固定到取模桩上，灌制模型，获得初印模。

（3）制作个别托盘：在初模型上支取个别托盘，并暴露方形取模桩。

（4）制取终印模：在口内安装方形取模桩，注入藻酸盐材料，用个别托盘取得终印模。

（5）制取工作模型：在口内旋下导针，取出终印模，在阴模上旋入基桩代型，灌注人造石，获得工作模型（图9-13）。

根据取模柱的不同设计，取模也可采用闭合式方法，种植体系统不同，方法略有差异，但基本要求和目的是一样的，即准确将种植体的方向和位置转移至模型，多用于单冠修复取模。

2. 𬌗位记录及上𬌗架　按照常规方法进行（图9-14）。

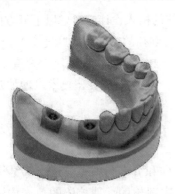

图9-13　制作工作模型

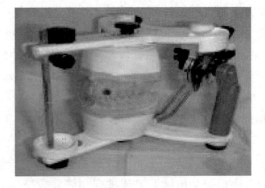

图9-14　𬌗架

3. 金属支架的制作　金属支架由固位体、桥体和连接体组成。支架铸造后，在模型上试戴，检查固位、共同就位道、预留的咬合空间等，必要时可以在口内试戴。根据上部结构与种植体的连接不同，现介绍两种常见的金属支架制作方法。

（1）黏固固位金属支架的制作：固定式种植义齿采用基台黏固固位设计时，其金属支架的设计和制作与常规固定义齿者相似。为保证种植体颈部龈组织的美观，冠唇（颊）侧的边缘应位于龈下 0.5～1mm，舌（腭）侧平齐龈缘，便于清洁，且有益于种植周健康。

（2）螺丝固定金属支架的制作：该类金属支架是用固定螺丝通过接圈将其固定在基台上。前牙的固定螺丝在舌（腭）面，后牙固定螺丝在𬌗面中央或者舌（腭）面。

4. 上部结构的完成　金属支架经过试戴后，将其放回工作模型上，根据咬合记录调整瓷层或塑料修复体空间，然后按常规完成金瓷或金塑上部结构。为了美观和发音，前牙桥体应设计为改良盖嵴式。为了便于清洁，后牙桥体应减小接触面积，仅让颊侧龈端接触，扩大舌侧邻间隙。

二、全口种植义齿的制作

全口种植义齿的上部结构由人工牙、基托、金属支架、固定螺丝及附着体等组成。根据连接方式不同，全口种植义齿可分为全口固定式种植义齿（图 9 - 15）和全口覆盖式种植义齿（图 9 - 16）。全口固定式种植义齿又可分为黏固型种植义齿（图 9 - 17）、螺丝固定型种植义齿（图 9 - 18）。

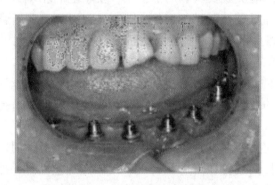

图 9 - 15　全口固定式种植义齿

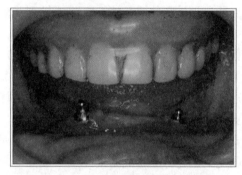

图 9 - 16　全口覆盖式种植义齿

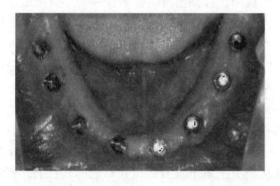

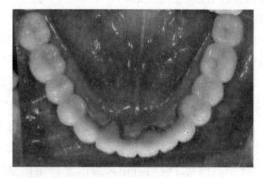

图 9 - 17　黏固型种植义齿

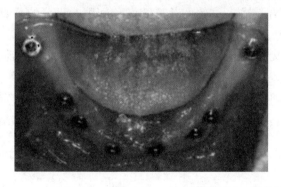

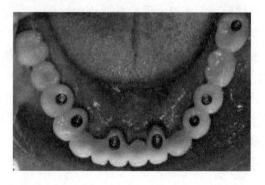

图 9 - 18　螺丝固定型种植义齿

（一）全口固定式种植义齿的制作

1. 制取印模和模型

（1）制取印模：采用开窗托盘制取印模。首先用长固位螺丝将直接印模转移桩固定于口内种植体上，如果是多个种植体，可以在口内直接将多个转移桩的中部用树脂连接在一起，形成树脂夹板。取模时，先将转移桩周围及树脂夹板龈方填满硅橡胶，然后将盛满硅橡胶印模材料的托盘置于口内，稳定托盘，进行功能修整，暴露取模柱顶端转移杆。待印模材料凝固后，旋松全部固定螺丝，从口内整体取出转移桩及树脂夹板式的集成印模，然后用螺丝把种植体替代体固定在取模柱上，确认完全就位后，包围印模，灌制工作模型。

（2）灌制工作模型：在灌制工作模型前，先在印模面种植体替代体颈缘灌注少许硅橡胶牙龈形成材料，该材料可人为取下并原位回复，以便于在制作套筒冠熔模时肩台到位。然后真空调拌人造石灌制工作模型，待硬固后，松开固定螺丝，取下印模，用基台替代取模柱，完成工作模型制取。

（3）颌位记录：准确地记录颌位关系十分重要，应按照传统的全口义齿颌位关系记录原则进行。

2. 排牙　遵循全口义齿的排牙原则进行。在不影响美观及功能的前提下，要求上下𬌗堤大致平分颌间距离，后牙尽量排在种植基桩上，前牙排列尽量靠近种植基桩的唇侧。排好人工牙后，用石膏制取人工牙的唇（颊）侧形态记录（又称导模、唇形）。然后用沸水冲掉排牙用的蜡，将记录回复到𬌗架上检查其吻合程度。此时留存于人工牙舌侧的空间即为金属支架可利用的空间位置。

3. 金属底层冠及金属支架的制作　金属底层冠的制作与常规金瓷冠底层熔模相似，但螺丝固位型的金属底层冠在基台相应位置应开窗，由于牙种植体的应力缓冲能力较差，基台颈缘均有完整肩台以保证金瓷冠的支持强度（前牙美学要求除外）。

金属支架制作常用的方法是失蜡铸造法，金属支架的熔模是在工作模型上制作的。螺丝固定型种植义齿的金属支架是先将金属成品接圈或半成品塑料接圈放置在所有基台上，用固定螺丝固定，然后使用铸造蜡或模型树脂连接接圈形成熔模；基台黏固型种植义齿金属支架的熔模（包括内层冠）由蜡直接制作。种植系统的接圈或内层冠均有半成品的塑料制品供选用，可将塑料制品放在基台上后用蜡连接其余金属支架部分形成熔模，制作方便，且铸件更加精确。熔模的制作应该注意以下几个问题：①保证铸造的精密度，使铸件达到"被动就位"于各种植体上；②保证金属支架具有足够的强度；③熔模的唇（颊）面和𬌗面方向上设置固位形供人工牙附着；④熔模设计宜简单，易于制作；⑤在整个熔模制作过程中，应随时以人工牙导模作参考，检查熔模的空间位置是否正确。

将支架熔模进行包埋、铸造，磨光试戴。支架的龈方应离开黏膜2mm以上，或轻微接触。

4. 完成上部结构　金属支架经口内试戴后，将其放回工作模型上。在𬌗架上利用排牙后制取的导模将人工牙复位，且用蜡将人工牙及金属支架连接成一个整体，然后在𬌗架上做进一步调磨，完成上部结构的外形雕刻。试排牙时将种植义齿的上部结构整体从𬌗架上取下安放固定在口内的基台上。要求：①上部结构完全被动就位于基台上；②根据对𬌗牙情况进行咬合调整，除悬臂区外，在正中颌位，𬌗面应有均匀的接触面，非正中颌位有适当的接触面，无𬌗干扰；③有适当的息止𬌗间隙，正确的垂直距离，良好的发音功能及外观。常规方法完成种植义齿制作。

5. 初戴上部结构　制作完成的全颌固定式种植义齿的上部结构，在口内初戴应达到与排牙后试戴一样的要求。最后将经抛光或上釉后的上部结构用螺丝或黏固剂固定于基台上。要求螺丝固定型种植义齿的螺丝就位准确，旋紧程度合适。一般用扭矩扳手将所有螺丝均匀扭紧到各种植系统推荐的特定转矩，调节螺丝松紧度到最佳状态。用螺丝固定上部结构后，用牙胶或自凝树脂暂封固位孔。戴入上部结构后，常规医嘱，患者应定期复诊，一般每年1~2次。

（二）全口覆盖式种植义齿的制作

全口覆盖式种植义齿上部结构的制作以应用最多的杆卡式覆盖种植义齿为例。

1. 制取带基台的印模和模型　按制取固定式种植义齿印模和模型的方法制作带基台的工作模型。

2. 连接杆的制作　连接杆是固定在种植体基台上的。种植系统一般均有配套的不同型号的杆附着体供选用。根据患者口内种植体的数目、部位及距离，选择长度合适、类型相宜的杆附着体，也可根据具体情况截短杆的长度，然后在工作模上将杆与金属接圈焊接在一起，直接用固定螺丝固定于基台上。连接杆的制作应根据牙槽嵴的形态、基台的位置决定连接杆的形态、长度及位置；遵循杆与牙槽嵴关系及与下颌铰链轴平行的设计原则，保证舌的正常运动，口腔卫生维护，人工牙的顺序排列以及种植体的均匀受载。

3. 制取带连接杆的印模和模型　将杆附着体固定后，在金属杆的下方用软蜡填塞空隙，消除倒凹，用二次印模法完成全颌印模，灌制工作模型。

4. 完成杆附着体阴性部分及上部结构

方法一：首先根据支持形式不同选择不同的预成杆附着体的阴性配套部分，将夹卡被动就位于连接杆上，然后制作基托、牙合堤，让夹卡龈方的固位形埋置于基托内，然后按常规制作全口义齿的步骤完成上部结构。此方法可一次性完成附着体阴性部分在基托组织面的固定，但制作较复杂，夹卡在制作过程中有移位的可能性。

方法二：先按全口义齿的常规制作步骤完成全口义齿，然后在义齿组织面内安放附着体的阴性部分。首先在基托组织面相应部位磨除能容纳附着体阴性部分的位置，或在全口义齿制作过程中在基托组织面填塞石膏以留出其位置。然后将附着体阴性部分套合在阳性连接杆上，调拌自凝塑料置于备好的基托组织面凹陷内，将义齿放入口腔内就位。为了防止自凝树脂进入阳性部分的倒凹内，可先在阴性部分包裹一层橡皮障的橡皮。待自凝塑料固化后，取下义齿，此时的附着体阴性部分就固定在与阳性部分连接杆相对应的义齿组织面内。

5. 初戴上部结构　如完全由种植体支持的全口覆盖义齿，要求戴入时应完全就位，无翘动，种植体受力均匀，支持固位良好；上部结构的组织面轻微接触，自洁、被动清洁效果良好，达到种植体保护牙合的目的。若为种植体—黏膜共同支持的全口覆盖义齿，戴时，游离端的基托与黏膜轻微接触，附着体的杆卡之间存在0.3~1mm的间隙。当后牙咬合时，杆卡均匀接触，后段基托与黏膜紧密接触，种植体与黏膜均匀受力。当咬合力消除后，上部结构又恢复到刚戴入时的位置。基托起到软、硬组织缓冲的作用。

6. 其他类型附着体固位的全口覆盖式种植义齿举例

（1）用套筒式基台制作上颌全口种植覆盖义齿基本步骤（以4枚种植体为例）

1）用转移杆制取上颌工作模型。

2）在工作模型上连接套筒用基台，然后放置到平行研磨仪上，对基台龈缘以上部分进行研磨，制作聚合度约50的内层冠。

3）用金沉积或失蜡铸造法制作外层冠。

4）将调磨适合的外层冠套叠到套筒式基台上，然后按常规全口义齿制作方法完成带外层冠的全口义齿。

5）戴义齿时，外层冠套叠在套筒式基台上，依靠摩擦力固位。

（2）用球帽状附着体固位的全口种植覆盖义齿基本步骤（以2枚种植体为例）

1）用转移杆制取下颌工作模型。

2）用球型基台旋入种植体内。

3）用硅胶环置于球的下部，固定球帽并起填倒凹的作用。

4）将球帽按共同就位道方向插入，起固位作用。

5）用弹性环放置于球帽的周围，表示球帽与球在咬合接触时的最大活动空间和范围。

6）用蜡固定就位后的球帽，只露出球帽上端的固位形部分。

7）按常规全口义齿制作法制作全口义齿，将球帽固定于义齿组织面相应部位，完成球帽状附着体固位的种植覆盖义齿。

8）戴义齿前，去除弹性环，球在帽内有少许的动度，如固位力不合适，可做适当的调节。

7. 制作全口覆盖式种植义齿的注意事项　全口覆盖式种植义齿，无论是采用杆卡式附着体或是其他形式的附着体制作时都应注意以下几点。

（1）留出缓冲间隙：基托组织面与基台之间或附着体阴性部分与阳性部分之间因承托区黏膜的厚度和致密度不同，留有 0.3～1mm 的间隙（刚性连接的形式除外）。

（2）改善咬合力传导方向：咬合力应尽可能沿种植体长轴方向传导。排列的人工牙长轴应与基台长轴方向一致，与咬合力线方向一致。

（3）覆盖式种植义齿应定期复诊与重衬：由于牙槽骨的生理性吸收、种植义齿的特殊结构、支架的变形和咀嚼习惯的改变等均可造成种植体及黏膜受力的重新分配，种植体骨界面的应力集中，骨组织吸收，最终导致种植体松动失败。因此，必须对种植义齿进行定期复查、维护、衬垫，以保证覆盖式种植义齿所受咬合力始终由种植体与黏膜共同均匀承担。

第五节　种植义齿的健康维护

种植义齿的健康维护包括口腔卫生的随访检查、自我维护及种植义齿的洁刮治保健。

一、随访检查

（一）种植义齿的卫生检查

一般来说，对口腔软组织健康影响极大的菌斑和结石多出现于种植体颈部、基台、连接杆及上部结构的组织面，在检查上述部位结石、菌斑指数时，还应了解引起口腔卫生不良的种植义齿设计原因，如上部结构的边缘、杆的设计不良等造成的食物滞留等。

（二）患者的卫生习惯及指导

患者应该认识口腔卫生对种植义齿健康的重要性。了解患者的口腔卫生习惯，指导患者采用正确的口腔卫生维护方法，对每一种特殊清洁器具的使用进行演示，直至患者掌握为止。

（三）口腔卫生档案的建立

医生应为种植义齿患者建立包括口腔卫生的个人档案，记录患者的口腔卫生情况及与之相关的其他信息，对不同患者进行分析，指导患者正确进行口腔卫生维护，提高种植义齿修复成功率。

二、自我维护

（一）漱口

漱口能洗除附着疏松的软垢，暂时减少口腔中微生物的数量，但不能清除菌斑，不足以维持良好的口腔卫生。因此，漱口和刷牙应配合进行。

（二）刷牙

刷牙是种植义齿卫生维护措施中最有效的方法之一，应选择刷毛较柔软、其末端为圆头的牙刷，清刷种植体基台周围和上部结构近基台处时动作应轻柔，避免牙刷损伤其周围软组织。

（三）特殊器具的使用

1. 牙间清洁器　牙间清洁器（interdental cleaning aids）也称牙缝刷，为单束毛刷或锥形橡皮头，具有不同的形态，用于清除难以自洁的邻间隙和基台近远中邻面的菌斑。

2. 纱布条　当上部结构的悬臂端与牙槽嵴有间隙时，可用纱布条去除悬臂端组织面的食物残渣，并对上部结构组织面和基台起到抛光作用。

3. 牙线　牙线常用于清洁基台间的空间，将其穿过基台之间，并绕基台一圈，手握其两端来回抽动，清洁基台及上部结构龈面菌斑。

三、种植义齿周洁治术

1. 理想的洁刮治方法　有效去除菌斑、结石、色素，尽量避免破坏钛种植体表面的完整性及生物学性能以及种植体周围龈组织的封闭性。对于种植义齿周围的洁治，常用的有树脂或硬木类洁刮器、超声波洁牙器、纯钛洁刮器等。

2. 气压喷磨系统　由于盐砂晶体的冲击作用，在钛表面形成一些小凹陷，使其变粗糙，并在一定程度上可破坏钛氧化层。然而，这些不利的影响小于不锈钢、钛合金和超声波洁牙器，因此该方法与树脂、纯钛洁刮器一样，可适用于钛种植体的洁治。

第六节　种植修复并发症及处理

种植义齿修复并发症与种植义齿设计、上部结构设计不良以及患者自身维护不当等因素有关。主要有以下几种。

一、种植体基台、螺丝的松动和折断

引起种植体基台松动和折断临床表现为上部结构松动、移位、脱落等，X 线检查可表现为裂隙。常见的原因有：种植体材料本身及制作、焊接的缺陷；使用时间过长，金属疲劳、腐蚀；支架横断面尺寸小、形态不良；上部结构适合性差；不良咬合负载有应力集中；种植体周围广泛骨吸收；螺丝与螺丝孔不吻合；夜磨牙、紧咬牙等不良习惯。

针对上述原因加以预防，合理设计、规范制作。一旦出现基台松动、折断，应消除病因后，更换基台。

二、种植修复支架的断裂

支架断裂后可出现义齿变形、断裂、咬合紊乱等症状，主要原因有材料本身及制作、焊接缺陷；支架横断面尺寸小，形态不良；不良咬合致应力集中；悬臂梁过长等上部结构设计不良造成杠杆作用大；夜磨牙等不良咬合习惯。

处理措施：义齿修复过程中应合理设计、规范制作，减少断裂的原因。如果出现支架断裂，应去除上部结构，找出原因并加以改进、修整原上部结构或重新制作上部结构。

三、种植体折断

种植体折断（图9-19）常由于种植体疲劳、损伤引起，该并发症的发生常伴有严重骨吸收所导致牙槽突高度降低以及种植体实际骨结合长度不足，同时也与种植体的选择不当、咬合力过大有关。为防止种植体折断，应根据患者具体情况选择合适的种植体，并减少损伤因素。

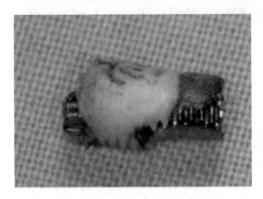

图 9 – 19　种植体折断

四、种植体周围龈缘炎

常表现为种植体周围龈充血、水肿、增生，口臭等征象，所能促进菌斑、结石形成的因素都能引起种植体周围龈缘炎，如上部结构龈缘在形态、性状上不适合，表面不光滑致使口腔自洁作用差；基台高度不合适，修复体组织面与牙龈接触不良，特别是全口覆盖义齿杆卡与牙槽嵴的距离少于 2mm；患者使用过程中不能保持良好的卫生习惯，又不能定期复查。对于种植体周围龈缘炎主要应去除病因，局部冲洗，并配合适当的抗生素治疗。

五、种植体周围炎

修复后种植体周围炎（图 9 – 20）常由种植体龈缘炎发展而来，临床表现与牙周炎相似，严重的可引起骨吸收、种植体丧失，致使种植修复失败。一旦出现种植体周围炎，应用刮治、翻瓣术等牙周病治疗方法治疗；伴有骨吸收的可用骨再生术；严重者应拔除种植体，待伤口愈合后再根据情况进行合理的修复。其治疗应综合局部、全身用药，种植术前从合理设计、术后维护以及个人口腔卫生习惯的培养等诸多方面进行预防和治疗。

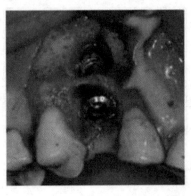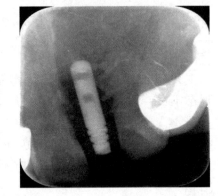

图 9 – 20　种植体周围炎

六、种植体周围骨吸收

种植体周围骨吸收指的是骨结合界面形成后又出现的骨吸收，在 X 线上表现为种植体周围骨的垂直或水平吸收。其原因主要有：患者有全身性骨代谢性疾病；口腔卫生不良，种植体周围炎；种植体及种植修复义齿过早承受不当力量；种植设计不合理。一旦出现骨吸收，应针对性控制菌斑、治疗种植体周围炎、调改咬合等，对伴有骨垂直吸收的可用翻瓣刮治、GBR 植骨技术等，但效果都不太理想，因此在设计、制作种植义齿过程中针对病因加以预防十分重要。

七、美观问题

种植义齿美学问题主要集中于前牙区，修复体的形态、色泽、颜色、位置排列、牙龈软组织形态都与美观密切相关。临床可以通过以下三种方式解决：①美学原理的视觉效果或增减人工牙数目来预防；②术前行龈成形术或植骨术，改善种植区组织异常，以获得良好形态的种植床；③可通过选用角度基台或磨改基台来改善种植体位置或方向不良引起的美观问题。

八、发音问题

种植修复后悔出现音质变化、漏气等发音问题主要是由于上部结构人工牙过于偏舌、腭侧或基台、支架过厚、过大，使舌运动受限；多数牙缺失时间长，舌体已增大，修复后舌运动受限；前牙缺隙处牙槽骨吸收严重或基台过长使支架龈端有缝隙，或失牙后上唇显得过长、松弛。

预防发音问题的关键在于：对缺牙区牙槽骨吸收严重的可选择短基台，或做人工龈垫堵塞漏气；种植体及上部结构的位置、形态符合要求。一旦出现发音问题，多数情况下，患者经过一段时间的适应后能自行解决。对少数难以改善的，应确诊病因，修改、修补或重做上部结构。

思考题

1. 简述种植义齿的组成结构。
2. 简述种植义齿修复设计原则及生物学基础。

参考文献

1. 冯海兰. 口腔修复学. 第2版. 北京：北京大学出版社，2013.
2. 朱智敏. 口腔修复临床实用新技术. 第1版. 北京：人民卫生出版社，2013.
3. 马轩祥. 口腔修复学. 第5版. 北京：人民卫生出版社，2003.
4. 赵铱民. 口腔修复学. 第6版. 北京：人民卫生出版社，2008.
5. 姚江武. 口腔修复学. 第3版. 北京：人民卫生出版社，2015.
6. 张富强. 口腔修复基础与临床. 第1版. 上海：上海科技出版社，2004.
7. 刘宝林. 口腔种植学. 北京：人民卫生出版社，2011.
8. 陈安玉. 口腔种植学. 成都：四川科学技术出版社，1991.
9. 巢永烈，梁星. 种植义齿学. 北京：北京医科大学协和医科大学联合出版社，1999.
10. 宫苹，梁星，陈安玉. 口腔种植学. 北京：科学技术文献出版社，2011.
11. 官苹. 种植义齿修复设计. 成都：四川大学出版社，2004.
12. Carl E. Misch. Contemporary Implant Dentistry. 3 rd ed. St. Louis：Mosby Elsevier，2008.
13. BrAnemark PI，Zarb GA，Albrektsson T. Tissue-integrated prostheses. Chicago：I Quintessence，1985.
14. Frideres T，Gillette J. Evidence – Based Dentistry Professional Development and Training for the Dental Office Team. J Evid Base Dent Pract，2009，9：129 – 134.
15. Maalhagh – Fard A，Nimmo A. Eleven-Year Report on a Predoctoral Implant Dentistry Program. Joumal of Prosthodontics. 2008. 17：64 – 68.
16. Lang NP，Bruyn HD. The rationale for the introduction of implant dentistry into the dental curriculum. Eur J Dent Educ，2009，3（Suppl1）：18 – 23.

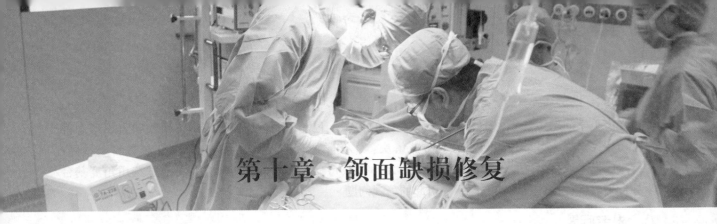

第十章 颌面缺损修复

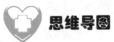 思维导图

颌面缺损修复
- 概　述
  - 颌面缺损修复的定义
  - 颌面缺损的病因
  - 颌面缺损的分类
  - 颌面缺损的影响
  - 修复治疗的适应证及目的
- 颌面部缺损修复的治疗原则
  - 颌骨缺损的修复原则
  - 面部缺损的修复原则
- 颌骨缺损的修复治疗
  - 颌骨缺损的修复治疗前准备
  - 颌骨缺损的修复特点
  - 获得性上颌骨缺损的修复
  - 获得性下颌骨缺损的修复治疗
- 面部缺损的修复
  - 概述
  - 面部缺损修复的特点
  - 眼缺损的修复
  - 眶缺损的修复
  - 耳缺损的修复
  - 鼻缺损的修复

本节内容电子资源——云板书（新型数字化教材）

云板书由高清文字、图片，以及教学视频链接组成，可在各类电子终端上观看学习。

http：//txt. xlybook. com/？img＝kouqiangxiufuxue/hemianxiufu

颌面缺损修复

云板书

导学视频

电子书

考试系统

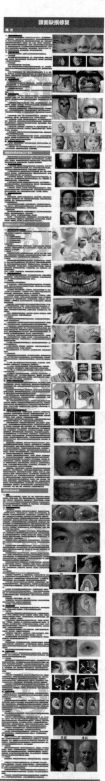

随堂笔记

第一节　概　述

一、颌面缺损修复的定义

颌面缺损修复又称颌面赝复学（maxillofacial prosthetics），是口腔修复学的一个重要组成部分，是研究应用口腔修复学的原理和方法，同时结合颌面部缺损的具体情况，使用人工材料修复颌面部缺损，使患者面容和受影响的咀嚼、言语、呼吸和吞咽等生理功能得到改善的修复方法，是集医学、美学、工艺学、材料学于一体的边缘学科。

颌面部是人体显露在外面的重要组成部分，缺损后，患者往往对其修复治疗有迫切的要求。根据其缺损部位的不同，可分为颌骨缺损修复和颜面部缺损修复两大部分，前者又可分为上颌骨缺损修复和下颌骨缺损修复，重在恢复其功能，而后者又可分为耳、鼻、眼、眶等器官的缺损修复，重在恢复其容貌，或同时兼顾功能及容貌（如图10-1）。

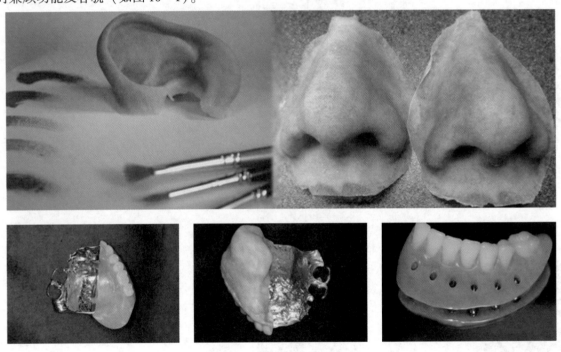

图10-1　颌面缺损修复

二、颌面缺损的病因（如图10-2）

颌面部缺损的原因有多种，大致可分为先天性因素和后天性因素两大类。

（一）先天性因素

先天性颌面缺损以唇裂和腭裂最为常见。此外，还有先天性耳缺损、鼻缺损以及面裂等。先天性唇、腭裂和鼻缺损畸形等一般以手术治疗为宜，效果较好。先天性耳缺损一般仍采用义耳修复的方法。

（二）后天性因素

后天性因素或获得性因素一般又分为两类。

1. 疾病　最常见的是颌面部恶性肿瘤手术切除后所造成的缺损。此外，还包括清除放射治疗形成的坏死组织而造成的缺损以及炎症所引起如走马牙疳、颌骨骨髓炎等造成的缺损。

2. 外伤　平时常见的有工伤、烧伤、爆炸伤以及交通伤所造成的颌骨、耳、鼻、眼缺损。在战争时期，由火器伤所造成的颌面部缺损较多。由于外伤引起的颌面部缺损往往面积较大，缺损边缘很不整齐，情况也较复杂，因此修复时也较困难。缺损区常伴污染并易发感染等特点。

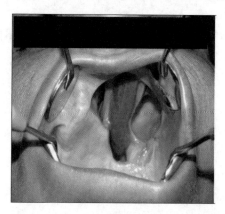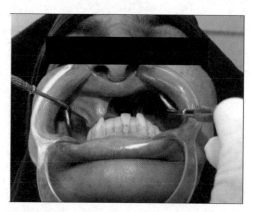

图 10 - 2　颌骨缺损

三、颌面缺损的分类

1. 根据缺损部位不同分类　可分为颌骨缺损和面部缺损两大类，颌骨缺损包括上、下颌骨缺损，多为获得性缺损。面部缺损可分为耳、鼻、眼等各器官的缺损和其他面部组织的缺损。联合缺损是指涉及多个颌面部器官或部位同时发生缺损的情况。

2. 根据缺损时间的不同分类　颌面缺损可分为先天性和获得性缺损两大类。获得性缺损是指后天因各种原因造成的缺损。

四、颌面缺损的影响

颌面部暴露于外，不仅构成每个人的面部外形和容貌特征，同时还担负着极为重要的生理功能，如咀嚼、语言、吞咽、吮吸以及呼吸等。因此，颌面部缺损给患者无论从解剖生理、功能方面还是心理精神等方面都带来巨大的影响，其主要表现在以下几个方面。

1. 咀嚼功能方面　咀嚼功能不仅依靠牙齿，还需唇、颊和舌的配合协同动作，当颊部有缺损、舌体缺损、舌运动受阻、舌神经受损或张口运动受限，都可使咀嚼功能受到影响。多颗牙的缺失，更能使咀嚼功能丧失殆尽。

2. 语言功能方面　颌面部发生缺损时，口腔器官的特有结构发生变化，共鸣腔遭到破坏，上颌骨或腭部有穿孔缺损时，口腔和鼻腔就完全相通，破坏了原有的封闭性能。下颌骨缺损或影响发辅音的唇、舌、腭及颊部有缺损时，都会对语音功能产生很大影响。

3. 吮吸功能方面　上颌骨、腭部、面颊或唇部有缺损穿孔时，口腔不能形成一个完全封闭的环境，当吸气时，口腔内也就不易产生负压，从而影响了吮吸功能。

4. 吞咽功能方面　当上颌骨、腭部或颊部有缺损穿孔时，由于口鼻腔贯通或口内外穿通，食团难以形成，即使部分形成也不能沿着正常的途径进入咽部，往往通过缺损处蹿入鼻腔或流向口外，使患者难以下咽或只能咽下部分食物。特别是饮流质时，患者头部只能后仰使流质进入咽部而后下咽。

5. 呼吸功能方面　上颌骨缺损者，口鼻腔已成为一体，鼻黏膜也相应地缺损。吸气时，外界混浊的冷空气得不到过滤、润湿和加温，而直接抵达咽喉进入肺部，使患者易得气管炎、肺炎等疾病。

6. 面部容貌方面　颌面部的正常结构和外形是维持容貌的基本因素。颌面部缺损后，面部外形即遭到不同程度的破坏。

7. 精神心理方面　由于上述颌面缺损后所引起的一系列影响，极大地影响着患者的生活质量，易使患者产生悲观失望和厌世情绪。因此，颌面部缺损的患者对修复治疗的迫切性，应是我们口腔修复工作者所充分理解的。

五、修复治疗的适应证及目的

1. 适应证：颌面部缺损范围大，外科手术难以修复者；外科手术治疗失败者；因体弱不能经受多次外科手术者。

2. 修复的目的：用人工材料修复颌面部软硬组织缺损；配合外科手术和放射治疗；防止手术并发症；恢复患者部分生理功能，减轻患者痛苦。

第二节 颌面部缺损修复的治疗原则

颌面部组织的缺损无论从解剖生理方面还是从心理精神方面都给患者造成严重影响。由于颌面部缺损常伴有邻近缺损区组织的损伤，形成了特殊的解剖结构，加之修复体体积大，固位困难，使得颌面缺损修复的设计与制作的要求也更高，其难度远大于可摘局部义齿和全口义齿。要实现良好的修复，就应遵循以下的修复原则。

一、颌骨缺损的修复原则

1. 早期系列修复 颌骨缺损不仅使口腔生理功能受到一定程度的障碍，面部产生不同程度的畸形，而且给患者带来莫大的痛苦，因此，尽早进行修复治疗是非常必要的。尽快恢复部分生理功能减轻面部畸形程度，对患者心理起到一定的安慰作用。

2. 以恢复生理功能为主 颌骨缺损的修复应尽可能恢复咀嚼、语言、吞咽、吮吸等生理功能。在此基础上，再根据颌面部的具体情况，尽量恢复患者的面部外形。当功能修复与外形恢复之间有矛盾时，应以功能恢复为主。

3. 保护余留组织 颌骨缺损后，余留的其他口腔组织多可被用于修复体的固位、稳定和支持，因此，除必须拔除的不能治愈的残根或过度松动牙，骨尖、骨突的修整，以及瘢痕组织的切除等外，应尽量保留余留组织。

4. 要能有足够的固位与支持 颌骨缺损的修复体往往大而重，由于支持组织较少，修复体的翘动和摆动也较大。在设计时须经仔细检查，周密考虑，尽量利用现有组织以获得足够的固位力。这也是影响颌骨缺损修复效果的关键。

5. 修复体轻巧，使用方便，舒适耐用 在满足足够的固位和支持的条件下，修复体还必须设计得既轻巧又牢固，而且支架不宜过于复杂。在组织缺损区的基托应采用中空的形式以便减轻重量。同时，并要求修复体体积尽可能小，便于取戴，使用舒适。

二、面部缺损的修复原则

1. 早期修复 面部缺损的修复，主要是为了恢复缺损区的外形，如能及早修复，对患者在精神心理上会起到一定的安慰作用。同时，早期修复对恢复患者的发音、吞咽以及呼吸等功能也是有利的。因此，面部缺损也以早期修复为原则。

2. 尽可能恢复面部外形 虽然有时面部缺损修复也能起到一些恢复功能的作用，但主要目的在于恢复外形。因此，除形态外，修复体表面颜色及透明度应力求自然。面部修复体因经常暴露于外面，故尚需能够耐受阳光直晒和温度变化，不至于变形或褪色。

3. 要有足够的固位 面部修复体因经常暴露在外面，容易受到碰撞或挤压，故无论是机械性固位还是黏着性固位，都必须具有足够的固位力，以免松动脱落。

4. 要轻巧、使用方便，应尽量减轻修复体的重量，舒适耐用 除义耳外，一般都做成薄壳中空式。大面积面部缺损者，有时可以只做表面的一层而不必深入缺损腔内。在固位设计上，要有足够的固位，但又不能过于复杂，要使患者使用方便，佩戴舒适，易于清洁，且对组织无刺激及不产生过大压力。

第三节 颌骨缺损的修复治疗

一、颌骨缺损的修复治疗前准备

颌骨缺损修复治疗前，必须对患者的全身情况，特别是口腔颌面部情况做一详细的检查，对患者有一个完整的了解，以便及时处理。

1. 全身情况的检查

（1）了解颌骨缺损的原因。

（2）了解患者有无全身系统性疾病。

（3）了解患者的身体状况。

（4）了解患者的精神状况。

2. 颌面部检查 颌面部组织是否同时有缺损，缺损的部位和范围，与颌骨缺损有无关联。颌面部的外形有无改变。下颌骨的位置是否正常，与上颌骨的关系如何，有无缺损、偏移，是否需做植骨手术。张口是否受限。

3. 口腔检查 颌骨缺损的部位及范围。缺损区的组织愈合情况，有无炎症、出血、化脓、肉芽组织等，必要时应请有关科室会诊处理。上颌骨缺损者应特别注意鼻底、鼻咽腔、残留软腭及颊侧倒凹等的情况，以判断能否作为固位区。余留牙的情况。

4. X线检查 对采用常规修复体不能达到良好修复效果的患者，应做颌骨的X线检查，可拍颌骨正、侧位片或全口牙位曲面体层X线片，还可以做CT检查，观察余留颌骨的高度和骨密度。对于能保留的患牙要进行完善的治疗，不能保留的牙给予拔出。对有足够高度，骨质为中等密度的颌骨，可考虑植入种植体，作为修复体的固位和支持装置。骨高度和骨密度低的颌骨，则不能考虑种植体植入。余留颌骨有囊肿、炎症、肿瘤等病变者，也不宜考虑种植体植入。

5. 制订一个明确的、可行的修复计划 向患者解释修复治疗的利弊和疗程。

二、颌骨缺损的修复特点

虽然颌骨缺损修复与常规的牙列缺损、缺失修复有很多相似之处，但是由于颌骨缺损往往范围较大、支持组织少等给修复治疗带来不同程度的困难，所以颌骨缺损修复在取模方法、固位方法以及重建咬合关系等方面有一定特点。

（一）印模特点

颌骨缺损常需采用一些特殊的取模方法。

1. 个别托盘印模法 个别托盘可在通用托盘的基础上加蜡改造而成，也可在临床临时制作。其制作方法与全口义齿个别托盘制作方法相同，适用于张口度2cm以上的因口腔特殊情况而无合适的成品托盘者。

2. 分段印模法 在张口受限的患者，可采用此法。选择左右半侧托盘各一只，先取一侧印模（压入口内后不取出），然后再取另一侧印模，使后放入的托盘与先放入者之间有部分重叠，最后分别取出印模，将其拼在一起，灌注完整模型。

3. 分层印模法　在上颌骨缺损腔较深且无法一次取得印模者,多采用此法。以印模膏取得初步印模,灌注模型,在模型上以自凝塑料或印模膏做个别托盘。在印模膏组织面上刮去均匀一层,以弹性印模材料衬印,即可取得准确印模。如深度太高,可在个别托盘隆起处,以印模膏加高,再以弹性印模材料衬印,在口腔外进行拼对,接缝处用蜡固定后灌注模型。

4. 注射印模法　此法用于张口度较小而无法使堆放较多印模材料的托盘放入口内者,或需取得鼻底倒凹的时候。先选择一个能进入口内的托盘.调拌水胶体印模材料,将其中一部分灌入特制的注射器内,另一部分印模材料堆放在托盘内,把托盘置入口内,稍加压。然后将注射器出口管插入缺损区,迅速推动注射器,边注射边抽出口管。待凝固后取出。

在临床,制取复杂缺损区的印模时,通常不是单一地使用某一种印模方法,而是两种或几种方法的结合使用,才能获得最准确的印模。

（二）固位特点

由于颌骨缺损后所形成的特殊解剖结构和组织特点,以及赝复体的特殊固位要求,需采用一些特殊的固位技术。

1. 磁附着固位技术　是利用两个磁性材料之间相吸的原理实现固位的技术,其通常是由一只闭合磁路的永磁体和一只由耐蚀软磁合金制作的衔铁组成的磁性附着体。

2. 种植体固位技术　种植体是颌骨缺损修复中重要的固位和支持结构,利用种植体可以植入任何有足量骨组织部位这一特点,即可在缺损区或邻近骨上植入种植体,解决修复体的支持和固位问题。种植体具有多种上部结构,在颌骨缺损修复中应用最多的是杆卡式、磁附着式和螺丝固定式三种上部结构。除用于牙列缺损及颌骨缺损修复外,种植体还被广泛应用在颜面部缺损的修复,解决义耳、义眶和义鼻等的固位。

3. 组织倒凹固位　利用组织倒凹实现修复体固位是修复临床常用的方法,上颌骨缺损后,往往在唇侧或颊侧形成一带状瘢痕,其上常有一个较宽大且有倒凹的缺损腔,修复体的基托可伸展到该区域;下颌骨缺损修复治疗,可利用磨牙后垫的舌侧倒凹或唇颊侧瘢痕倒凹进行固位。

4. 卡环固位　是口腔缺损修复中最常用的方式,在有余留牙的颌骨缺损修复中,其仍然是主要的固位形式。

5. 尽量扩大基托面积:颌骨缺损后,支持组织减少,为增加修复体固位同时为了适当恢复患者面部的丰满度,应尽量扩大基托面积。

除上述主要固位方法外,在一些特殊情况下,还可采用鼻孔插管、软衬垫固位等固位方法。

（三）咬合设计特点

颌骨缺损患者通常伴有咬合关系错乱,在外伤及先天性唇腭裂、颌骨裂的患者尤为严重,从而严重影响面部外形和生理功能的发挥。因此在颌骨缺损修复中,必须注意尽可能恢复患者的咬合关系,使患者能较好地恢复咀嚼功能,通常采用下述方法重建咬合关系。

（1）选磨:由于个别牙牙尖突出平面而造成的早期接触,可以磨改牙尖,使所有牙都有接触。对明显的伸长牙,应在牙髓治疗后,行部分截冠术。

（2）人造冠:个别牙完全无咬合关系时,可采用人造冠修复关系,如铸造全冠、树脂冠或烤瓷冠等,还可采用高嵌体。如果数个相邻牙无咬合时,也可做联冠修复。

（3）𬌗垫:上、下颌牙列间,只有个别牙有接触,多数牙无𬌗接触,可采用铸造𬌗垫来恢复𬌗关系。

（4）双重牙列:由于外伤引起的颌骨骨折,当错位愈合后,常造成牙弓缩窄,上颌骨或下颌骨后退,使上、下牙列间接触不良或接触面很小。腭裂患者,由于上颌骨发育不良,前牙呈严重反𬌗或重度咬合错乱,此种情况,可在天然牙列的唇侧、颊侧或舌侧排人工牙列,并与修复体相连,称此为双重牙列。

三、获得性上颌骨缺损的修复

当外科手术切除或外伤等原因使上颌骨出现获得性缺失时，常使口鼻相通，造成患者进食和吞咽困难，言语不清，可能带来心理创伤。颌面修复医师可用义颌修复的方法参与到修复的整个过程。获得性上颌骨缺损患者的修复治疗可分为三个阶段，每一个阶段有其不同的目的。

最初的阶段称为即刻外科阻塞器，也就是腭护板。是在手术前预制，在外科切除后即刻戴上的修复体。这种修复体需要经常进行修改，以适应缺损区组织愈合时的快速变化。腭护板主要是在手术后初期恢复和保持基本的口腔功能。

第二阶段称为暂时义颌。该阶段的目的是给患者提供一个较为舒适的和有一定功能的修复体，直到组织完全愈合。暂时义颌的阶段是可变的，如果患者的缺损腔小，而腭护板又比较合适，也可不需要暂时义颌的阶段。

不过，当手术切除范围与手术前计划有变化，手术后组织快速改变程度较大和缺损范围较大时，就需要做一个新的暂时义颌或对腭护板做较大的修改。因此，是否需要做和何时做暂时义颌，取决于腭护板的功能水平，通常在手术后 2～6 周时开始进行暂时义颌修复。手术后 3～6 个月时，缺损腔组织愈合良好，大小稳定后，可制作正式义颌，也就是第三阶段的修复治疗。

四、获得性下颌骨缺损的修复治疗

下颌骨是颜面部最大的骨骼，也是最突出的骨骼，位于面下 1/3，是颜面部外形的主要支撑结构，同时作为颜面部唯一的可动性骨，是咀嚼功能运动的承担者，此外，还是语言功能的间接承担者。下颌骨的缺损与缺失，将给患者的容貌和咀嚼、语言功能带来严重障碍，从生理、心理两方面，严重影响着患者的生存质量。

下颌骨缺损与上颌骨缺损在修复上有许多共同之处，上颌骨缺损的修复原则中大部分内容都适用于下颌骨缺损。此外，下颌骨缺损的修复又具有如下特殊性。

1. 恢复下颌骨的连续性　下颌骨缺损使下颌骨的完整性、连续性受到破坏，支持组织丧失，也使得双侧髁突联动关节的整体运动受到破坏，使余留骨段变成各自的独立运动，从而使整个下颌运动受阻，咀嚼、语言功能障碍。因此，下颌骨缺损修复的关键是要尽早通过植骨或植骨代用品，修复骨缺损，恢复下颌骨的连续性。在良性肿瘤和创伤患者，如全身健康允许，应尽可能创造条件，在下颌骨切除术中同期植骨，即时恢复下颌骨的连续性，这样下颌骨无缺损期，余留骨段无移位，待骨愈合后即可行义齿修复，可以获得最佳修复效果，在一些恶性肿瘤患者，也可采用冻干骨、半脱钙骨等异体材料进行同期植骨；在必须行延期植骨患者，也应采用钛板或不锈钢板将余留的骨段间连接固定起来，使余留骨段均能保持在正的位置上。对下颌骨部分缺损后未及时修复造成的错位愈合和假关节形成，原则上应采外科方法使余留骨段恢复原位置，再通过植骨，恢复下颌骨的连续性。

2. 恢复咬合关系　下颌骨缺损后，原作用于整个下颌骨的肌力平衡被破坏，肌肉的牵拉使留骨段会出现程度不等的偏移，缺损区越大，这种偏移就越严重，严重地影响咀嚼及语言功能和面形。恢复上下颌牙列间正常的咬合关系，是下颌骨缺损修复的重要目标。在无法行即时植骨的患者，下颌骨切除术前最好应预成翼状导板，术后及时戴入，通过翼状导板的翼部来阻止下颌骨的偏移，使余留骨段被动地保持在原来的位置上。在缺损区大，特别是有一侧升支和髁突缺损的患者，虽经植骨下颌骨也还有轻度偏移的患者，可在修复中采用咬合重建的方法，使其恢复咬合关系。

3. 早期修复　下颌骨缺损的修复应尽早进行，一般来说，修复越早，则功能恢复越好。但也不能违背骨愈合过程的规律，下颌骨缺损修复的时机在不同情况下有所不同。一般主张切除术前先做预成翼状导板；如术前未做，术中又未植骨者，在术后 2 周，即可制作带翼状导板，以免时间长，组织瘢痕挛缩，使余留骨段复位困难；植骨术后 3 个月，即植骨段骨性愈合后，即可行可摘义齿修复；自体骨植入者，可于植骨术同时植入种植体，4个月后行种植二期术并行义齿修复，也可在骨愈合后，再行种植体植入；术后半年可行可摘义齿修复，术后2年方可行种植体植入。

下颌骨缺损后，口腔常有下列特点：①张口受限，这类缺损的患者通常因手术区的瘢痕组织牵拉，使张口受限或口裂小，给取模和修复体的摘戴都带来困难，因而需采用特殊方法才能取出印模。必要时要采用外科方法切除、松解瘢痕，增加开口度。②植骨区颊沟平浅，植骨后，修复的只是下颌骨本体，而不能修复牙槽嵴，因而植骨区无明显颊沟并与口底平齐。此外，由于植骨区骨松质结构较易吸收，会在植骨区形成骨尖式骨嵴，被覆黏膜也是较疏松的黏膜，不能承负大的咬合压力，这都要求修复体的设计具有特殊性。必要时应采用手术方法做唇颊沟加深术，修整骨尖、骨嵴。③咬合错乱，下颌骨缺损，余留骨段的移位，会造成严重的咬合错乱。经植骨术后，大多数能基本恢复原咬合关系；但由于长期缺损后组织牵拉、手术误差等原因，常常还不能准确地恢复广泛密切接触的关系，还会有开𬌗、反𬌗等咬合错乱的情况，这些都需要采用适当的修复方式如双牙列、𬌗垫、联冠、单冠、嵌体进行修复，以恢复良好的咬合关系。

第四节　面部缺损的修复

一、概述

颜面部被称为人体的风景区，又是视觉、听觉、嗅觉、咀嚼及呼吸等多个重要器官所在部位，承担着人体感觉、呼吸、摄食和情感等重要功能，颜面部组织缺损带给患者生理、心理的创伤，较其他部位严重。随着颌面外科学、整形外科学的发展，许多面部缺损（facial defect）已能用自体组织移植的方法进行较好的修复，但仍有相当多的缺损，尚不能达到满意的修复效果，特别是眼球、眶、耳或鼻等缺损，仍需采用赝复体的形式进行修复。本节将简要介绍面部缺损的修复技术。

二、面部缺损修复的特点

（一）取印模的方法

1. 面部印模方法　制取面模时，应将口腔治疗椅的靠背放平，使患者取水平仰卧位，面部基本与地面平行，将头发包扎在头巾中，清洗面部；用凡士林等油脂沿眉毛、睫毛方向涂抹，应从眉间向外侧涂抹使眉毛、睫毛黏附在皮肤上，以免脱模时拔下眉毛和睫毛；如面部缺损处与口鼻腔相通者，可用棉花或凡士林纱布遮盖填塞；用两段长约5cm的软橡胶管插入患者鼻孔，在取面模时保持患者呼吸道的通畅；调拌印模材料至流动性较好的程度，使其均匀地流布于整个面部，厚度为1cm左右，注意在印模材料流布和结固过程中，术者均不能在患者面部加压，以免引起面部变形，影响取模效果；在印模材料凝固前，用一块单层纱布覆盖在印模材料上，增加印模的强度和与石膏之间的连接；待印模材料完全结固后，用抗膨胀液调拌石膏，将其均匀覆盖在整个印模上，厚度应大于1cm。石膏结固后，通过纱布的连接作用，即可与印模材料建成一个整体，仔细地取下印模，灌制人造石模型。

2. 眼球缺损的印模方法　仅眼球萎缩者，可不必采取印模。眼球有缺损而眼睑尚健在者，可用特制的适合于眼窝轮廓的有孔带柄塑料托盘采取印模。先将印模材料盛满托盘，眼窝内先放置适量印模材料，翻开眼睑，将托盘放入眼窝，轻轻加压，以便获得眼底的形状。嘱患者自然闭合眼睑，使同时获得眼窝周围的印模。待印模材料凝固后，轻轻取出托盘和印模，翻制成石膏模型。

3. 眼眶缺损的印模方法　眼眶缺损的印模，通常取双侧面部额以下、鼻以上部分的面模，注意以凡士林棉条填塞眼眶缺损区内与鼻腔交通之孔道。印模方法与取面模法相同。

4. 鼻缺损的印模方法　鼻缺损的取模范围为眉以下、上唇以上部位，方法与上述眼眶缺损印模法基本相同。用凡士林涂布面部后，用凡士林纱布或棉花轻轻堵塞鼻缺损区的底部，以免印模材料流入鼻腔或气管。取橡皮管一段，插入口角，以备患者呼吸，并嘱患者轻轻闭口。

5. 耳缺损的印模方法 首先将手术椅靠背放平，嘱患者侧卧，使印模区与地平面基本平行，印模前，在患侧的耳区皮肤上画出耳郭最上点与头侧面的连接处以及耳垂最下点与头侧面的连接处；用小棉球填塞外耳道深处，以免印模材料流入耳内；于皮肤表面及邻近头发处涂布凡士林，以油泥做围堤；因义耳必须与健侧的真耳形态一致，故健侧真耳也需用同样方法采取印模，灌注成石膏模型。

6. 面颊部缺损的印模方法 缺损范围较大者，应采取整个面部的印模。印模方法同上，唯在缺损区底部，即相当于上、下后牙的颊侧，应铺放一层油纱布，以免印模材料进入口内。口腔内如有牙列缺损者，应先做好牙列缺损修复体，而后采取面颊部缺损的印模。当缺损范围较小时，可取局部印模。嘱患者侧卧，经围模后，即可用水胶体印模材料取模。

（二）固位特点

目前常用于面部赝复体（facial prosthesis）的固位方式有下述几种。

1. 种植体固位 种植体用于耳、鼻、眶赝复体的固位，是面部缺损修复中的一大进步。用两期手术法将专门设计的颌面部种植体植入耳、眶、鼻等缺损区邻近的骨组织中，待其形成骨结合后，在种植体顶部设置杆卡式附着体或磁性附着体，可以使赝复体获得良好的固位稳定，同时又可方便地摘戴，是目前较理想的面部赝复体固位方式。

2. 磁性附着体 通常将磁性附着体的衔铁与种植体结合，形成种植磁附着体，或设置在种植体支持的杆式支架上，或缺损区的阻塞器上，将闭路磁体部分设置在赝复体上，利用两者间的磁引力使修复体固位，固位可靠，摘戴方便，被广泛用于面部缺损的修复。

3. 黏贴固位 在伴有颜面部缺损的颌面缺损修复中，还需采用黏贴固位。即采用一些特殊的生物黏接剂将软质的修复体黏贴在缺损区上。一方面可以使颜面部修复体获得固位，另一方面可使修复体获得良好的边缘封闭与皮肤组织形成自然移行。这种固位方法主要用于面部赝复体或颌骨、颜面部联合赝复体。主要缺点是黏接剂的反复使用会引起对皮肤的刺激。

4. 眼镜架固位 常用于规定义鼻、义眼、义耳。

5. 组织倒凹固位 眼球缺损可以利用眼睑眼窝组织倒凹固位；耳缺损可利用耳残留部分倒凹或外耳道固位；鼻缺损可利用鼻腔倒凹固位

6. 卡环固位 主要用于面颊部缺损修复体的固位。

三、眼缺损的修复

外伤或眼病常导致眼缺损，其包括眼球摘除和眼球萎缩两种情况。临床采用义眼进行修复，有成品义眼法和个别义眼法，本节重点介绍常用的成品义眼法。

（一）临床检查

1. 眼窝的深浅度 眼窝的深浅与义眼固位的好坏有很大关系。如果眼窝底部的软组织平坦，不浮凸，则眼窝较深，固位较好；反之眼窝浅，则固位差。遇到后一种情况时可选用大小合适的义眼（暂时用），在义眼的组织面加蜡，置于眼窝内加压数日，使肿胀逐渐消失，使眼窝加深，以利固位。

2. 下穹隆的深浅度 下穹隆的深浅对义眼的固位有很大关系。下穹隆深，则义眼固位好，下穹隆浅时，义眼易掉出。后一种情况可选大小合适的成品义眼（暂时用），在下缘处磨薄，置入眼窝内加压数日，使下穹隆边缘的内侧压缩凹陷，以利固位。如果下穹隆过浅兼有睑外翻现象时，则需做外科手术，进行游离黏膜或皮肤移植，以加深或再造眼窝，才能使义眼得到较好的固位。

3. 眼窝肌的活动度 眼球摘除时，内外上下直肌未破坏，义眼戴入后随肌肉活动而有真实感。如肌肉破坏，义眼戴后不活动则显呆板。

4. 泪囊是否破坏　泪囊未被破坏，则有泪液分泌，义眼戴入后光润有真实感。如泪腺破坏，则无泪液分泌，义眼干燥，且分泌物黏于义眼的角膜上，影响美观。

5. 眼球萎缩未被摘除者　因疾病而致眼球萎缩，可不予摘除即装配义眼。这种义眼最有真实感，因丰满度和活动度都与健侧一致。

（二）义眼设计

对眼球摘除的患者，应采用实胎义眼进行修复；对眼球萎缩未被摘除者，则应采用薄壳状义眼进行修复；对眼窝深浅度适中，上下穹隆有足够深度，固位形好，眼球颜色及眼球大小无特殊的患者可采用成品义眼修复；相反，则应采用个别法制作的特殊义眼进行修复（如图 10 - 3）。

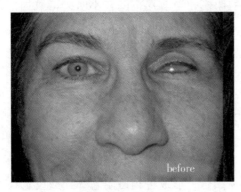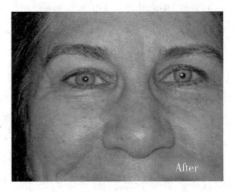

图 10 - 3　义眼修复

临床上多采用成品义眼修改加蜡的方式来制作义眼。

四、眶缺损的修复（如图 10 - 4）

眶缺损（orbital defect）指眼球及眼眶内容物以及眼睑部均被切除。眶缺损后缺损区常呈一底小口大的锥状空腔，有时还伴有眶底或眶内侧壁的孔道与鼻腔交通，眶缺损修复的目的在于恢复颜面部容貌的完整性。

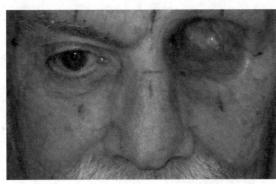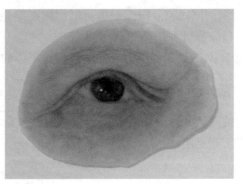

图 10 - 4　眶缺损修复

（一）临床检查

全身检查的重点是了解缺损原因和手术时间以及全身状况，如为肿瘤患者则应了解是否做放疗及有无复发，对有肿瘤复发迹象和仍在放疗期间的患者应暂不做赝复，对放疗术后一年内的患者暂不考虑种植修复。局部检查重点是缺损区的形状与范围，以及有无与鼻腔交通和可以利用的组织倒凹；缺损区及邻近部位的皮肤是否健康，创面是否愈合，有无明显瘢痕、炎症，是否还需做外科修整或其他治疗；患者的面部肤色及外形。对拟考虑行种植修复的患者还应拍 X 线片，观察缺损区周围骨质有无足够厚度和适宜的骨密度。

（二）修复设计

1. 种植式设计　于缺损区的眶上缘、眶外侧缘下 1/2 部及眶下缘外 1/2 部，分别植入 3 枚颅面部种植体。在种植体的顶端设置磁性附着体衔铁或铸造杆式支架，或在杆式支架上再设置磁性附着体衔铁，在眶修复体的相应部位设置闭路磁体，使眶赝复体（orbital prosthesis）固位。这种设计有固位可靠，摘戴方便，便于清洁等优点；适用于放疗术后 1 年以上，肿瘤无复发迹象，眶周骨组织健康，有适宜骨质、骨量的患者。

2. 黏贴式设计　将硅橡胶眶赝复体的边缘做成菲薄的与组织自然移行的边缘，并伸展到邻近的皮肤组织上 5～8mm，用黏贴剂将眶赝复体黏贴在缺损区的皮肤上。这种设计固位比较可靠，但摘戴困难，不易清洁，还可引起皮肤过敏，不适于过敏体质及恶性肿瘤术后的患者。

五、耳缺损的修复

耳缺损（ear defect）分为全耳缺失和部分耳缺损两种。部分耳缺损因缺损范围小，采用外科手术整复效果好；全耳缺失因现有整形手术还不能达到仿真效果，故目前仍多采用义耳（ear prosthesis）修复（如图 10－5）。

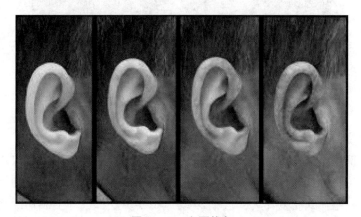

图 10－5　义耳修复

（一）临床检查

除常规的全身检查和局部检查同眶缺损外，重点检查缺损区有无耳余留部分，是否利于义耳修复，通常有 1/2 以上耳残留的，应首先考虑整形手术修复；缺损区有无瘢痕组织，是否影响修复效果。厚层瘢痕组织会影响种植体与皮肤界面的形成，可在植入术同时进行局部瘢痕切除或修整；有外耳道闭锁者应先行外耳道再通手术；还需特别注意健侧耳的颜色和形状。拟行种植修复的患者采用 X 线头颅侧位片，或 CT 片检查耳颞部、乳突部的骨质情况。

（二）修复设计

耳缺失或缺损通常无可利用的倒凹区，故临床上主要采用种植体固位或黏贴式固位设计，也有少数患者采用发夹固位。

1. 种植式设计　以缺损侧外耳道为中心，在距外耳道 15mm 的 12 点、2 点、4 点（左侧）或 12 点、10 点、8 点（右侧）的位置上植入 3 枚颅面部种植体。在种植体顶端设置杆卡式附着体的杆式支架，在义耳的相应部位设置弹性卡，义耳就位后，通过杆卡间的弹性卡抱力使义耳获得固位。在多种种植体上部结构中，杆式附着体具有固位可靠、摘戴方便的特点，又有较强抗侧向力能力，因而作为义耳固位的首选上部结构。种植磁附着体也可用于义耳的固位，但因其抗侧向力较弱，应用时需增加抗侧向力的结构。

2. 黏贴式设计　用硅橡胶整体制作义耳，将其菲薄边缘向缺损区邻近组织扩展 5～8mm，以黏贴剂将义耳黏贴在缺损区。此设计更适于部分耳缺损修复。

3. 其他设计　将硅橡胶义耳固定在黑色钢丝卡上，将卡戴在头上；也可将义耳的塑料基板固定在眼镜架上，双侧眼镜腿用橡皮筋连接，戴在头上，也可获得良好固位。

六、鼻缺损的修复

鼻缺损（nasal defect）也是一种较常见的面部缺损，分为全鼻缺损和部分鼻缺损两类。鼻缺损的特点是缺损区较大，周围组织的移动性大，缺损区的上方、侧方均无足量的骨组织。此外，鼻赝复体（nasal prosthesis）的外形凸点高，所受侧向力大，固位难度较大。鼻缺损修复的目的不仅是恢复面部容貌，而且要改善鼻的通气条件，防止鼻及呼吸道黏膜直接暴露在外部空气中，保护呼吸道黏膜。

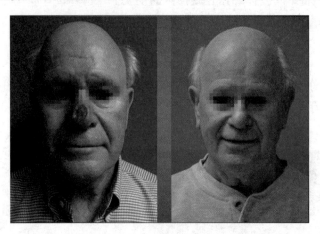

图 10 - 6　鼻缺损修复

（一）临床检查

除常规的全身和局部检查外，重点在于检查缺损区的大小，缺损区小，可以考虑黏贴式设计，缺损区大，则需采用其他固位设计；缺损区鼻腔侧的组织倒凹情况，如有足够的倒凹，则可考虑用阻塞器的方式进行固位。拟采用种植体式赝复体者，应拍 X 线片观察鼻底部，即上颌切牙区部骨组织的量与骨密度。在有上前牙的情况下，特别要观察鼻底与前牙牙根之间有无足够的骨量以植入种植体。

（二）修复设计

鼻缺损修复中，常用的设计有种植式设计、阻塞器加磁性附着体设计、黏贴式设计。

1. 种植式设计　在鼻底部即上颌骨的前牙区上方，植入两枚种植体（如有上前牙，则可植入颅面部种植体，如无上前牙，则可植入颌骨种植体）。在种植体上设置杆卡式支架，或是在杆式支架上连接磁性附着体的衔铁，在义鼻的对应位置上设置卡或闭路磁体。这两种上部结构都适用于鼻缺损的修复。

2. 阻塞器加磁附着体式设计　利用缺损区鼻腔侧的组织倒凹制作硅橡胶阻塞器，在阻塞器上再设置磁性附着体与义鼻部分相连接，使义鼻固位。本设计适用于鼻腔倒凹大的患者。

3. 黏贴式设计　将义鼻的边缘做成与邻近组织衔接自然的菲薄边缘，并向四周扩展5mm，以黏贴剂将义鼻黏贴在皮肤上。本设计主要适宜用于部分鼻缺损的患者。

▶ 参考文献

1. 赵铱民. 颌面赝复学. 西安：世界图书出版社，2004.

2. 赵铱民，刘宝林，安燕，等. 全上颌骨缺失的功能性重建. 华西口腔医学杂志，1995，13（4）：251 - 254.

3. 冯海兰. 口腔修复学. 第 1 版. 北京：北京大学出版社，2005.

4. 朱智敏. 口腔修复临床实用新技术. 第 1 版. 北京：人民卫生出版社，2013.

5. 马轩祥. 口腔修复学. 第 5 版. 北京：人民卫生出版社，2003.

6. 赵铱民. 口腔修复学. 第 6 版. 北京：人民卫生出版社，2008.

7. 姚江武. 口腔修复学. 第 3 版. 北京：人民卫生出版社，2015.

8. 张富强. 口腔修复基础与临床. 第 1 版. 上海：上海科技出版社，2004.

9. John Beumer, Mark T Marunick, Salvatore J Esposito. Maxillofacial rehabilitation：surgical and prosthodontic management of cancer-related, acquired, and congenital defects of the head and neck. Hanover Park, IL：Quintessence Pub, 2011.

10. Aramany MA. Basic principles of obturator design for partially edentulous patients part 1 – Classfication. J ProsthetDent, 1978；40（5）：554 –557.

11. Spiekerman H. Implantology. New York：Thieme medical publisher Inc, 1994. 6. Keith F. Thomas. Prosthetic rehabilitation. London：Quintessence Publishing Co, 1994.

12. Per-Ingvar, Branemark, Dan E Tolman. Osseointegration in craniofacial reconstruction. London：Quintessence Publishing Co, Inc, 1998.

13. Thomas D. Taylar. Clinical maxiUofacial prosthetics. Chicago：Quintessence Publishing Co, Inc , 2000.

14. Caofeng Wu, Yimin Zao. Computer-aided design and rapid manufacture of an orbital prosthesis. Int J of Prostho, 2009, 5：218 –222.

15. Zhihong Feng, Yimin Zao. Computer-assisted technique for the design and manufacture of realistic facial prostheses. Brit J Oral Max Surg, 2010, 48（1）：105 –109.

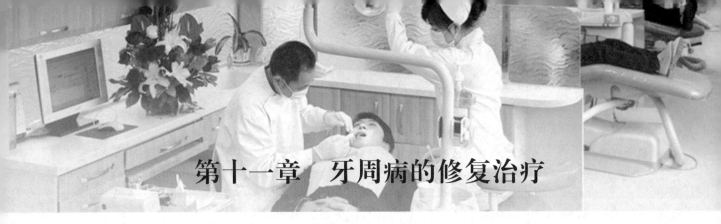

第十一章 牙周病的修复治疗

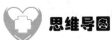 思维导图

牙周病的修复治疗
- 牙周病修复治疗原则
  - 牙周病修复治疗目的
  - 牙周病修复治疗原则
- 牙周病修复治疗前准备
  - 牙体、牙周组织
  - 牙列
  - 咬合
- 牙周病修复治疗方法
  - 调𬌗
  - 正畸治疗
  - 牙周夹板固定
  - 牙周病修复治疗的新进展

本节内容电子资源——云板书（新型数字化教材）

云板书由高清文字、图片，以及教学视频链接组成，可在各类电子终端上观看学习。

http：//txt. xlybook. com/？ img＝kouqiangxiufuxue/yazhoubing

牙周病的修复治疗

云板书

导学视频

电子书

考试系统

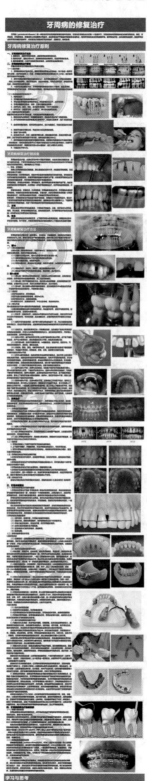

随堂笔记

牙周病（periodontal diseases）是一种发生在牙齿支持组织的慢性破坏性疾病（图 11-1），修复治疗是其综合治疗的一个重要环节，牙周病患者常见的临床症状有患牙的松动、移位、牙周创伤、牙周袋形成、附着丧失以及咀嚼无力等症状，通过修复治疗可促进牙周病的愈合或终止，维持牙周病综合治疗的远期疗效。在修复治疗前，应先消除致病因素，控制牙周炎症和牙周支持组织的破坏，在修复治疗后继续牙周支持治疗，定期复查，即时处理。

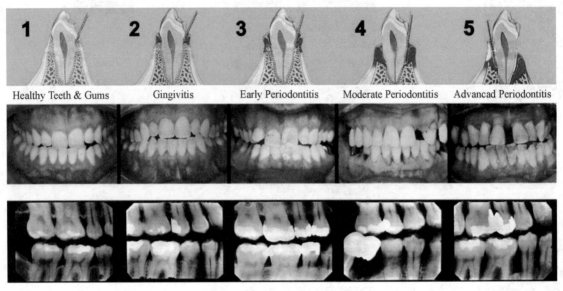

图 11-1 不同程度的牙周病

第一节 牙周病修复治疗原则

一、牙周病修复治疗目的

（1）调整咬合，消除牙周组织创伤，减轻牙周支持组织的负担。

（2）固定松动牙，重新分配𬌗力，控制病理性松动和移位，促进牙周组织愈合。

（3）提高咀嚼效能，以利于食物的消化和吸收，从而改善全身健康状况。

二、牙周病修复治疗原则

尽量保存患牙是牙周病修复治疗的基本原则。

（一）适应范围

（1）牙周病基础治疗基本完成，需做牙周夹板修复治疗的患者：如个别或一组牙有咬𬌗创伤；或牙松动度在Ⅰ～Ⅱ度，牙周组织破坏吸收达根长的 1/2～2/3 者；或多数余留牙松动伴牙列缺损者。

（2）患牙牙周组织破坏吸收未超过根长 1/2，经牙周病基础治疗，牙周炎得到控制，但其上前牙扇形移位，或后牙颊舌向、近远中向移位，可先行正畸治疗，移位患牙复位后，再做牙周夹板修复治疗。

（3）个别牙松动度超过Ⅱ度，牙周组织破坏吸收超过根长 2/3 的中、重度牙周病，牙周病基础治疗基本完成，牙周炎症得到控制，需采用套筒冠牙周夹板修复治疗的患者。

（二）考虑拔除患牙的情况如下

（1）Ⅲ度松动牙。

（2）牙周组织破坏吸收超过根长 2/3。

（3）牙松动且牙周袋深至单根牙根尖、多根牙根分叉以下，治疗无效者。

（4）牙移位明显并且伸长、倾斜，又难以消除咬合创伤。

（5）前牙松动、移位、伸长，影响发音与美观，不利于夹板就位。

（6）缺牙较多，余留牙松动，少而孤立，难以控制病理性松动。

（三）固定松动牙的基本原则

根据牙松动度及其在牙弓的位置，考虑固定患牙的数量和范围。

（1）固定范围内必须具有一定数量的健康牙，否则应考虑适当扩大固定范围。

（2）对于游离端缺失或缺牙数量多且余留牙少，并成孤立的患牙，应扩大固定范围。

（3）应合理利用附着体、套筒冠等连接方式，设计为固定式、可摘式或混合式夹板。

（4）若患牙对颌为可摘义齿，可适当缩小松动牙固定范围。

（5）避免产生𬌗创伤。

（6）适当减小𬌗力，方法：磨改宽平的𬌗面，增加或加深沟槽，形成正常的𬌗面形态；治疗紧咬牙及磨牙症等不良习惯，消除功能性错乱性𬌗力。

（7）患牙的病因及性质决定患牙固定时间长短。短期暂时性固定适合于病因去除后，松动消失者；暂时性固定适用于为了观察疗效或为恒久性夹板过度准备者；长期不可恢复的病理性松动牙，需要修复性调𬌗及𬌗重建者，应行长期恒久性固定。

（8）尽量避免不利𬌗力。

第二节　牙周病修复治疗前准备

牙周病修复治疗前，必须对牙列中每个牙的牙周组织、咬合状况做仔细的检查，通过口腔常规检查，了解牙周病基础治疗后牙周病患牙的牙周炎症控制情况并对牙周病基础治疗效果进行确认。临床需确认以下内容。

一、牙体、牙周组织

需确认牙周病基础治疗的效果，确认基础治疗后每个牙，特别是患牙的情况。检查时应注意以下方面（图11-2）。

1. 牙的松动程度　对牙的颊舌向、近远中向及垂直向都需要进行松动度检查。牙如果发生与牙长轴垂直方向的松动，表明牙周组织的破坏程度较为严重；如果载牙周基础治疗后牙松动度仍超过Ⅲ度，在牙周病修复治疗前可考虑拔除患牙。

2. 牙周袋深度、形状和分布范围　牙周袋越深，提示牙周膜和牙槽骨破坏越严重，如检查发现有病理性牙周袋存在，此时需进一步做牙周病基础治疗，待牙周炎症得到控制，方能进行。

3. 牙龈充血情况、牙龈色泽、外形和质地　牙周病的基础治疗后，牙周组织炎症逐步得到控制。如临床检查发现牙龈充血明显、牙龈水肿，此类牙周病患者还需进一步做牙周病基础治疗，待牙周炎症逐步控制后，才能进行牙周夹板修复治疗。

4. 影像资料　牙周病修复治疗前应进行临床X线检查，常用根尖片和曲面体层片。根尖片了解患牙和邻牙的牙体牙周组织更详细的情况，曲面体层片可以观察整个上、下颌牙列中牙体和牙周组织情况，初步了解牙周病患牙的牙槽骨吸收的类型和程度。

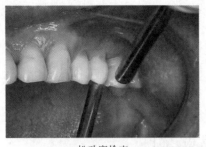
松动度检查

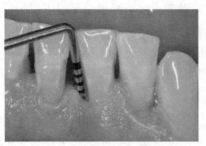
牙周袋检查

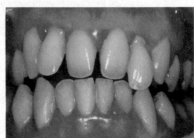
牙龈检查

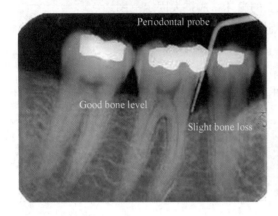

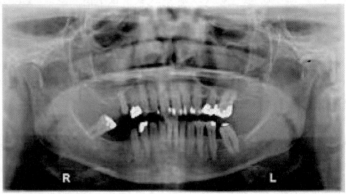
影像学检查

图 11-2　牙周病修复治疗前的检查

二、牙列

需确认患者牙列中牙缺失的情况，了解缺失牙的数目、位置、缺牙区对殆牙伸长情况、牙尖状况、牙间的邻面接触关系、食物嵌塞状况等，为判断修复治疗前是否还需进一步做牙体治疗和牙周治疗提供依据。

三、咬合

需确认患者的咬合关系是否正常、上下颌牙列覆殆及覆盖程度、咀嚼运动过程中牙有无早接触、殆干扰等，判断牙周病修复治疗前是否需对上下颌咬合关系进行调整。

第三节　牙周病修复治疗方法

牙周病修复治疗的方法一般有调殆、正畸矫治、夹板固定等。其修复治疗是建立在基础治疗之上的，患者只有经过严格的菌斑控制、消除炎症之后才能进行修复治疗。通过对患者检查和诊断以及针对牙周病不同的病情、远期疗效的预测制订全面的治疗方案。

一、调殆

（一）调殆目的和要求

1. 调殆目的　消除创伤性咬合，均衡分布殆力、协调咬合关系，恢复对创伤牙周组织的生理性刺激，维持牙周组织的健康。

（1）调整殆力传递方向，使殆力作用方向与牙长轴方向一致。

（2）消除早接触点和咬殆干扰并建立稳定的尖窝关系。

（3）减小殆面颊舌径，减轻牙周创伤。

（4）修改殆面外形，降低楔状牙尖高度，恢复牙尖形态，殆面窝沟及食物排溢道。

（5）调磨过长牙、倾斜牙、移位牙，建立协调的咬合关系。

（6）磨改由于磨耗不均导致的高尖陡坡、高边缘嵴，减小侧向力。

2. 调殆要求

（1）调殆前一般来说必须先控制炎症，如果是殆创伤引起的炎症，应先消除咬合创伤；若牙周炎和殆创伤都很明显，则二者应同时进行。

（2）调殆是一种不可逆的治疗方法，因此调殆前必须慎重，查明原因再进行牙体调磨。必要时可以上殆架，每次口内调磨不要过多，应分次进行。

（3）调殆时，防止因调殆而破坏颌位稳定性，应注意保持正中殆的咬合支持点，不能破坏患者咬合的稳定性，不能降低殆高度。

（二）适应证

（1）患牙有过高牙尖，有早接触点。

（2）患牙有高尖陡坡和高边缘嵴，侧向殆力大。

（3）患牙有楔状牙尖，食物嵌塞明显。

（4）殆面形态异常，主要因伸长牙、不均匀边缘嵴、重度磨耗所致。

（三）调殆方法

调殆前需要确定牙体殆面和切端调磨的范围、具体位置和调磨的量。

1. 注意消除咀嚼运动过程中存在的障碍点　如过度伸长牙、磨耗不均的边缘嵴、过高过陡的牙尖斜面、过宽的殆面形态等。

（1）伸长牙：调磨伸长牙，将超出殆平面的伸长牙或牙尖磨低，使其与牙列中邻牙以及殆平面相协调。可分次调磨，配合脱敏治疗，必要时需对患牙作根管治疗后进行磨改。

（2）磨耗不均匀的边缘嵴：由于两个邻牙边缘嵴高度不一致，可以引起食物嵌塞和异常受力，造成牙周组织损伤，应酌情调磨较高的边缘嵴或用修复方法使两邻牙达到协调。

（3）过高牙尖、陡斜面和楔状牙尖：在咀嚼运动时，这些部位产生的力可使邻牙分离造成食物嵌塞，并使殆力分解成明显的侧向分力。通过磨改过高牙尖，不仅可以改善食物嵌塞，也可降低侧向殆力。

（4）磨耗小平面：由于磨耗可使牙面上出现刀削状的光滑小平面，会干扰下颌边缘运动，并产生大的侧向力，因此需要磨改其小平面，恢复牙适宜的凸面。

（5）宽平的殆面：磨改牙冠轴面外形、殆面颊舌径、近远中径，改善牙尖、沟窝和边缘嵴的形态，加深沟、槽和溢出道。

（6）对倾斜、扭转、移位、畸形牙和多生牙、发生食物嵌塞以及影响下颌功能障碍的地方，可根据不同情况，采用磨改、修复、正畸、拔除等方法进行处理。

2. 消除早接触点和殆干扰

（1）正中殆的早接触点：临床发现正中咬合时有早接触点，应针对牙上显示的早接触点进行调磨，缓解咬合早接触牙的牙周创伤症状，有利于牙周组织的修复。牙尖与对侧斜面有早接触，应将斜面磨成凹面，形成尖对窝的正中殆支持稳定点。牙尖斜面与斜面有早接触，应磨改成协调的斜面接触关系。调殆使下颌能无障碍由正中关系闭合到正中颌位，上下颌牙平衡接触并受力均匀。注意不能调磨功能牙尖。

（2）前伸殆的殆干扰：前伸殆运动检查，如发现个别牙有早接触需进行调殆。调殆时应尽量调磨上前牙。下颌前牙过在正中殆、前伸殆同时存在早接触时，可调磨下颌切牙切缘唇斜面。前伸殆调磨时，应磨除前伸运动中的干扰点，使下颌前牙能自由滑动，要求上下颌前牙有最大面积的接触。前伸殆，若后牙有咬𬌗干扰，调磨上颌后牙远中斜面及下颌后牙近中斜面。

（3）侧向𬌗的𬌗干扰：侧向𬌗的𬌗干扰，应先调磨工作侧的干扰点，使牙尖工作斜面关系协调，受力时𬌗力分散均匀，再调磨非工作侧的干扰点。若工作侧的上下颌颊尖之间有干扰，一般调磨上颌牙颊尖的舌斜面。若工作侧上下颌舌尖有干扰，则应调磨下颌牙舌尖的颊斜面。若工作侧的牙尖有干扰点，将此侧再作为非工作侧时，也有干扰点，则应调磨此牙尖。若非工作侧有干扰点，则通常只调磨上颌牙舌尖颊斜面和下颌牙颊尖舌斜面，尽量保留牙尖顶。上颌牙舌尖和下颌牙颊尖一般不宜调磨，以免破坏正中颌位的接触关系。

二、正畸治疗

正畸治疗是牙周炎综合治疗的重要方法之一，在牙周病处于静止状态时，通过复位松动移位牙，改变牙长轴及其受力方向，消除创伤性𬌗力，从而有利于牙周组织的恢复和愈合。

（一）正畸治疗目的和要求

1. 牙周病正畸治疗目的　牙周疾病与牙列不齐的影响是相互的，牙列不齐可导致牙周疾病的发生，牙周疾病又能进一步导致牙列不齐，正畸治疗可以使排列不齐的牙得到重新排列，使移位的松动牙得到复位，改善其牙列和咬合关系，改善牙长轴方向和受力的方向，有利于牙周组织的清洁以及牙周组织愈合修复（图11 - 3）。

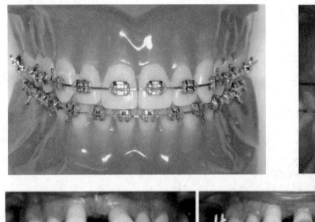
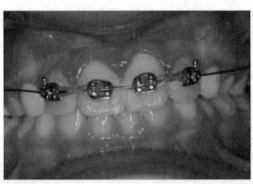
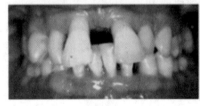
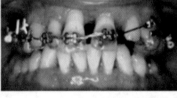
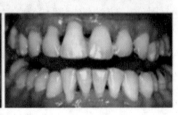

治疗前　　　　　　　　治疗中　　　　　　　　治疗后

图 11 - 3　牙周病的正畸治疗

2. 牙周病正畸治疗要求　成人牙周病正畸治疗与儿童、青少年的正畸治疗相比有不同要求。

（1）成年人牙周病患者的正畸治疗不能利用生长发育的增长趋势，因势利导来提高牙周病的正畸治疗效果。

（2）成人牙周病正畸治疗时，牙所受到的矫正力范围要严格控制，以免超出牙周组织承受力，而引起牙周创伤。

（3）成人牙周病正畸治疗时，施加的力更应轻微。需增加作为支抗牙的数量，以增强在牙周病正畸治疗时的牙列稳定性。

（二）适应证

（1）牙周病引起的上下颌牙列前牙区牙的唇向扇形移位。

（2）上下颌牙列拥挤，牙菌斑滞留，牙及牙周清洁难度较大，导致牙周炎症。

（3）牙列中牙缺失导致邻牙向缺牙区倾斜移位，倾斜移位牙受到侧向力增加，容易引起牙周组织创伤。

（三）牙周病正畸治疗时应注意的问题

（1）正畸治疗前及治疗过程中，应控制牙周炎症。正畸治疗结束，应检查咬合情况，消除𬌗创伤。

（2）牙周病患牙正畸治疗中牙槽骨吸收不能超过根长的1/2。尽可能利用多个基牙增加支抗点来移动个别牙。

（3）牙周病患者正畸治疗施力必须轻微，使用间断性力量。

（4）正畸治疗完成后保持器需要较长时间维持或采用恒久性牙周夹板修复治疗。

（5）治疗过程中，需3~4周复诊一次，检查牙移位和基牙稳固情况，检查牙周组织情况，观察牙槽骨变化以及咬合检查有无早接触或𬌗干扰等。

（四）正畸治疗方法

正畸治疗按正畸治疗常采用的方法进行，详细内容参阅《口腔正畸学》有关章节。

三、牙周夹板固定

（一）牙周夹板修复治疗目的与要求

1. 牙周夹板修复治疗目的　牙周夹板是一种治疗松动牙的矫治器，通过夹板将松动牙与健康牙固定连接在一起，使其成为一个新的咀嚼单位，从而分散𬌗力，减轻牙周支持组织负荷，使患牙得到生理性休息，最终使牙周组织愈合修复并行使功能。

牙周夹板可分为暂时性和恒久性两类。暂时性夹板修复治疗目的是暂时固定松动牙，待患牙的牙周组织逐步修复和愈合，可将其拆除。暂时性夹板使用时间较短，一般为几周到数月不等。

恒久性夹板修复治疗目的是长期夹板固定牙周病患牙，控制牙周病的病理性松动牙的松动度，有助于牙周病患牙的牙周组织修复，维持牙周病基础治疗的远期疗效。某些牙周病牙周夹板修复治疗病例，根据病情先用暂时性夹板固定牙周病松动牙后，待患牙牙周组织初步修复，再采用恒久性夹板替换暂时性夹板做牙周病最终修复治疗。

2. 牙周夹板应具备的要求

（1）制作简单，使用方便，尽可能少磨削牙体组织。

（2）固位力强，固定效果要良好，使牙能抵御来自各个方向的外力。

（3）符合口腔卫生条件，有自洁作用，利于牙周组织维护。

（4）应对口腔软硬组织无不良刺激。

（5）应注意减小口腔内异物感，舒适美观。

（6）经济耐用。

（二）牙周夹板修复治疗方法

1. 暂时性夹板

（1）适用范围：①固定有保留价值的牙松动；②牙周病基础治疗过程中，作为过渡性措施，暂时性夹板固定牙周病患牙，观察牙周组织的修复效果；③为防止松动患牙进一步移动，在恒久性夹板制作未完成之前，可制作暂时性夹板固定和保持。④固定急性牙周炎的患牙。

（2）暂时性夹板种类和制作方法

1）结扎固定：采用牙线、外科丝线、结扎用不锈钢丝、尼龙丝等，用连续结扎固定方法将松动牙与邻近的健康牙固定在一起，常用于前牙区的结扎固定。此法固定效果略差，只能用于短暂性固定松动牙，一般 1~2 周需重新结扎固定。前牙固定结扎时，要求结扎丝应位于舌面隆突和邻接点之间，防止结扎材料向龈端或切端方向滑脱。先用双套结固定在尖牙上（图11-4），然后用"8"字形结扎固定其他前牙，最后固定在对侧尖牙上。

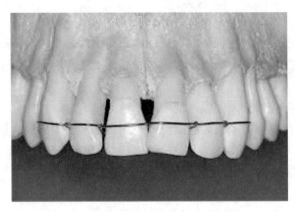

图 11-4 钢丝结扎固定

2）光固化树脂夹板：夹板固定时，先将牙面彻底清洁，对需固定的松动牙和邻牙的舌面及邻面的牙釉质进行酸蚀处理、冲洗、吹干，涂上一薄层釉质黏合剂，覆盖 0.5~1mm 厚度的复合树脂，光固化 40 秒，调磨抛光（图11-5）。其位置应在下颌前牙邻面和舌隆突上，邻间隙应保持通畅，以便于牙周病基础治疗和自洁作用，不能形成咬合早接触点。

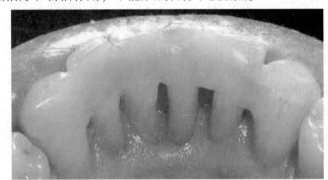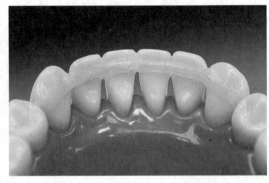

图 11-5 光固化树脂夹板

3）尼龙丝加复合树脂夹板：结扎固定时需对牙进行洁治或牙周治疗，并对其彻底清洁，用尼龙丝（40~50cm）从结扎区的一侧牙逐个打单结或多结，至另一侧牙，再用同方法返回结扎第二道，第三道结扎仍打单结后尼龙丝从前两道结扎丝的龈侧相互穿过，再在这两道结扎丝的切端侧做结扎，将这三道尼龙丝结扎在一起直至另一侧。对牙间隙稍宽的两牙之间可结扎 2~3 个结。按常规酸蚀处理邻面。夹板固定松动牙后做调𬌗，消除早接触。

4）纤维加复合树脂夹板：清洁牙面，在上前牙舌隆突或后牙𬌗面颊舌径中线处预备能放置纤维丝和充填光固化树脂的浅沟，宽度约 1.5 mm，然后对牙体预备沟做酸蚀处理、冲洗、吹干，先将少量光固化树脂置入沟底，剪一段与固定沟相同长度的纤维丝放置在沟内，再用光固化树脂充填预备沟，光照固化后调𬌗抛光，消除早接触点与𬌗干扰点。夹板固定后应保持邻间隙的通畅，以利于自洁作用。

2. 恒久性夹板

（1）恒久性夹板适应证

1）经暂时性夹板固定后，治疗效果良好者。

2）经牙周病基础治疗及暂时性夹板固定，牙周炎症基本消失，病情得到控制者。

3）牙周病伴牙列缺损，经牙周病基础治疗后，牙周炎症基本消失，选择恒久性夹板方式修复缺失牙同时固定松动牙者。

（2）恒久性夹板种类与制作方法

1）可摘式恒久性夹板：患者可自行摘戴、长期使用。此类夹板虽然体积较大，固定效果不如固定式夹板，但是磨除牙体组织少、制作简便、便于修理、易于清洁卫生。临床有两种类型，即金属支架可摘式牙周夹板和金属支架𬌗垫式牙周夹板。

金属支架可摘式牙周夹板在修复治疗设计中，对松动患牙的固定，常采用各类卡环、间隙钩、切端邻间钩、唇弓等。牙周夹板修复体中联合卡环、长臂卡环、连续卡环、间隙钩、切端邻间钩都能起到固定松动牙，防止食物嵌塞和分散𬌗力的作用（图11-6）。

金属支架𬌗垫式牙周夹板修复体与对颌咬合接触部位，用金属或树脂覆盖牙列的后牙𬌗面和前牙切端，形态同牙体𬌗面与切端。临床常用于牙列后牙𬌗面和前牙切端磨损伴牙周组织创伤，息止颌间隙增大的病例。

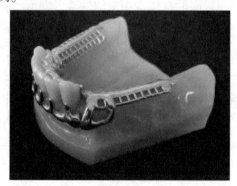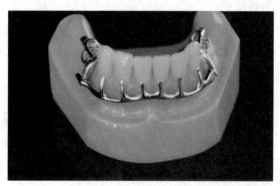

图11-6 金属支架可摘式牙周夹板

2）固定式恒久性夹板：指经过黏固患者不能自行摘戴，能长期戴用的夹板。固定式恒久性夹板具有固位效果好，但对牙体组织磨削量较多，与全冠修复相似，操作技术较复杂，临床应用时，应选择好适应症。牙周夹板的固位体可选择全冠、部分冠等，如有缺牙区可用桥体修复。

固定式恒久性夹板适应证：①牙周炎症得到控制，个别牙需做根管治疗；②牙半切除术、截跟术、分根术的患者；③个别牙或一组牙松动，余留牙在牙弓上的位置正常，且有健康牙作为基牙者。

固定式恒久性夹板制作要求：①牙周夹板固位体除达到常规要求外，固位体龈边缘应置于龈缘之上，牙冠颈1/3区域；②固位体𬌗面牙尖高度应降低，增加溢出沟，加大外展隙；③去除轴面过突外形，过大倒凹，有利于自洁作用；④桥体龈端接触面要小或形成卫生桥体，前牙桥体采用改良接触式桥体，有利于牙周清洁等要求。

3）套筒冠牙周夹板：套筒冠牙周夹板结合可摘式和固定式恒久性夹板的特点，是固定-可摘式修复的典型代表，将牙周组织破坏和吸收较严重的患牙和较健康的牙连接固定形成多基牙，为牙周夹板修复体提供支持和固位，又对牙周组织破坏和吸收的松动牙起到固定作用，避免咬合创伤。对于牙槽骨吸收≤根长的2/3，牙槽骨吸收至根尖1/2的基牙以及伴有牙周组织破坏的患牙，均可使用。套筒冠牙周夹板摘戴方便，有利于牙周病基础治疗效果的维护，以及牙周的清洁，能有效地控制菌斑形成。套筒冠牙周夹板修复体的外形和固定效果与固定式恒久性夹板相似。此类牙周夹板适用于牙周组织破坏和吸收较严重的牙周病病例。

套筒冠义齿具有以下几个优点：①对患牙起到牙周夹板的固定作用，美观、异物感小；②促进牙周支持组织恢复健康，减少患牙创伤，控制牙周病的复发，提高咀嚼效能，促进基牙牙周组织的恢复与重建；③对伸长、倾斜的患牙进行了纠正，降低重心，限制了牙齿的摆动度，避免了传统的拔除松动牙而以全口义齿修复的方法；④其还可控制菌斑形成，减小牙周病患牙的牙周袋深度和龈炎症状，防止牙周病的复发。

四、牙周病修复治疗的新进展

(一) 骨量不足的处理

牙周病的患者易造成骨量的流失，对于高度及宽度不足的患者可采用牵张成骨、骨替代材料、富血小板血浆等手段。

传统颌面外科的牵张成骨技术、正畸螺钉作为附着牵引装置进行垂直牵引，这些都需要手术。现阶段可以通过正畸的方法能够增加骨量，减轻患者对手术的恐惧；同时，还可以大大降低种植手术的难度，扩大种植修复的适应证，具有很高的实用价值。

骨替代材料最常用的材料是羟磷灰石，它具有骨传导性，其他材料有 β - 磷酸三钙和生物活性玻璃。这些材料可减少牙周袋深度和促进新骨生成。

富血小板血浆（platelet-rich plasma，PRP）是从人血浆中提取的自体血小板浓缩液，即血小板浓度为全血 4 倍以上的血浆，内含多种能促进组织修复和再生的生长因子，各种生长因子之间会相互影响和作用，调节牙周膜或附近骨组织血管区域细胞的趋化、迁移、增殖和分化。

(二) 脱细胞真皮基质的运用

脱细胞真皮基质（acellular dermamatrix，ADM）是近年来兴起的一种人体真皮缺损的替代和修复材料，最早用于皮肤烧伤及缺损的治疗。ADM 以其操作方便、来源充足等优势越来越为牙周科医生所广泛接受，一般应用于根面覆盖、附着龈增宽、牙龈黑色素沉着以及牙周再生性手术中。近年来，学者们进一步将 ADM 与自体组织移植联合应用，来增加临床疗效。然而，ADM 作为一种移植替代材料用于牙周病的时间仍较短，还需增加基础研究的结果。

(三) 激光冠延长术

对于需要进行牙龈恢复治疗的患者，如果要获得高评价的术后效果或者患者满意度，那么激光冠延长术是该类患者的首选方法。因为在手术过程中，患者不需要镇痛且伤口出血少，此外，激光冠延长术可将牙龈的形态恢复到确切的位置，伤口愈合的时间远比手术伤口快，且没有坏死区。冠延长术的激光器是将波长、激光、能量和水同时使用，低量的激光及能量还将刺激骨和软组织的修复。

思考题

1. 牙周病的修复治疗要遵循哪些治疗原则？
2. 牙周病修复治疗中采用调𬌗的目的是什么，应该达到哪些要求？
3. 暂时性牙周夹板适用于哪些病例？
4. 恒久性牙周夹板适用于哪些病例？

▶ **参考文献**

1. 冯海兰. 口腔修复学. 第 1 版. 北京：北京大学出版社，2005.
2. 朱智敏. 口腔修复临床实用新技术. 第 1 版. 北京：人民卫生出版社，2013.
3. 马轩祥. 口腔修复学. 第 5 版. 北京：人民卫生出版社，2003.
4. 赵铱民. 口腔修复学. 第 6 版. 北京：人民卫生出版社，2008.
5. 姚江武. 口腔修复学. 第 3 版. 北京：人民卫生出版社，2015.
6. 张富强. 口腔修复基础与临床. 第 1 版. 上海：上海科技出版社，2004.
7. Wöstmann B，Balkenhol M，Weber A，et al. Longterm analysis of telescopic crown retained removable

partial dentures: survival and need for maintenance [J]. J Dent, 2007, 35 (12): 939 – 945.

8. 李娜, 曹卫彬. 牙周病修复治疗的研究进展. 国际口腔医学杂志, 2015, 42 (5): 564 – 567.

9. Badersten A, Nilveus R, Egelberg J. Effect of nonsurgical periodontal therapy. J Clin Periodontal, 1981, 8 (1): 57 – 72.

10. Haffajee AD, Cugini MA, Dibart S, et al. The effect of SRP on the clinical and microbiological parameters of periodontal disease. J Clin Periodontal, 1997, 24 (5): 324 – 334.

11. 谢静忠. 牙周病骨质缺损的正畸牵引成骨治疗 [J]. 实用口腔医学杂志, 2010, 26 (5): 690 – 691.

12. 钱文慧, 徐艳, 孙颖, 等. 富血小板血浆修复牙周骨缺损的临床疗效 [J]. 牙体牙髓牙周病学杂志, 2014, 24 (7): 415 – 418.

13. 殷艳丽, 王倩婷, 赵蕾. 脱细胞真皮基质用于牙周病学领域研究进展 [J]. 中国实用口腔科杂志, 2014, 7 (7): 434 – 439.

第十二章　颞下颌关节病的修复治疗

 思维导图

颞下颌关节病的修复治疗
- 颞下颌关节紊乱病的病因
  - 病因学说
  - 致病因素分类
- 颞下颌关节紊乱病的检查
  - 病史记录
  - 临床体格检查
  - 影像学检查
  - 实验室及其他检查
- 颞下颌关节紊乱病的修复治疗
  - 咬合板治疗
  - 义齿修复治疗
  - 常用的辅助治疗
  - 咬合重建的修复治疗
  - 调𬌗治疗

本节内容电子资源——云板书（新型数字化教材）

云板书由高清文字、图片，以及教学视频链接组成，可在各类电子终端上观看学习。

http：//txt.xlybook.com/？img＝kouqiangxiufuxue/neixiaheguanjie

颞下颌关节病的修复治疗

云板书

导学视频

电子书

考试系统

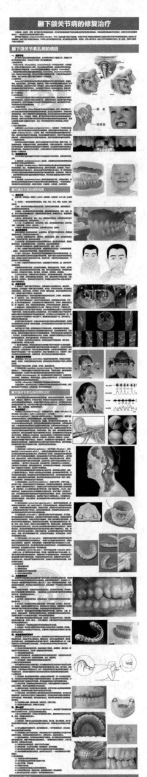

随堂笔记

口颌系统，包括牙、牙周、颞下颌关节及神经肌肉系统，在中枢神经系统控制下共同完成复杂且高度协调的功能运动。口颌系统的各组成部分各有特点，但相互之间又有着密切的关系，一部分的变化必然会影响到整个系统。

颞下颌关节紊乱病（temporomandibular disorders，TMD）是指以颞下颌关节区疼痛、异常关节音及下颌运动功能障碍为主要特征而又不属于风湿等其他临床上或病理上诊断明确的一类颞下颌关节病的传统总称。TMD 在人群中的发病率相当高，是口颌系统的常见病、多发病。尽管人群中相当一部分人有 TMD 的临床体征和（或）症状，但其中约5%的人需要治疗。

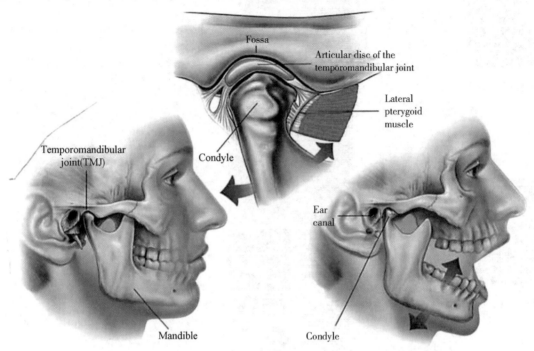

第一节　颞下颌关节紊乱病的病因

一、病因学说

颞下颌关节紊乱病的致病因素很复杂，许多研究学者做了大量的工作，并提出了各种不同的病因学理论，可以认为 TMD 是一种多因素的疾病。

1. 机械位移学说　Pretiss（1918）、Monson（1921）、Costen（1934）认为：TMD 是由于缺牙、不良修复体、深覆𬌗等使髁状突向后上移位，可以压迫鼓板和耳咽管，压迫股索神经导致舌痛、压迫耳颞神经导致颞区痛。Costen 将引起面部疼痛的这一症状称为"Costen 综合征"。然而这种理论未能经得起大量临床的验证。Sicher（1948）、Zimmerman（1950）等认为这一理论缺乏解剖学依据，因为关节后嵴和内嵴的限制作用，下颌移位压迫鼓板是不可能的，但认为深覆𬌗是颞下颌关节紊乱的一个致病因素。

2. 𬌗因素学说　Gerber（1971）等学者把机械移位学说扩展到髁状突在矢状面和冠状面任一位置的改变。提出后牙缺失、后牙早接触、接触不良、平衡𬌗干扰等因素使髁状突脱离了关节窝中正常的位置，从而引起 TMD 的一系列症状，因此𬌗因素是其主要原因。但现有研究表明髁状突既不在关节窝正中，也不存在关节窝中某一正常的位置关系。髁状突在关节窝中位置的改变也不一定确切引发关节的病理性改变，但𬌗因素仍被认为是 TMD 的一个主要病因。

3. 关节薄弱学说　Schultz（1937）提出颞下颌关节脱位发生的原因是关节薄弱，将𬌗的治疗转向颞下颌关节内的治疗。主张在关节腔内注射硬化剂，后期有学者发现，部分颞下颌关节紊乱的患者腕关节、肘关节等其他关节也有关节韧带薄弱和活动过度，由此推测 TMD 与关节韧带系统先天性发育薄弱有关。

4. 𬌗 – 神经肌肉学说　Ramfjord（1961）、Olsson 和 Krogh – Poulsen（1966）提出，任何一种类型的𬌗干扰可引起口颌系统的副功能运动如紧咬牙和夜磨牙，加上病人的应激事件、抑郁或者焦虑等精神因素，导致了咀嚼肌和关节的痉挛和疼痛。通过对口颌系统的神经和电生理的研究表明，牙𬌗、口腔黏膜、咀嚼肌、颞下颌关节以及中枢神经系统存在复杂的激活/抑制机制。病理𬌗通过牙周膜本体感受器反射性地引起咀嚼肌的功能紊乱和痉挛，继而出现疼痛 – 肌痉挛 – 疼痛的恶性循环。但这一学说不能解释有些𬌗障碍的病人并没有 TMD 症状。

5. 社会心理因素学说　心理性因素（psychologic predisposing factors）：包括情感、个性和行为特征。相当一部分 TMD 患者具有个性或情感方面的障碍。有研究表明 TMD 患者多焦虑。情感因素（emotional factors）：如多疑、抑郁、焦虑等情感因素在慢性疼痛患者中很常见，这种情况可能继发于持续疼痛，并造成疼痛耐受性的降低，使治疗不容易取得良好的效果。心理和情绪因素可以引起肌肉过度活动，继而导致咀嚼肌疼痛和功能障碍。

6. 多因素致病学说　众多学者经过近 80 年的探索，基本可以肯定引起 TMD 并不是单一的某个因素，有局部的𬌗因素、咀嚼肌和关节因素、身体的健康因素、心理社会因素等，但目前的研究并不能肯定某一因素是 TMD 的原因还是 TMD 的结果，有些因素还可能是伴随着疾病的发展而出现。在临床处理 TMD 患者时，弄清并去除这些不良因素是使治疗保持长期有效的一个重要步骤。

二、致病因素分类

1990 年美国口颌面疼痛研究学会把 TMD 致病因素分为易感因素、促发因素和持续因素。

1. 易感因素（predisposing factors）　指生理、心理或结构的改变导致咀嚼系统的变化而使 TMD 发生的危险性增大。

2. 促发因素（initiating factors）　导致 TMD 症状的出现主要与外伤或咀嚼系统的不良负重相关。如头、颈或颌骨区受外力打击，肌肉伸屈性损伤，咬物损伤，打哈欠、唱歌等突然的长时间的大张口，施行全麻或牙科治疗时的过度大张口。另一种创伤是由于不良的口腔副功能造成咀嚼系统持续反复的不良负重的结果。应激和焦虑、睡眠不良、某些药物等均可加剧口腔副功能的频率和强度，研究表明口腔副功能习惯与 TMD 的发生呈正相关。

3. 持续因素（perpetuating factors）　的存在使病变持久不愈，并使治疗困难。弄清并去除这些持续因素是使对 TMD 的治疗保持长期疗效的重要方面。一些易感因素和诱发因素可以成为持续因素，包括行为因素、社会因素、心理因素、认知因素等。

第二节　颞下颌关节紊乱病的检查

一、病史记录

病史记录一般包括：①一般项目；②主诉；③现病史；④既往史；⑤个人史；⑥家族史。

1. 一般项目　一般项目包括患者的姓名、性别、年龄、职业、民族、出生地、家庭地址等。

2. 主诉　即为患者主要症状或就诊的目的。记录时应该简明扼要，包括主要症状、症状的部位和患病的时间。

3. 现病史　应仔细询问与主诉有关的病史，包括疼痛发生的时间、部位、性质、强度、频率以及除主要疼痛部位外，其他部位是否伴有疼痛，疼痛是否治疗、疼痛是逐渐加剧还是有所缓解等等。

4. 既往史　是否有过外伤、骨折、手术、是否患过口腔疾病、是否接受过牙科治疗、是否有过药物治疗史、药物的种类等。

5. 个人史　个人的精神状况，是否有焦虑、抑郁，是否有吸烟史饮酒史，有无不良习惯，如偏侧咀嚼，口呼吸，紧咬牙等。

6. 家族史　家庭成员有无类似疾病，直系亲属有无焦虑、抑郁等。

二、临床体格检查

临床体格检查一般包括全身检查、头颈部检查、颞下颌关节和颈椎检查、咀嚼肌和颈部肌肉检查、口内与咬合检查等内容。

1. 全身检查　包括患者的体态、精神状态、皮肤有无皮疹、瘢痕，全身淋巴结有无肿大，四肢有无关节炎，脊柱有无畸形等。

2. 头颈部检查　对头颈部的解剖结构进行望诊和触诊，患者面部是否对称、面部皮肤有无瘢痕、头颈部是否有外伤等，以排除肿瘤、感染以及其他病变。

3. 颞下颌关节和颈椎检查　包括颞下颌关节区望诊、触诊、听诊。

1）望诊：观察颞下颌关节区有无肿胀，表面皮肤色泽有无改变，有无瘢痕和瘘管。观察头、颈椎的运动灵活性和伸展、弯曲及侧弯时有无疼痛。

2）触诊：检查大张口、闭口运动时在耳前区触摸髁突是否有正常的滑动运动，以及闭口咬合时触摸外耳道内有无压痛点和局部肿胀。测量下颌开口度及侧向和前伸的运动度，包括最大主动开口度和被动开口度。检查开口型、下颌前伸及侧向运动状态、下颌运动殆干扰出现的位置。

3）听诊：检查有无可闻及的关节杂音。检查颈椎关节有无杂音，颈、肩部有无神经感觉异常。

4. 咀嚼肌和颈部肌肉检查　通过触诊检查颞肌、咬肌浅层和深层、翼内肌、翼外肌、二腹肌、胸锁乳突肌和斜方肌有无压痛、肿胀、肥大以及质地的改变。并对肌肉功能进行检查，对其进行开口抵抗、闭口抵抗、侧方抵抗、前伸抵抗、后缩抵抗。

5. 口内与咬合检查　仔细检查牙和口腔软组织，舌和黏膜的嵴状隆起，牙的过度磨耗、松动、叩痛等，辨明患者的症状是否由牙、牙周、涎腺或其他口内病变引起。检查咬合情况，包括覆殆、覆盖和前牙切导类型等，并根据殆接触类型和殆接触点位置来评估下颌的稳定性。

三、影像学检查

1. 许勒位片　即颞下颌关节侧斜位片，是目前临床上最常用的方法，操作简单，费用较低，从侧面显示一侧颞下颌关节的髁突、关节凹、关节结节等结构，可以提供较多的诊断资料，如关节间隙、关节结节、关节窝、髁突运动度、骨结构表面的初步情况等等，两侧颞下颌关节的形态一般是对称的。

2. 髁突经咽侧位片　可清晰地显示髁状突前后斜侧位影像，正常时，髁突表面圆滑，有一薄层均匀、连续、致密的密质骨致密线。

3. 颞下颌关节侧位体层片　显示关节侧位体层影像，较好的显示关节间隙、关节凹、关节结节和髁突的形态，以及髁状突与关节窝的结构关系。正常时，髁状突表面光滑，有一薄层均匀、连续、致密的密质骨致密线。关节结节圆弧形突起，曲线光滑。

4. 曲面断层片　曲面体层摄像可分为上颌、下颌及全口牙位三种，下颌和全口牙位曲面体层摄像片可用于颞下颌关节的检查。全口牙位曲面体层片（图12-1）显示双侧颞下颌关节结构、牙颌状态以及两者之间的整体关系。在正中颌位闭口X线片中能看到牙咬在正中颌位时双侧髁突在关节凹内的位置状况、关节间隙大小以及两侧是否一致。在大张口位X线片中可看到在同一张口条件下，双侧髁突运动度是否一致。且在X线片上能较准确地测出张口度。

由于颞下颌关节为双关节，许勒位片和侧位体层片均需左右两侧分别拍照，且两侧在分别投照时张口度是否一致无客观根据，也不能看到咬合状态及其与颞下颌关节结构状态之间的整体关系。

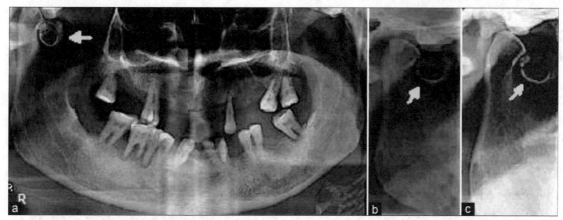

图 12-1　全口牙位曲面体层片

5. 颞下颌关节 CT 扫描　能清晰地显示关节硬组织结构，并能对其进行三维重建，从而能更直观地显示关节结构及其与邻近硬组织的空间关系，可选择横断面平扫、冠状面平扫。横断面平扫图像可显示关节不同横断面的影像，可同时清楚地显示双侧髁状突、关节结节、关节后结节的横断面及关节前、后间隙。冠状面平扫图像可显示关节冠状位不同层面的影像，同时可显示髁状突、关节窝及关节间隙（图 12-2）。

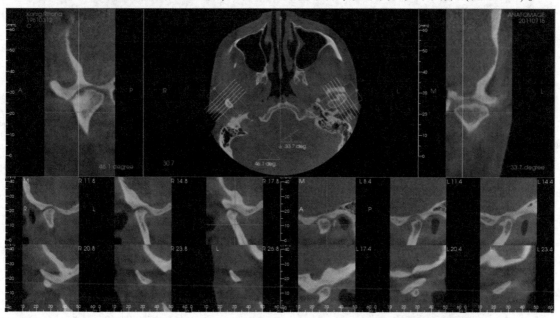

图 12-2　颞下颌关节 CT 扫描

6. 关节造影　向关节腔内注射造影剂，能间接地显示关节盘的移位、穿孔情况，有假阳性的可能。现已很少应用。

7. 磁共振成像检查　磁共振成像检查可以获得颞下颌关节矢状面十分清晰的图像，其优点在于：①可以直观再现颞下颌关节各部分的形态及位置关系，尤其是关节盘和翼外肌影像；②可重复性好，可以从任意角度详细观看；③对受检者无放射损伤；④可将很多 MRI 断层放在一个单一的三维影像中，简化了烦琐的读片工作。不足在于：其对关节盘穿孔的发现能力较差，且费用较贵，因此不能完全代替其他的检查技术。

四、实验室及其他检查

实验室检查（laboratory examination）包括血常规和尿常规，可能因此而发现血液病、风湿病、代谢病或其他系统性疾病。是否选择实验室检查取决于临床上对患者的考虑。

其他检查包括下颌运动记录、肌电图、关节镜、温度记录术等。

1. 下颌运动记录（mandibular movement recording） 下颌运动异常是 TMD 的主要症状之一。下颌运动测量仪不仅能记录下颌运动轨迹、下颌运动速度，同时还能记录髁突运动轨迹等，为全面了解口颌系统的生理功能特征和病理状况提供信息（图 12 - 3）。

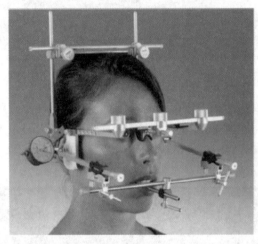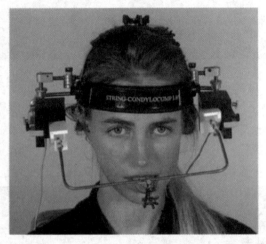

图 12 - 3　下颌运动轨迹描计议

2. 肌电图（electromyography） 是一种检测肌功能较为有效的方法。检测肌纤维的动作电位、静息期变化、神经传导速度、振幅大小和频率等信号，以了解各肌的功能状况和肌群的功能协调性及副功能活动（图 12 - 4）。

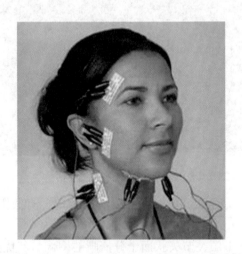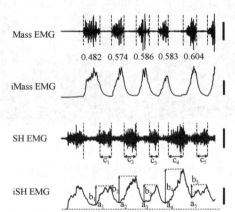

图 12 - 4　肌电仪检查肌纤维活动

3. 关节镜（arthroscopy） 可直接观察关节内组织结构的病理变化（图 12 - 5）。

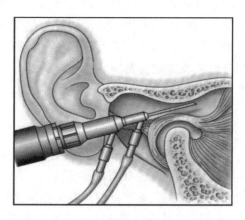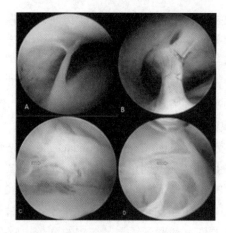

图 12 – 5　关节镜技术

4. 温度记录术（thermography）　正常的和不正常的部位其温度是不对称的，进而提示是否有 TMD 的存在。如核素扫描、红外热成像检查（图 12 – 6）等。

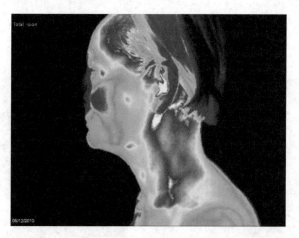

图 12 – 6　红外热成像技术

第三节　颞下颌关节紊乱病的修复治疗

颞下颌关节紊乱病的致病因素和病情均较复杂，对其治疗的方法有多种，包括注射治疗、药物治疗、物理疗法、手术治疗等，修复治疗只是主要治疗方法之一，通过咬合治疗调整咀嚼肌的功能状态，调整颞下颌关节内结构之间的关系，使口颌系统各部分的功能达到协调一致。本章主要介绍颞下颌关节紊乱病的修复治疗，其内容包括咬合板的应用、调𬌗、咬合重建、缺失牙的修复等。

一、咬合板治疗

𬌗间矫治（interocclusal therapy），常用咬合板治疗。咬合板（bite plane）又称𬌗夹板（bite plate）、𬌗垫（occlusal pad）、𬌗间装置（interocclusalappliance）。其通过戴入后改变咬合时的上、下颌位置关系，调整口颌系统各部分功能状态，达到改善咀嚼肌功能，调整下颌位置的目的。

1. 咬合板的作用机制　TMD 多由于𬌗、咀嚼肌、颞下颌关节受到急慢性损伤，相互之间不协调而导致各种症状。天然牙的牙周膜内存在许多本体感受器，当牙在咬合运动时，本体感受器将其所受的压力传递到中枢神经系统。当牙列中存在异常咬合时，中枢神经的反应是调整下颌运动的方向和位置来避开咬合干扰，长期的持久的这种信号传导会导致下颌运动偏离正常的位置，导致肌肉疲劳、紧张、痉挛。

咬合板具有生物机械性调节作用，能较恒定地调整下颌骨与颅骨间的三维关系，即调整髁突在关节凹内的位置以及调整颌、咀嚼肌和𬌗之间的关系。咬合板运用后将上下颌原有的牙尖接触位置阻断，打断了牙周膜感受器—感觉神经—中枢神经—运动神经—咀嚼肌这一反射弧，从而有利于减轻颞下颌关节区应力，稳定关节，协调髁突与关节盘的位置关系，抑制升颌肌收缩以缓解肌紧张，使颌面部双侧肌力与颞下颌关节运动平衡协调。因而可使紊乱的咀嚼肌和颞下颌关节结构得以调整，减缓其器质性病变的发展。

2. 咬合板的种类

1）稳定咬合板（stabilization appliances）：又称平面板（flat plane）、肌松弛咬合板（musclerelaxation splints），一般用牙色或透明色塑料制作（图12-7）。此类咬合板主要适用于肌功能紊乱患者。其疗效已被广泛证明，有报道显示它能减弱或消除70%~80% TMD患者的疼痛症状。稳定咬合板覆盖于全牙列的𬌗面和切缘，上颌下颌均可。其咬合面平滑，与对𬌗牙的功能尖呈点状接触，而无尖窝交错𬌗关系，这有利于肌功能的恢复和颞下颌关节结构的调整。咬合板在第二磨牙中央窝处应保持在2mm左右的厚度，一般不得大于息止𬌗间隙。咬合板的平面一定要延伸约2mm至唇颊侧，以保证整个牙列的稳定，同时也起固位作用。也可做钢丝隙卡帮助固位，但咬合板的前部也一定要延伸少许至唇侧，保证整个牙列的稳定。

复诊时根据咀嚼肌症状的消除与否调改咬合板的平面，逐渐降低𬌗面高度，直至上下颌骨关系稳定为止。开始的一段时间应全天日夜戴用，症状好转时平时可不戴，只在吃饭时和夜间戴用；待其症状消失后平时和进软食时可不戴，只在吃较硬食物时和夜间戴用；逐渐过渡到只在夜间戴用；最后只在出现应激性症状期间间断（夜间）戴用。如治疗效果理想，患者最后应完全不戴咬合板。

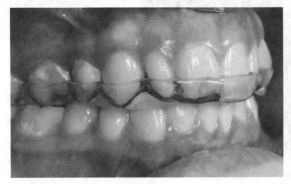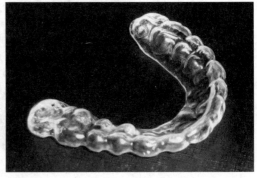

图12-7　稳定咬合板

2）再定位咬合板（repositioning appliances）：覆盖于全牙列，多用于上颌，也可用于下颌。此类咬合板适用于关节盘前移位，有明显弹响症状的患者。具体修复方法是：嘱患者下颌稍前伸后再张口，确定张口过程中无弹响出现的下颌最少前伸的位置，用一定厚度3~4mm的烤软蜡片置于牙弓𬌗面，记录下颌前伸位，上𬌗架，完成定位咬合板。要求咬合板与对𬌗牙有明显的尖窝锁结关系。限制下颌在一定范围之内运动，如此使髁突前移到与前移位的关节盘重新获得正常的盘、突关系，避免关节盘双板区受损伤，有利于双板区的恢复。因戴用后下颌处于前伸的位置上，不能咀嚼食物，故吃饭时不能戴用。当弹响消除后，通过跳摸逐渐降低𬌗面和咬合板牙尖斜面，使下颌向后移动复原。

3）调位性咬合板（occlusal level adjusting splint）：适用于垂直距离过低，需要做咬合升高的患者，用于上颌或下颌均可。可先做成稳定咬合板，戴用数周使咀嚼肌、提颌肌、降颌肌等肌群得以调整后，再加改咬合面，使其成为与义齿类似的咬合关系。经调改合适后再试用3个月左右，如患者感到舒服适用，则确定其为最佳适合高度。依此高度及颌位关系作为恒久性咬合重建的依据。

4）枢轴咬合板（pivot splint）：适用于颞下颌关节盘不可复性移位，开口受限，关节盘移位发生关节铰锁的情况。目的是使不可复移位的关节盘复位。枢轴咬合板的修复法与稳定咬合板相似。不同处只是在牙列的最后，如第二磨牙或第三磨牙区加高，使其与对𬌗牙有尖窝接触关系，而其余区域均无𬌗接触。使此接触点起到杠杆支点（枢轴）作用，形成一类杠杆，使杠杆支点后方的髁突下降。要达到此目的，最好戴头帽使杠杆支点的前方受向上的力。所以头帽上松紧带的位置必须在杠杆支点的前方。借助后牙咬合时，支点前部升颌肌群的收缩力和头帽松紧带的力量拉下颌颏部向上。否则，如构不成一类杠杆会失去治疗意义，甚至可有副作用。也可在肌肉放松的情况下用手推颏部向上，利用一类杠杆原理使髁突下降，从而使关节间隙宽松、关节内压降低，以利于关节盘的复位与改建（图 12 – 8）。

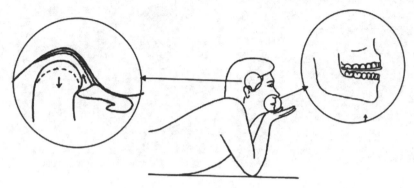

图 12 – 8　枢轴咬合板原理

　　5）软弹性咬合板（soft vinyl splint）：是用弹性的软硅橡胶片在患者牙列的石膏模型上热压而成形的覆盖全牙列的咬合板。一般用于治疗夜磨牙症或紧咬牙者。其独特的优点是软弹性接触对牙、牙周支持组织、咀嚼肌和颞下颌关节在受到很大𬌗力的情况下有很好的保护作用。另外戴用后若发现咬合面有穿孔处时，则可明确诊断出该处是早接触点。因此戴用的过程也是一种诊断的过程。

　　6）前牙咬合板（anterior bite plate）：又称为松弛咬合板（relaxation splint），适用于上颌，仅下前牙与此板均匀接触（图 12 – 10），而从第一前磨牙起向远中均无𬌗接触。此设计可消除对咀嚼系统功能的影响，特别是降低了升颌肌群的肌活动。但此种咬合板可能会增加颞下颌关节的机械负重，导致后牙移位或前牙内倾，戴用该类𬌗板每天最多不应超过 8 ~ 10 时，并且必须严密观察其治疗效果，对其进行有规律地检查和调整，禁忌经常或长期戴用。

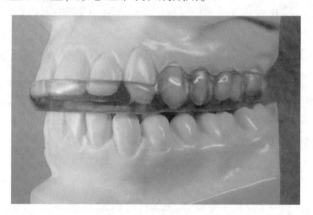

图 12 – 9　软弹性咬合板

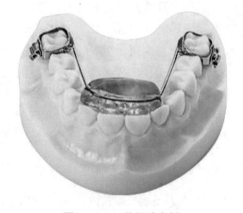

图 12 – 10　前牙咬合板

3. 咬合板的作用

1）调整咀嚼肌功能。

2）调整颌间关系。

3）调整髁突在关节窝内的位置。

4）试探性调整垂直距离。

二、义齿修复治疗

长期的牙列缺损或缺失会造成患者颞下颌关节紊乱以及咀嚼肌功能的失调。可摘局部义齿对 TMD 的治疗往往是咬合板治疗的延续。在牙列缺损的情况下，可先制作人工牙咬合板一体的简单可摘义齿修复体（图 12 - 11），经过一段时间的试戴和调整，确定适宜的治疗颌位后，可考虑设计铸造支架式义齿，给患者提供一个较舒适又坚固耐用的修复体。

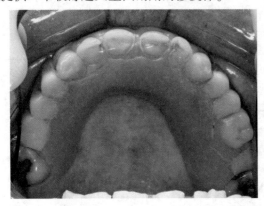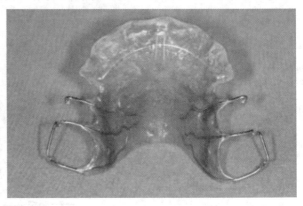

图 12 - 11　可摘局部义齿修复治疗

无牙颌的 TMD 患者，可能由牙列缺失前迁延而来，也可能因牙列缺损、牙列缺失后久不修复或戴用不良修复体所致。一副合适的全口义齿可能对颞下颌关节及咀嚼肌起调节作用，从而减轻或治愈 TMD。

三、常用的辅助治疗

1. 治疗教育　良好的医患沟通、患者的医从性、口腔良好习惯的保持是治疗成功的必要步骤。

2. 行为纠正　纠正患者不良的口腔生活习惯，如单侧咀嚼、过大张口、持续大张口、啃硬物、过度用力咀嚼等不良行为。通过自我限制下颌运动，使咀嚼系统中受累的肌肉和颞下颌关节得以充分休息和调整，可起到辅助治疗并预防复发的作用。

3. 物理治疗　慢性疼痛患者可在疼痛区热敷或用中药热敷，达到活血、止痛、松弛肌肉、促进血液循环、改善组织生理状态等目的。但是热敷只对局部表浅组织有用，且热敷不能用于 72 小时内的急性损伤、急性炎症或局部感染区。

冷敷主要用于急性损伤组织的局部止痛、抗水肿。在受伤后 24 小时内，可用冰袋直接在疼痛区冷敷，每次 3 ~ 5 分钟，一天内冷敷数次。冷敷不能用于结核病变的局部循环不良区或开放性创口。

4. 肌松弛治疗　可使用肌监测仪等手段使咀嚼肌群充分松弛。

5. 心理咨询　TMD 是口腔医学领域中与精神心理状态关系十分密切的一种疾病。口腔医生必须注意心理因素与 TMD 的关系，必要时请心理健康咨询专家做深入的心理评价和心理治疗。

四、咬合重建的修复治疗

咬合重建（occlusal reconstruction）是指用修复方法对牙列的咬合状态进行改造和重新建立，包括全牙弓𬌗面的再造，颌位的改正，恢复合适的垂直距离，重新建立正常的𬌗关系，从而使重建的𬌗关系与颞下颌关节、咀嚼肌的功能协调一致，以达到消除因𬌗异常而引起的口颌系统紊乱，使口颌系统恢复正常的生理功能的目的。

1. 制订修复治疗计划

1）修复治疗前需进行医患交流：因咬合重建工艺复杂，费用昂贵，费时较长，而且属于不可逆的修复治疗，治疗前一定要充分征求患者意见。

2）确定余留牙的处理方案。

3）确定修复体的类型：咬合重建的修复体有可摘和固定两种，可摘的有𬌗垫式可摘局部义齿、套筒冠义齿等；固定的有高嵌体、全冠、固定桥等。

4）基牙的选择：根据修复体的类型选择合适的基牙。

2. 修复治疗前的准备和处理　对于有龋坏的牙齿需去除龋坏组织；有牙髓症状的患牙以及经 X 线片确定可以保留的牙根进行完善的根管治疗；牙周状况不好的患者需要进行龈上洁治、龈下刮治，消除牙周袋，严重者需进行牙周手术治疗；对于一些倾斜的牙齿可以通过简单正畸移动；对于过度松动牙、无利用价值的伸长牙及无法通过根管治疗而保存的残根需进行拔除。

3. 步骤和方法

1）牙体预备：咬合重建的牙体预备一般包括全部的余留牙，可一次完成或分区进行。已行根管治疗的基牙根据设计需要可制作核桩或根内、根上固位体等辅助装置，少数活髓牙可在局麻下直接进行牙体预备，牙体预备按修复体不同种类的要求进行。

2）暂时性修复：牙体预备后应先做暂时性修复，可用自凝塑料在口内直接制作，以防止牙移位、敏感不适及保持适当的咬合关系。

3）颌位记录与转移：暂时性修复体试用合适后，将牙尖交错𬌗记录转移到精确度高的𬌗架上，同时对患者的颞下颌关节运动特点予以记录。

4）修复体制作：在𬌗架的模型上制作高嵌体或全冠等修复体的熔模。在𬌗架上反复检查修改，使各牙尖及中央窝与下颌运动相协调，并形成正常的𬌗面形态和理想的正中𬌗接触部。常规包埋铸造，制作完成金属全冠、高嵌体等或烤瓷制作完成烤瓷全冠修复体。

5）完成修复𬌗试戴，临时性黏固，如有不适，可摘下调改。

6）修复体经试戴合适后，即做永久性黏固。

五、调𬌗治疗

调𬌗即咬合调整或咬合调改（occlusal adjustment），通过消除干扰性的咬合接触（图 12 – 12）的方法改善咬合状态，从而达到并维持咬合稳定。

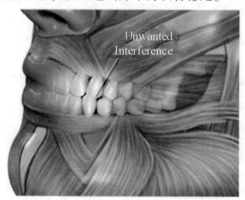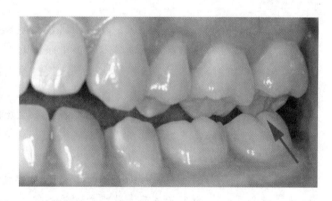

图 12 – 12　咬合干扰

1. 调𬌗治疗的基本原则　尽可能少破坏原有的𬌗形式，要经常反复地评价治疗效果，谨慎，不能进行预防性调𬌗。

2. 调𬌗注意事项

1）知情同意：同意书中应告知患者调𬌗的理由、调𬌗量、调𬌗的结果、调𬌗的优点及可能带来的危险，解释调𬌗的必要性和具体方法，取得患者完全同意后方可进行。

2）调𬌗前要进行检查和诊断，制订详细的计划，一次不宜调磨过多，分次完成，调𬌗后应定期进行咬合检查。

3）牙磨改原则上限于釉质范围内，警惕因磨改手法不当或磨除量过多引起牙本质过敏等并发症。常规的调磨顺序先调正中𬌗，再调侧向𬌗，最后调前伸𬌗。

4）选择合适的器械，较多的磨改可用高速气涡轮机，但少量的磨改和精细的调磨最好用慢速手机，根据不同的目的正确选用磨头，一般用柱形磨头修整形态，小型刀边磨头开沟，轮形磨头降尖减径。

5）不能改变咬合垂直距离，保持工作侧牙尖高度。

6）侧向运动时，非工作侧无接触；前伸运动时，后牙无接触。

7）调𬌗结束应修整牙冠形态，将正中𬌗接触部以外的所有磨改面抛光。

8）如存在咀嚼肌功能紊乱的情况，应先行咬合板治疗，一般在戴用咬合板1周后再进行。

3. 调𬌗的适应证

1）个别牙或少数牙有咬合接触者。

2）TMD 患者的咬合存在肉眼可见的𬌗干扰。

3）咬合不平衡、不稳定者。

4）牙磨耗不均匀者。

5）𬌗创伤并发牙齿动度过大及牙齿触觉敏感。

6）正畸和牙周治疗后，修复治疗前，如需要都可进行一些咬合调改。

4. 调𬌗的方法与步骤（详见第十一章牙周病的修复治疗）

思考题

1. 颞下颌关节紊乱病的病因学说有哪些？
2. 颞下颌关节紊乱病的影像学检查有哪些内容？
3. 咬合板的作用机制与类型？
4. 何为咬合重建？

参考文献

1. 冯海兰. 口腔修复学. 第2版. 北京：北京大学出版社，2013.

2. 朱智敏. 口腔修复临床实用新技术. 第1版. 北京：人民卫生出版社，2013.

3. 马轩祥. 口腔修复学. 第5版. 北京：人民卫生出版社，2003.

4. 赵铱民. 口腔修复学. 第6版. 北京：人民卫生出版社，2008.

5. 姚江武. 口腔修复学. 第3版. 北京：人民卫生出版社，2015.

6. 张富强. 口腔修复基础与临床. 第1版. 上海：上海科技出版社，2004.

7. 王惠芸. 𬌗学. 北京：人民卫生出版社，1990.

8. 龙星. 颞下颌关节疾病的诊断与治疗. 第1版. 武汉：湖北科学技术出版社，2002.

9. 王美青（译）. 颞下颌关节紊乱病的诊治. 第1版. 北京：人民军医出版社，2010.

10. 马绪臣. 颞下颌关节病的基础与临床. 第2版. 北京：人民卫生出版社，2004.

11. Rosenlinger SF. Contemporary fixed prosthodontics. 2nd ed. London：St. Louis：Mosby，1995.

12. William F P Malone，David L Koth，Edmund Cavazos，et al. Tylman's Theory and Practice of Fixed Prosthodonties. 8th ed. St. Louis：lshiyaku Euro-America，1994.

13. National Institutes of health Technology Assessment Conference Statement. Management of Temporomandibular Disorders. J Am Dent Assoc，1996，127（11）：1595 – 1606.

第十三章 铸造技术

思维导图

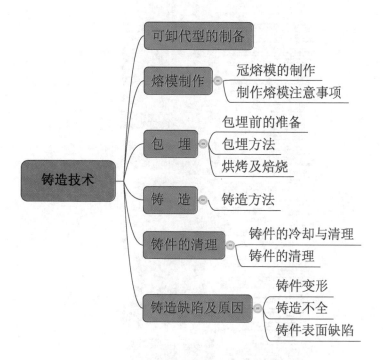

本节内容电子资源——云板书（新型数字化教材）

云板书由高清文字、图片，以及教学视频链接组成，可在各类电子终端上观看学习。

http：//txt. xlybook. com/？img＝kouqiangxiufuxue/zhuzaojishu

铸造技术

云板书

导学视频

电子书

考试系统

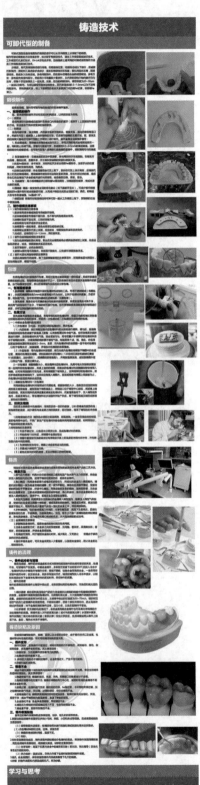

第一节 可卸代型的制备

可卸式模型是指将需要制作熔模的患牙可以从牙列模型上分离取下的模型。

制作可卸式模型的方法有很多种，如分段牙列模型技术、灌注工作模型直接加钉技术、工作模型打孔加钉技术、Di – Lok 牙托技术等。目前临床上最常用的可卸式模型制作方法是工作模型直接加钉技术（如图 13 –1 至图 13 –7）。

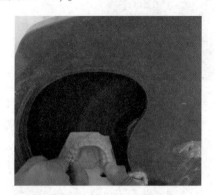

图 13 –1 修整石膏模型图

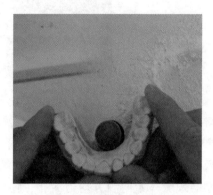

图 13 –2 修整石膏模型图

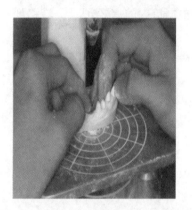

图 13 –3 将工作模型置于打孔机的平台上

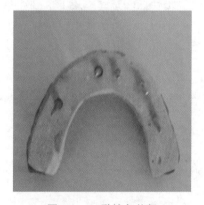

图 13 –4 黏接复位钉

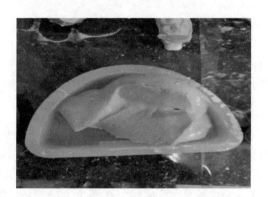

图 13 –5 灌注石膏底座

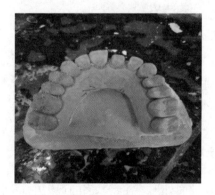

图 13 –6 脱离底座的模型图

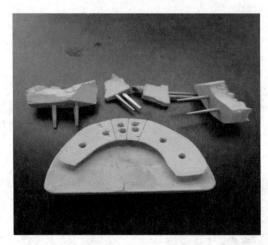

图 13 - 7　从模型上分离下来

分离后，将代型根部形态进行修整。标明颈缘位置；粗磨标志线以下部分，形成圆凹形倒凹；用锐利工具去除多余部分；重新标明颈缘所在位置；固化剂固化石膏，固定颈缘线，形成永久性标志线。涂布间隙涂料，目的是补偿铸造合金的硬固收缩。涂布方法：涂布前先将涂料摇匀，然后用小毛笔蘸取少量涂料，从代型的颈缘开始向颌方均匀涂布，使整个牙冠表面涂上一层光滑、完整、均匀的间隙涂料。理想厚度为 20 ~ 30μm，一般涂 2 次即可。为保证固定修复体边缘密合，在代型颈缘线 0.5 ~ 1.0mm 以为不涂布间隙涂料。再转移颌关系，将上下颌模型的咬合关系根据口内的蜡粭记录，转移到粭架上。

第二节　熔模制作

熔模是用蜡、塑料等可熔性物质制成的修复体铸件雏形。

一、冠熔模的制作

冠、嵌体熔模的制作方法有直接法和间接法，以间接法最为常用。

（一）直接法

是指利用软化的蜡或自凝塑料在患者口内预备后的基牙（或患牙）上直接制作熔模的方法。本法适合于简单修复体的熔模制作。

（二）间接法

是指先取印模，灌注模型，再将基牙或患牙的咬合、邻接关系，通过记录转移至口外，然后在代型（或模型）上制作熔模的方法，它是制作熔模的主要方法。冠、嵌体及桥的熔模大都是在可卸代型的工作模型上进行制作。制作金属全冠熔模步骤如下。

1. 形成蜡基底　用滴蜡法将铸造蜡加到代型上，使每次滴的蜡完全熔解连接在一起，同时防止形成气泡。使蜡均匀覆盖代型，形成厚 0.3 ~ 0.5mm 的薄层基底。注意颈部肩台处熔蜡密合。也可将代型浸入盛满熔化基底蜡的容器中，得到薄而均匀的基底。

2. 恢复轴面外形　在蜡基底的近远中面滴蜡，使与两侧邻牙形成接触。在颊舌方向滴蜡，雕刻出颊、舌面外形，并正确恢复轴面的突度和邻接关系。

3. 恢复粭面形态　参考邻牙、对侧同名牙及咬合调整粭面形态，注意牙尖的位置和高度，同时注意形成窝、沟形态。

4. 边缘完成和修整　将全冠蜡型由代型上取下，重新在代型上涂分离剂，应确保代型上红色边缘线清晰。用滴蜡器将蜡型所有边缘处重新烫熔，修去外形过突的蜡，最后修去红色边缘线下多余的蜡并进行光滑精修。检查蜡型边缘、厚度、密合。

5. 完成蜡型　用小棉球蘸液状石蜡轻擦殆面沟窝处，注意别损伤蜡型，使成光滑完整的表面。

6. 插铸道　铸道一般安放在全冠的非功能尖（如下颌磨牙舌尖），可减少破坏精细雕刻的殆面外形和咬合接触的可能，从而减少铸造完成后全冠的打磨、调改。即铸道大致与各相连轴面、殆面成135°（图13-21）。

7. 邻面加蜡　将制作好的熔模连同可卸代型一起从工作模型上取下，在熔模的近远中邻面加蜡（如图13-8~13-9）

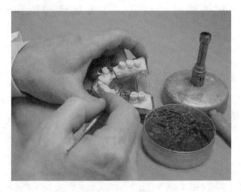
图13-8　滴蜡法制作

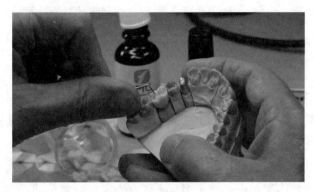
图13-9　精修形态

二、制作熔模注意事项

（一）制作蜡熔模的注意事项

（1）要求使用嵌体蜡或铸造专用蜡制作熔模。

（2）嵌体蜡或铸造专用蜡不能污染，也不能与其他蜡混合使用。

（3）加蜡时温度不宜过高，以恰好熔融为准。

（4）蜡熔模应与基牙或患牙完全密合。

（5）熔模要有一定的厚度，避免出现菲边或局部过薄。

（6）熔模取出后要在代型上试戴，检查咬合，邻面接触关系等是否良好。

（7）完成后，边缘回切1.0~1.5mm，用软蜡恢复。

（二）制作自凝树脂熔模的注意事项

（1）因为自凝树脂的固化收缩，取出后完全硬固熔模必须再放回模型上试戴，检查边缘是否密合，咬合、邻面接触关系是否良好。

（2）基牙预备时，必须去除倒凹。

（3）熔模殆面可用毛刷抛光，邻接面不能抛光，以免破坏邻面接触关系。

（三）制作光固化树脂熔模的注意事项

光固化树脂制作的熔模，除了自凝树脂熔模的注意事项外，还需要逐层光照固化，避免树脂过厚，硬固不彻底。

第三节　包　埋

利用包埋材料对熔模进行包埋，再经过烘烤去蜡焙烧到一定的温度，形成可供铸造的铸型腔的过程。

是熔模铸造的重要环节之一，它的准确性与否将直接关系到铸件的质量。由于熔模变形较快，所以在熔模制作完成后应立即包埋。

一、包埋前的准备

1. 选择铸圈　铸圈是在铸型外围使包埋材料成型的工具。可用不锈钢制成（有圈包埋），内侧距铸圈两端各5mm处放置薄蜡片作为内衬，以利于包埋材料膨胀，方便开圈，增加透气性。也可使用塑料圈或纸质硬纸圈（无圈包埋）。

2. 清洗熔模　用柔软的毛笔蘸肥皂水轻轻擦洗熔模表面，再用室温清水冲洗干净，最后用气枪轻轻吹干水分，干燥后即可进行包埋。也可使用熔模表面除张剂对熔模进行喷雾，亦可达到脱脂和清洗的目的。

二、包埋方法

首先选择与该铸造合金熔点、收缩率相匹配的包埋材料，根据正确的粉液比例称量出所需包埋材料的粉和液体，然后用一次包埋法或二次包埋法完成熔模的包埋。

（一）中熔合金包埋料的包埋法

1. 二次包埋法　分内层、外层两次调和包埋材料，两次包埋。

（1）内层包埋：按比例取适量内层包埋材料的水和粉进行调拌。调匀后，振荡橡皮碗底部或将橡皮碗置于振荡器上振荡，以去除包埋材料中的气泡。也可使用真空搅拌器进行调拌，是使包埋材料无气泡、混合更加均匀。用毛笔蘸少许调拌好的包埋材料涂布于熔模的表面，注意熔模的组织面不能有气泡，特别是各个点、线、角处。内包埋层覆盖熔模表面的厚度应在2～3mm。最后，在内包埋材料的表面撒一层干的内包埋粉，以利于吸取水分，加速凝固，并增加内包埋层的表面强度（图13-10、图13-11）。

（2）外层包埋：等内包埋材料凝固后，将已完成内包埋的熔模放于铸圈中的合适位置，浸湿内包埋层及铸圈。调和适量的外层包埋料（120目粗石英砂和超硬石膏按9∶1的重量比，加水调和），顺铸圈侧壁缓慢倒入，并用振荡器振荡，或轻敲铸圈外壁，以排出气泡，直至注满为止。

2. 一次包埋法　根据铸圈大小，同法调拌内层包埋材料，先用毛笔尖在熔模表面涂布一层调拌好的包埋材料，再套上选好的铸圈，将剩余的包埋材料顺铸圈侧壁缓慢倒入铸圈。还可采用倒插的方法完成，即将铸圈置于玻璃板上，注满调拌好的包埋材料，然后手持成型座使熔模向下，边抖动边倒插入铸圈内，直至成型座与铸圈上端接触为止，待包埋材料凝固后再除去成型座。

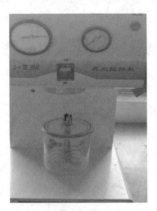
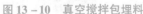

图13-10　真空搅拌包埋料

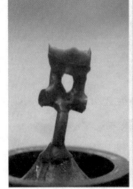
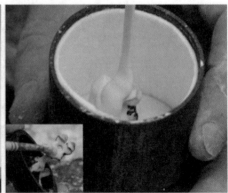

图13-11　包埋

（二）磷酸盐包埋材料一次包埋法

常用磷酸盐包埋材料对熔模进行无圈包埋。根据熔模的大小，选取直径适宜的铸型成形器及铸型底座，蜡型固定于铸型底座上，使铸道口位于铸型中心部位，然后罩上铸型成形器。用真空调拌机调拌适量的磷酸盐包埋材料，在振荡器振动下，注入铸型成形器内，直至注满为止。等包埋材料初步凝固并开始产热后，取下铸型底座及铸型成形器，即形成无圈铸型。

三、烘烤及焙烧

目的是去除铸型中的熔模料；使铸型获得一定的热膨胀，以补偿铸金的凝固收缩；提高铸型的温度，减少铸型与合金液之间的温度差；经过烧结，提高了铸型的抗冲击能力。

1. 烘烤焙烧的方法　铸造前必须经过低温烘烤、高温焙烧。一般宜在能自动控制温度的电烤箱中进行。不同厂家生产的包埋材料都会提供烘烤焙烧的温度、时间等指标，严格按照规定要求操作。

2. 烘烤焙烧的注意事项

（1）升温不能过快，以免因水分蒸发过急，造成包埋材料的爆裂。

（2）开始烘烤 15 分钟后，将铸圈中金属丝取出。

（3）铸圈尽量摆放在温度最接近电烤箱显示器上的温度的烤箱内侧中间，并先铸造靠内侧中间的铸圈。

（4）为使铸型受热均匀，铸圈之间应留有适当的空隙。

（5）尽量减少烤箱开门次数。

（5）避免反复长时间的焙烧，应及时铸造以防铸型龟裂。

第四节　铸　造

铸造技术是将固态金属或非金属熔化成液态而制成金属或非金属产品的工艺方法。

一、铸造方法

1. 蒸汽压力铸造　利用水份在密闭铸道口遇到高温产生水蒸气压力的原理，将熔金挤压入铸型腔内的过程。适用于铸造较简单的中、低熔合金铸件。

2. 离心铸造　利用发条的弹力或电动机的牵引力，将熔化的合金注入铸型腔内。铸造机旋转臂的一端为熔金坩埚和铸圈，另一端为平衡砣。铸造前应调整平衡砣，使旋转臂的两端处于平衡状态，拧紧中心螺丝。再确定旋转发条的圈数，旋转旋转臂，当合金熔化达到要求后，立即去掉固定栓或按动旋转电钮，离心机旋转，液态合金借助离心力被注入到铸型腔内。适用于中、低熔合金及高熔合金铸造（图 13-12、图 13-13）。

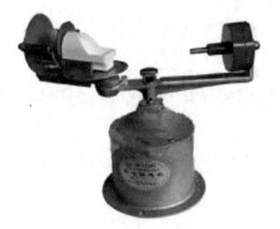

图 13-12　简易离心铸造机

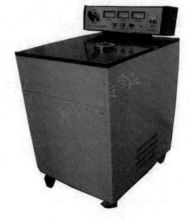

图 13-13　高频铸造机

3. 真空充压铸造　利用真空负压将熔化的金属吸入铸型腔内，随即注入惰性气体加压，使熔化的合金液注满整个铸型腔，铸成高度致密的铸件。铸造成功率高，但加压的强度不能过大，否则可造成少量的气体混入熔化的合金之中，导致铸造缺陷（图13-14）。

4. 牙科铸钛机　钛的熔点很高（1668度），化学性能活泼，高温下及易氧化，且熔化后液体流动性差，不易铸造。目前采用离心、加压、吸引三力合一原理制造的纯钛铸造机，兼有真空铸造，压力铸造和离心铸造的优点，大大提高铸造的成功率（图13-15）。

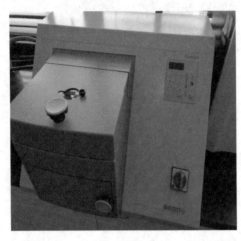 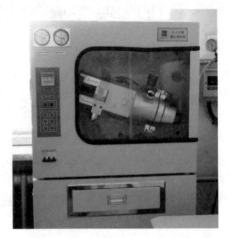

图13-14　真空加压精密铸造机　　　　　图13-15　纯钛铸造机

（三）金属铸造注意事项

（1）掌握铸造最佳时机，观察合金的颜色和流动性来判断。

（2）注意合金摆放方式：合金块之间应紧密接触，无间隙。若块状，采用叠加法；若柱状，采用垂直摆放，并使合金紧密接触。

（3）坩埚进行预热，利于缩短合金熔化时间，减少氧化，又可防止坩埚由于瞬间加热过快造成破裂。

（4）熔化中熔合金时，可在合金表面加入少量熔媒，以促进合金熔化，防止合金氧化，增加流动性。

第五节　铸件的清理

一、铸件的冷却与清理

铸造完成后，铸件的冷却速度和方式对保持和提高铸件的性能有密切的关系，处理不当，可使铸件产生变形。中熔合金铸件，多采取在室温下冷却至300℃后投入冷水中，包埋材料在水中爆裂并与铸件分离；镍铬不锈钢、钴铬合金等高熔合金，一般采用在室温中自然冷却；钛及钛合金，则多采取速冷方式，铸造后铸型投入冷水中激冷，以缩短在高温状态下金属与包埋材料的反应时间，保证铸件的质量。

二、铸件的清理

铸件（图13-16）的清理是指将铸件从铸型中脱出后，去除表面黏附的包埋材料、污染层和氧化层的过程。

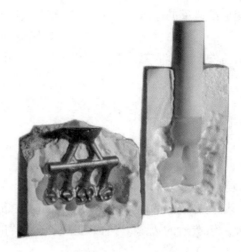

图 13 – 16　铸件

1. 喷砂清理　喷砂是利用压缩空气的压力使金刚砂从喷枪的喷嘴中高速喷射到铸件的表面，去除铸件表面残留的包埋材料、黏附物和氧化膜，大大提高铸件研磨的效率和质量。金刚砂的粒度通常为 80 目左右，从喷嘴中喷出的初速度为 50 ~ 70m/s。喷砂时压缩空气的压力应视铸件的厚度而定。不断转动铸件，使各个部位冲刷均匀，防止局部冲刷过多而变薄；对于金属较薄的铸件边缘，压力小些，以免引起铸件不密合。

2. 化学清理　在无喷砂机的情况下，非贵金属高熔合金铸件也可采用化学清理的方法处理铸件的表面。将铸件放入 20% 的氢氧化钠（或 45% 的氢氧化钾）水溶液中煮沸，铸件表面的二氧化硅与氢氧化钠（氢氧化钾）发生化学反应，生成硅酸盐而从铸件上脱落下来。最后，用热水冲洗干净铸件（图 13 – 17）。

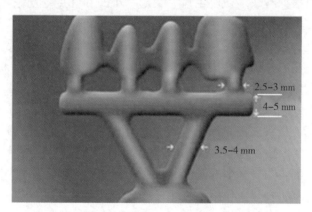

图 13 – 17　干净的铸件

第六节　铸造缺陷及原因

在熔模和铸型的制作、熔铸、凝固以及冷却的过程中，由于操作技术以及金属、包埋料等材料性能的原因，常可导致铸造缺陷甚至失败。

一、铸件变形

铸件试戴时，发现铸件不能就位，或经过调磨后仍不能就位，或有翘动、摆动、旋转等现象，多系铸件变形所致。其主要原因如下。

（1）熔模变形，为引起铸件变形最常见的原因。

（2）包埋材料的热膨胀不足。

（3）体积较大或形态不规则的铸件，合金收缩过大，产生不均匀变形。

（4）研磨引起机械变形。

二、铸造不全

熔金不能充满整个铸型腔而导致铸件出现某些部位的缺损和不完整。常发生在铸件的远端和薄弱处。其主要原因如下。

1. 铸道安插不当　铸道的直径、长度、方向、和铸道口的锥度设计不合理。

2. 熔模在铸圈中的位置不当　熔模在铸圈的热力中心处，凝固时收缩的金属得不到液态合金的补偿。

3. 熔模过薄，包埋料透气性差　铸造冠的边缘、殆面过薄，卡环臂的末端过细，加之包埋料的透气性差，在过细、过薄的部位，往往会铸造不全。

4. 烘烤焙烧不当　铸圈烘烤焙烧的时间短或温度低，熔模可能未完全熔化、外流、挥发干净；或由于铸型腔内的温度低，加速了铸金的凝固。

5. 合金熔化不全　合金未全部熔融，导致铸造不全。

6. 铸造压力持续时间短或铸造压力不足　也会导致铸造不全。

7. 铸金量不够，直接导致铸造不全。

三、铸件表面缺陷

最常见的铸件表面缺陷是表面粗糙、黏砂、缩孔和砂眼等现象。

1. 表面粗糙　是指铸件表面有较多微小毛刺、突起、小凹和麻点等现象。造成表面粗糙的主要原因如下。

（1）熔模表面光洁度差；包埋前熔模未进行脱脂处理或脱脂处理未达到要求。

（2）内包埋材料颗粒过粗、过稀、涂挂性差

（3）铸圈烘烤焙烧时间短，温度不足。

（4）黏砂。

2. 黏砂是指铸造完成后，铸件表面牢固黏着部分包埋料的现象。常使铸件表面清理困难，而且造成铸件表面粗糙，增加磨光难度。黏砂的主要原因有：

（1）化学黏砂：高温下石英与合金中的碱性氧化物（氧化铁、氧化铬等）发生化学反应引起的黏砂。

（2）热力黏砂：温度过高，在热力作用下包埋料被烧结到铸件表面。

3. 缩孔　合金凝固后，体积收缩在铸件内部或表面留下孔穴的现象。

4. 砂眼　在铸件表面和内部造成的孔穴，称为砂眼。

思考题

1. 蜡型、铸型的概念是什么？
2. 可摘代型模型的制作方法有哪些？
3. 铸型的包埋方法有哪些？
4. 铸造缺陷产生的原因有哪些？

▶ **参考文献**

1. 姚江武. 口腔修复学. 第 3 版. 北京：人民卫生出版社，2014.
2. 林雪峰. 固定义齿修复工艺技术. 第 1 版. 北京：人民卫生出版社，2003.
3. 秦永生. 固定义齿工艺技术. 第 1 版. 北京：中国中医药出版社，2014.
4. 韩栋伟. 固定义齿工艺技术. 第 1 版. 北京：人民卫生出版社，2006.

第十四章　磨光抛光技术

 思维导图

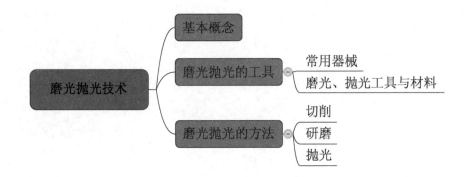

本节内容电子资源——云板书（新型数字化教材）

云板书由高清文字、图片，以及教学视频链接组成，可在各类电子终端上观看学习。

http：//txt. xlybook. com/？ img＝kouqiangxiufuxue/moguangjishu

磨光抛光技术

云板书

导学视频

电子书

考试系统

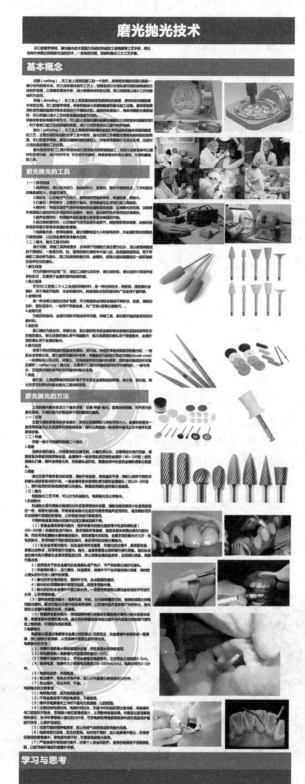

在口腔医学领域，磨光抛光技术是指义齿通过机械加工或电解等工艺手段，使义齿构件表面达到高度光洁的技术，一般包括切削、研磨和抛光三大工艺步骤。

一、基本概念

切削（cutting），在工业上是指切削工的一个动作，是使用坚硬的切削刃具使一部分材料脱离本体。在义齿修复体制作工艺上，切削是用刃状或粒度较粗的磨具磨切义齿构件表面，以修整修复体外形，减小修复体体积的过程。所以切削是以减小工作对象体积为目的。

研磨（abrading），在工业上是指靠高硬度物质微粒的摩擦，使材料的表面脱离本体的过程。在口腔医学领域，研磨特指减小表面粗糙度的抛光加工过程。通常是指使用粒度较细的磨具对物体表面进行平整的过程。磨具的粒度越小，物体表面的光滑度越好。所以研磨以减小工作对象表面粗糙度为目的。

研磨使修复体表面平滑均匀，可以防止食物残屑和病原性细菌在义齿修复体表面的沉积，利于患者口腔卫生的保健和美观，减少义齿修复体在口腔中的异物感。

抛光（polishing），在工业上是指使用物理机械或化学药品降低物体表面粗糙度的工艺，主要在精密机械和光学工业中使用，抛光后的工件表面光滑具有良好的反射效果。在口腔医学领域，是指在精细研磨的基础上，对物体表面进行光亮化处理，完成对义齿的最后精加工的过程。

抛光是使用专门工具对修复体进行更深层次的研磨精加工，其使义齿修复体可以更好的发挥功能，减少对颌牙及邻牙的磨耗，降低修复材料发生着色、失泽和腐蚀的概率。

二、磨光抛光的工具

（一）常用器械

1. 微型电机　是以电为动力，加油体积小、重量轻、操作方便的优点，工作时振动和噪音都较小，转速可调节（如图14－1）。

2. 涡轮机　以压缩空气为动力，磨具随微型轴承转动，转速较高，噪音小。

3. 打磨机　种类繁多，主要用于抛光。使用高速马达带动打磨工具旋转（如图14－2）。

4. 喷砂机　利用压缩空气将砂粒喷射到金属修复体表面，达到磨光的效果。去除铸件表面氧化膜的砂粒多用锐角状金刚砂；磨光、抛光的砂粒多使用球状玻璃体。

5. 超声波清洗机　利用超声波的振荡去除修复体表面的污物。

6. 高压喷射清洗机　以压缩空气使洗涤液形成蒸汽，喷射到修复体表面，去除机械研磨后残留在修复体表面的附着物。

7. 电解抛光机　使用电解液，通过调整电流大小和通电时间，对金属修复体表面进行腐蚀溶解，以达到金属修复体抛光目的。

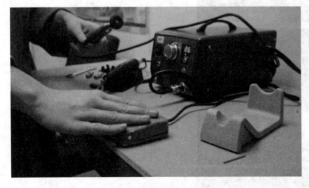 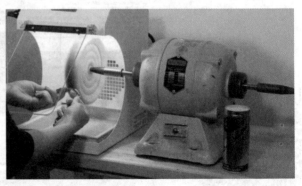

图14－1　微型电机　　　　　　　　　　图14－2　打磨抛光机

（二）磨光、抛光工具与材料

现行切削、研磨工具种类繁多，总体用于切削的刃具主要为钻头，是以碳素钢制成的不锈钢钻，一般是在钨、钛、钽等的碳化物粉末中加入钴，经高温烧结而成。用于研磨的工具俗称为磨头，是以黏接剂将碳化硅、金刚砂、或氧化铝黏接固定在一起所制成的各种形状的磨头。

1. 碳化硅类 作为研磨材料应用广泛，被加工成碳化硅车针、碳化硅砂轮、碳化硅砂片等各种各样的形状，主要用于金属和塑料的粗研磨（图14-3）。

2. 氧化铝类 作为 SiC 之后第二个人工合成的研磨材料，是一种白色粉末，纯度高，硬度超过金刚砂，用于调磨牙釉质、合金和瓷材料。其玻璃黏合型研磨材料广泛应用于瓷研磨（图14-4）。

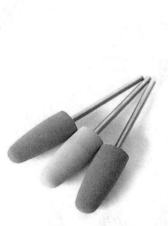

图14-3 碳化硅类磨具

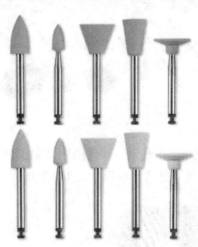

图14-4 氧化铝类磨具

3. 金刚砂类 是一种含氧化铝的白色矿物质，可与陶瓷结合剂结合制成不同形状、粒度、硬度的钻针、磨轮或磨片。一般用于研磨金属，先广泛被 α 型氧化铝取代（图14-5）。

4. 金刚石类 为碳的结晶体。金刚石微粒可制成各种切削、研磨工具，是切削牙釉质最有效的切削材料。

5. 橡胶类 是以橡胶为结合剂，将碳化硅、氧化铝的粉末或金刚砂结合到橡胶里制成各种形态的橡胶磨头。碳化硅橡胶磨头用于树脂抛光，氧化铝质橡胶磨头用于陶瓷抛光，金刚砂橡胶磨头用于金属的抛光（图14-6）。

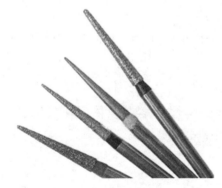

图14-5 金刚砂类磨具

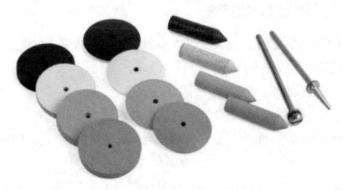

图14-6 橡胶磨头

6. 抛光轮类 使用不同材质制成的圆盘或者磨轮（图14-7）。用毛毡、布或皮革制成圆盘型的抛光轮，一般配合含有氧化铁、氧化铬等研磨材料使用；用猪鬃或马鬃制作而成毛刷轮（brush cone），一般需配合以浮石粉、硅藻土、石英碳酸钙等研磨材料使用；用软橡胶制成的杯状橡胶磨杯（rubber-cup，图14

-8）抛光轮，主要用于口腔内研磨修复体和牙体硬组织，一般与用水、甘油混合物的各种粉末研磨材料配合使用。

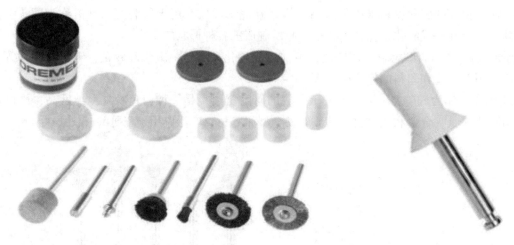

图 14 -7　各类抛光圆盘或轮　　　　图 14 -8　橡胶磨杯

5. 其他　碳化钨、工具钢等制作的钻针用于牙本质及金属制品的研磨。氧化锡、氧化铬、氧化铁浮石粉等材料配合抛光工具共同使用（图 14 -9）。

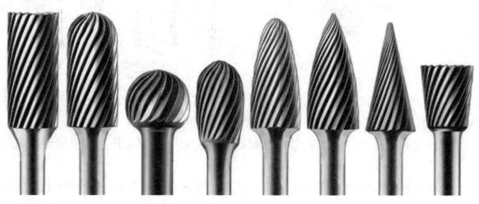

图 14 -9　碳化素类磨具

三、磨光抛光的方法

义齿的磨光抛光包含三个基本步骤：切屑、研磨、抛光。遵循由粗到细、先平后光的基本原则。不同的操作步骤选择不同的器械和磨具。

（一）切削

主要为清除修复体的多余部分，使其达到理想的几何形状和大小。金属类修复体一般使用高速马达及高速手机等器械设备；塑料及陶瓷类一般使用中速马达及中速手机登器械设备。

（二）研磨

研磨一般分为粗磨和细磨二个部分。

1. 粗磨　选择合适的磨头，对修复体的边缘毛刺、小瘤及其过长、过厚等部分进行研磨，调整修复体厚度使其厚薄合适。金属铸件一般选用粒度较粗的金刚砂（80~100 目）或钨钢磨头打磨；塑料选用碳化硅、钨钢磨头或砂轮。陶瓷选用中粒度的金刚砂或氧化铝磨头。

2. 细磨　通过反复平整修复体的表面，消除所有磨痕，使其逐渐平滑，同时以各种不同形状的磨头精修修复体的外形。一般金属修复体选用粒度较细的金属磨头（120～200目）。塑料选用砂纸卷或细的碳化硅磨头。陶瓷选用细粒度的氧化铝磨具。

（三）抛光

根据抛光工艺不同，可以分为机械抛光、电解抛光及化学抛光。

1. 机械抛光　机械抛光是利用抛光器具和材料反复摩擦物体表面，消除划痕使其微小粒度高度接近一致，表面光洁如镜。所有修复体抛光完成后均需使用超声波清洗机、高压喷射清洗机去除铸件表面的附着物，以对修复体进行消毒清洗。

不同种类修复体抛光的操作过程及器械选择不同。

（1）普通金属类修复体抛光：冠桥修复体的抛光直接用中粒度和细粒度（200～300目）的橡皮轮进行抛光，要求消除所有磨痕，直至修复体表面出现均匀的光泽（图14-9）。然后用布轮蘸抛光膏做最后抛光，使其表面光亮如镜（图14-10）。金属支架的抛光分三步：先电解抛光，再用粗细不同的橡皮轮抛光，最后用布轮加抛光膏抛光。

（2）钛合金修复体抛光：钛合金的导热性能差，在磨光的过程中，具有散热慢、易氧化的特点，采用常规方法磨光、抛光，金属表面易出现研磨性硬化现象。因此钛合金的磨光抛光要避免金属表面温度过高，防止表面金属结晶变形，出现硬化现象。其操作要点如下。

1）选用适合于钛合金磨光的金属磨头或产热少、不产热的氧化铝砂石磨头。

2）研磨面积要小，压力要轻，转速要高，使铸件不产生研磨性硬化现象，同时防止磨头的砂石嵌入铸件的表面。

3）磨光的手法是间歇性、顺时针方向、由点到面的磨改。

4）抛光时必须清除铸件表面污染层，使用专用抛光膏。

5）抛光后的钛合金铸件不能立即水洗，一定要使表面氧化膜完全形成后方可进行水洗，以防表面变暗。

（3）塑料类修复体抛光：用黑毛刷、布轮、白毛刷等蘸浮石粉、铝微粉或氧化锌糊剂抛光塑料。要求在抛光过程中始终保持湿润，以防塑料因反复摩擦产热而焦化。抛光后的义齿塑料表面应光亮，无磨痕。

（4）陶瓷类修复体抛光：用粗细两种碳化硅橡皮轮蘸取抛光膏依次抛光修复体表面，使瓷修复体表面初具光泽。抛光后的陶瓷修复体经过超声清洗或高压喷射蒸汽清洗后上釉烧结，可得到光亮的表面。

2. 电解抛光　电解抛光是通过电解液与金属之间的氧化-还原反应，在金属铸件表面形成一层薄膜，使凸起部分被溶解，从而是铸件表面达到平滑光亮。

电解抛光的方法如下。

（1）将铸件用肥皂水等彻底清洗去脂，然后用清水洗净肥皂液。

（2）将电解液倒入电解槽内并加温预热至60～70℃。

（3）将铸件连接在正极上，并完全浸泡在电解液中。正负两极之间相距3～5cm。

（3）接通电源，视铸件大小调整电流强度100～350mA/cm^2。电解时间为2～5分钟。

（4）电解完成后，关闭电源。

（5）取出铸件，用热水冲洗干净，放入10%氢氧化钠溶液内10分钟。

（6）取出铸件，流水冲洗、干燥。

电解抛光的注意事项如下。

（1）电解抛光前，应先彻底的磨平。

（2）不同金属使用不同的电解液，不能混用。

（3）铸件在电解槽内工作时不能与负极接触，以防短路。

（4）注意控制电解时间。电解时间过长，引起卡环和组织面过度溶解，导致铸件与口腔组织不贴合、支架细小部位变薄或变小，从而影响修复效果。对容易过度溶解的特殊部位，如卡环臂等细小部位的内外侧，可在电解前用电解阻隔涂料或耐高温保护蜡进行涂布，以保护该部位。

（5）注意可随时搅拌电解液，防止形成气体绝缘层影响抛光效果。

（6）电解液若已变色，应及时更换。长时间不用时，应从电解槽中倒出，并保存在密闭防腐容器中。若电解效果不好，可重复电解抛光程序。

（7）严格按操作规程进行操作，注意个人安全和防护。废弃的电解液不得随意乱倒，以防污染环境或引起意外伤害。

思考题

1. 以某一种修复体为例，构建磨光、抛光操作过程的思维图。
2. 研磨、抛光的关系如何？怎么区别？
3. 贵金属修复体在进行磨光和抛光的过程中有哪些注意事项？

▶ 参考文献

1. 姚江武. 口腔修复学. 第3版. 北京：人民卫生出版社，2015.
2. 赵铱民. 口腔修复学. 第7版. 北京：人民卫生出版社，2012.
3. 巢永烈. 口腔修复学. 第1版. 北京：人民卫生出版社，2011.
4. 赵信义. 口腔材料学. 第3版. 北京：人民卫生出版社，2015.
5. 林红. 口腔材料学. 第2版. 北京：北京大学医学出版社，2013.

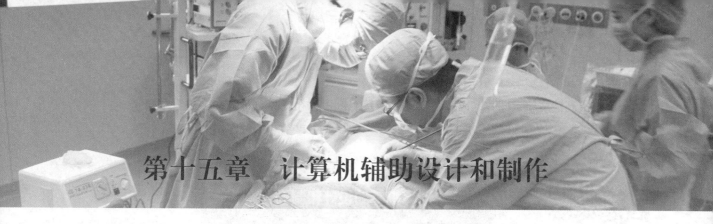

第十五章　计算机辅助设计和制作

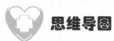

```
计算机辅助
设计和制作 ┬─ 概　述
          │
          ├─ CAD/CAM 系统组成和基本原理 ┬─ 三维测量技术
          │                            ├─ 计算机辅助设计部分
          │                            └─ 计算机辅助制作
          │
          ├─ CAD/CAM 系统修复流程 ┬─ 传统印模与技工CAD/CAM流程
          │                      └─ 口内扫描CAD/CAM
          │
          └─ CAD/CAM系统在口腔医疗中的实际应用 ┬─ 最广泛的适应证
                                              ├─ 智能备牙评估
                                              ├─ DSD 美学修复设计
                                              └─ 全数字化种植解决方案
```

本节内容电子资源——云板书（新型数字化教材）

云板书由高清文字、图片，以及教学视频链接组成，可在各类电子终端上观看学习。

http：//txt. xlybook. com/？img＝kouqiangxiufuxue/jisuanjifuzhusheji

计算机辅助设计和制作

云板书

导学视频

电子书

考试系统

随堂笔记

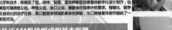

计算机辅助设计和制作

概述

CAD/CAM系统组成和基本原理

一、三维测量技术

二、计算机辅助设计部分（CAD）

三、计算机辅助制作（CAM）

（一）CAM切削技术（"减法"）

（二）生物激光打印技术（3D打印技术）

CAD/CAM系统修复流程

一、传统印模与技工CAD/CAM流程

二、口内扫描CAD/CAM

CAD/CAM系统在口腔医疗中的实际应用

一、最广泛的适应症

二、智能备牙评估

三、DSD美学修复设计

四、全数字化种植解决方案

小结

学习与思考

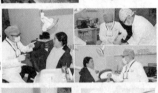
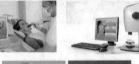
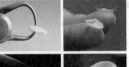
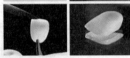
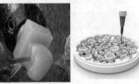

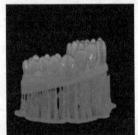

第一节　概　述

计算机辅助设计（computer aided design，CAD）与计算机辅助制作修复技术（computer aided maufacture，CAM），英文简写为CAD/CAM，在20世纪70年代被广泛应用于工业自动化和航空航天领域，随后逐渐进入口腔修复领域。该技术是把数学、光电子技术、计算机技术和自控机械加工技术集中运用在口腔修复当中，患者只需要一次就诊就能完成修复体制作的全过程。减少了义齿制作的时间，降低了医生的工作强度，减少了患者接触材料的生物毒性刺激。随着信息技术、网络技术和修复材料的迅速发展，集计算机辅助设计（CAD）、计算机辅助制造（CAM）、计算机数字控制（CNC）、精密伺服驱动、激光和材料科学等先进科学于一体，采取离散－叠层堆积的数字化牙科技术，即满足了冠、嵌体、贴面、固定桥等固定修复体数字化设计制作，也逐渐满足可摘局部义齿、种植义齿、全口义齿、赝复体在临床中的需求。智能化、数字化以及自动化的诊疗过程，是口腔医学领域的革命性突破，为口腔修复体制作提供了一种全新的方法。

第二节　CAD/CAM 系统组成和基本原理

CAD/CAM 系统一般由三部分组成：三维测量技术、计算机辅助设计技术、计算机辅助制作技术。

一、三维测量技术

三维测量技术亦称为数字化印模技术。相当于传统方法中的印模制取和模型制备。目前测量方式和方法很多。

1. 测量方式　①有口内直接扫描（图 15－1）摄取三维信息，它取代了传统的取印模、灌模型的方法。②口外模型扫描（图 15－2），从石膏模型上间接获得牙齿的信息，作为实验手段被普遍采用。

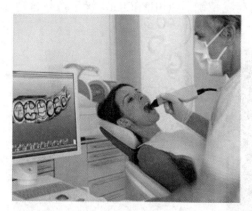
图 15－1　口内扫描仪

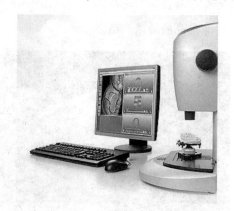
图 15－2　口外扫描仪

2. 测量方法　根据是否接触分为接触式测量和非接触式测量（光学测量法）两大类。还可细分为：激光扫描测量法、云纹相移法、莫尔条纹法、数字散斑相关测量法、投影光栅直接分析法、立体摄影法、机械探针触探模型法。

激光扫描测量法的本质是三角测量法，运用相似三角形原理，在光源的投射角、光源到照相机镜头的距离、照相机焦距、照相机像平面（由 $10\mu m$ 或 $14\mu m$ 像素排列而成，可由照相机测得）已知参量的情况下，通过逐点扫描，求得被测牙齿表面各点的三维坐标。

云纹相移法、莫尔条纹法、数字散斑相关测量法、投影光栅直接分析法等的基本原理相似。运用光学反射原理并借助口腔视频相机可获得牙齿表面形状的三维信息。

立体摄影法是运用双目视觉原理的三维测量法，用照相机或摄像机从两个或多个角度摄取口腔模型二维图像，并由计算机进行运算和处理，即可得出被测物的三维信息。

机械探针触探模型法　这种采集方法为接触式的测量，通常预先取模型，通过传感探针或探头沿石膏的表面进行移动，从而记录石膏表面的关键点得到三维坐标，最后获得整个模型的三维图象信息。

二、计算机辅助设计部分（CAD）

计算机辅助设计，指修复体的"计算机蜡型"在"视频模型"上完成，在计算机上通过人机对话，按动键盘和鼠标完成的所有操作。设计之前，在计算机内预装牙冠数据库和专家系统。是进行固定修复中选择冠、桥的"理想牙"，类似于传统修复方法中的选牙。预成牙冠数据库的形成是通过机械探针触探标准牙齿模型而获得的，包含了从大到小的各种"型号"。以修复第一磨牙全冠为例，首先调出预成在计算机数据库中"理想牙"第一磨牙的数据，经计算机图像化以后，"套入"第一磨牙预备体的"视频模型"上。根据第一磨牙的设计要求，调整冠颈部，确保第一磨牙牙颈部与预备体的边缘部适合良好。调整邻接关系，调整咬合关系之后，第一磨牙修复体的设计基本完成。

三、计算机辅助制作（CAM）

计算机辅助制作（CAM）是将"计算机蜡型"转换成修复体，替代了包埋铸造或装盒充填热处理等工序。依靠小型精密数控铣床或激光成型机完成。根据不同的加工方式大体分为两类。

（一）CAM切削技术（"减法"）

CAM切削技术指由计算机驱动程序支配精密的数控多轴铣床切削合金或陶瓷的加工方式（图15-3、图15-4）。可加工出嵌体、瓷贴面、全冠、固定桥、金瓷修复体之金属帽状物等修复体。刀具与夹持的瓷块或金属之间形成了3至5个自由度的相对运动，其运动的方式以及位置都是依靠计算机控制。随着人们对于机械加工方面的探索，现今的口腔数控加工设备从最初的三轴、四轴到现在的五轴、七轴。轴的数目越多其在加工过程中就越灵活，制作程度也就越高越精确。CORITEC850i就是搭载自动6轴机器人，确保可以获得非常高的质量和精度。

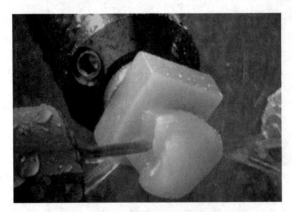

图15-3　湿磨玻璃陶瓷

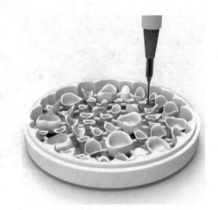

图15-4　干磨氧化锆

（二）生物激光打印技术（3D打印技术）

生物激光打印技术就像堆砌蛋糕样堆砌义齿，边堆砌边分层固化光敏复合树脂，完成义齿的制作。与切削成型对比，激光3D打印技术可以算得上是一种加法的加工方式，主要由材料喷出装置以及激光发生器组成（图15-5）。原理是将三维的数据模型转换为二维后通过叠加的方式形成最后的模型。可以打印石膏模型、树脂模型、活动义齿，种植导板、正畸分析方案、金属基底、牙周夹板和赝复体等（图15

-6、图 15 - 7、图 15 - 8、图 15 - 9)。

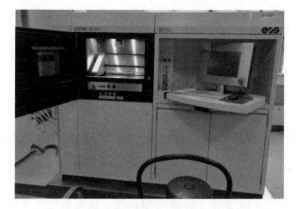

图 15 - 5　生物激光打印机图

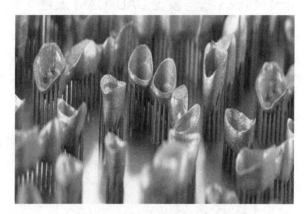

图 15 - 6　生物激光成型钴铬合金冠

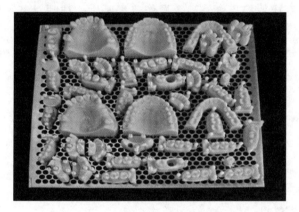

图 15 - 7　3D 打印出来的树脂模型

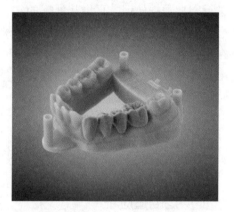

图 15 - 8　3D 打印出的牙冠图

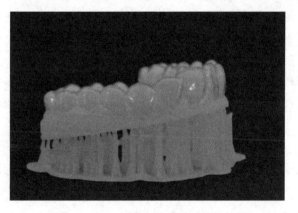

图 15 - 9　3D 打印出的正畸功能保持器

第三节　CAD/CAM 系统修复流程

目前，CAD/CAM 系统主要运用在制作固定修复体，如嵌体、贴面、全冠、烤瓷冠基底冠、烤瓷桥的桥体支架等，也逐渐应用到活动义齿和正畸治疗中。CAD/CAM 在临床以及技工中操作的主要流程有两种：①传统印模与技工 CAD/CAM 流程（广泛应用于加工厂与医疗机构之间）；②口内扫描与技工 CAD/CAM 加工流程（广泛应用于医疗机构内部的椅旁系统）。

一、传统印模与技工 CAD/CAM 流程

运用传统的印模、扫描模型来得到数字化的模型，在此模型上技术人员通过运用 CAD/CAM 对模型进行设计和加工最后制出修复体。同传统的手工制作义齿的工艺技术相比较，CAD/CAM 技术大大减少了义齿的加工时间；还能够加工复杂精细的修复体，如长锆桥、金属支架、种植导板和杆卡附着体等。

二、口内扫描 CAD/CAM

随着科技的迅速发展，口内扫描应运而生，广泛应用于口腔专科医院以及高端口腔诊所。口内扫描技术能够直接运用激光扫描等成像技术对患者口内进行扫描得到数值进而制作出的 3D 模型，再直接用网络将其数据传送到技术中心。

近年来最流行的是在患者口内扫描直接得到数值化的 3D 模型的"椅旁"型系统。该项系统主要把原始信息采集、数据库管理以及数据处理、数控加工等集成到一起，并把采集到的牙齿原始信息输入到计算机，进行图形数据处理，再将其处理的结果转变成数控指令，整个操作流程医生，技师，患者都能够在椅旁边完成，满足了患者一次性就诊的需求和个性化的诊疗方案。临床中应用 CAD/CAM 直接加工，技师能够在患者面前完成义齿制作的整个过程，患者可以在医生制作过程中对设计的结果提出修改建议，并最后由技师修改数据得到修复体的设计数据和图像。该种流程促进了医生同患者的交流，缩减了义齿的加工时间，提升了义齿的生产效率。

第四节　CAD/CAM 系统在口腔医疗中的实际应用

一、最广泛的适应证

支持各种常规冠桥修复，开放式的材料及设备选择，充分满足临床的不同需求；支持各种贴面，嵌体及高嵌体修复，配合系统自带的高清照相机能确保边缘高度精确密合；支持备牙前扫描，快速制作临时冠及虚拟诊断蜡型，提供更直观的医患交流；支持桩冠及桩核扫描，口内扫描直接获取根管深度和方向；支持可摘局部义齿设计制作，口内扫描直接获取软组织及腭皱襞信息；支持个性化基台及种植杆卡的多单位取模，搭配扫描基台即可直接获取种植方向、角度及穿龈形态；支持微创种植，即刻拔牙种植及即刻种植负重等手术导板；支持正畸数字化分析，记存模保存及正畸矫治器设计。

二、智能备牙评估

如 3shape 系统，能智能提示备牙倒凹及就位道情况，也可以检测咬合空间功能，能帮助医生判断备牙量的情况。

三、DSD 美学修复设计

通过 Dental System 设计软件内置的 DSD 数字化美学修复解决方案，可将患者的二维照片与三维扫描数据进行重合，快速模拟修复效果，直接输出 STL 数据，实现临时冠及诊断蜡型的快速加工，满足临床美学修复的最高要求。

四、全数字化种植解决方案

如 3shape Implant Studio 种植导板软件，采用以修复为导向的种植理念，接受开放格式的 CBCT 数据，并能与口内扫面的软组织及表面信息重合，从而快速确定种植及修复计划。Trios 口内扫描仪只需直接在

病人口内放置扫描杆，即可快速获取种植体的穿龈形态及数字化印模。配合 3shape 专用种植个性化基台软件，即可定制出各种类型的个性化基台及修复体。医生可以在种植手术前，获得导板，基台和修复体，实现微创种植和即刻负重。

小　结

CAD/CAM 在口腔修复领域的运用使口腔修复学有了突飞猛进的发展，很大程度上减少了患者的治疗周期，减轻了医生的工作负担，提高了修复体的制作效率和质量，其主要的核心技术是计算机加工工艺和修复材料。本章节主要介绍了 CAD/CAM 的原理和工作流程以及临床修复过程，希望通过本章学习，指导数字化技术在临床中的应用。

思考题

1. 口腔科 CAD/CAM 的原理是什么？
2. CAD/CAM 瓷贴面操作流程是什么？

参考文献

1. 巢永烈. 口腔修复学. 第 1 版. 北京：人民卫生出版社，2011.
2. 冯海兰. 口腔修复学. 第 2 版. 北京：北京大学医学出版社，2013.
3. 姚江武. 口腔修复学. 第 3 版. 北京：人民卫生出版社，2015.
4. 刘宇飞. 口腔修复学. 第 1 版. 郑州：郑州大学出版社，2014.
5. 朱智敏. 口腔修复临床实用新技术. 第 1 版. 北京：人民卫生出版社，2014.